护理学实践研究与临床

郭艳艳 著

长江出版传媒 湖北科学技术出版社

图书在版编目(CIP)数据

护理学实践研究与临床 / 郭艳艳著. -- 武汉：湖
北科学技术出版社，2022.7
ISBN 978-7-5706-2022-7

Ⅰ．①护… Ⅱ．①郭… Ⅲ．①护理学-研究 Ⅳ.
①R47

中国版本图书馆CIP数据核字(2022)第084325号

责任编辑：许可 　　　　　　　　　　　　　　封面设计：胡博

出版发行：湖北科学技术出版社　　　　　　　电话：027-87679426
地　　　址：武汉市雄楚大街268号　　　　　　邮编：430070
　　　　　　（湖北出版文化城B座13-14层）
网　　　址：http://www.hbstp.com.cn

印　　　刷：山东道克图文快印有限公司　　　　邮编：250000

787mm×1092mm　　1/16　　　　　　　14印张　　　330千字
2022年7月第1版　　　　　　　　　　　2022年7月第1次印刷
　　　　　　　　　　　　　　　　　　　　　定价：88.00 元

前　言

　　近年来,随着社会经济的发展、医学技术的进步,以及人民群众对健康和卫生保健需求的日益增长,人们对护理学科的地位有了更新的认识,护理学有了新的内涵。护理工作的内容已由过去的简单操作发展到生活护理、治疗护理、心理护理、社会支持等多个层面,许多护理新技术在临床中不断被推广应用,护理人员的知识结构和解决实际问题的能力必须根本转变。因此,为适应临床护理工作的需要,编者特编写了本书。

　　本书主要讲述了临床常见病的护理技术,包括消化内科、内分泌科、神经外科、普外科、泌尿外科、骨外科、妇科、产科、儿科等临床常见疾病。针对涉及的各种疾病,书中系统阐述了疾病的概述、护理评估、护理诊断、护理措施与护理评价,其资料翔实,内容简明扼要、重点突出,易于理解,注重科学性和实用性的统一,并尽可能将国内外护理学的新进展、新技术、新成果提供给读者,力求让护理人员及基层医务人员在临床工作中遇到问题时可以通过查阅本书解决实际问题。

　　临床护理学涉及的范围广泛,内容和要求也在不断变化,而编者的学识水平有限,书中难免存在不足之处,敬请读者批评指正。

编　者

目 录

第一章　消化内科护理

第一节　反流性食管炎的护理

反流性食管炎(reflux esophagitis,RE),是指胃、十二指肠内容物反流入食管所引起的食管黏膜炎症、糜烂、溃疡和纤维化等病变,甚至引起咽喉、气道等食管以外的组织损害。其发病男性多于女性,男女比例大约为(2～3)：1,发病率为 1.92%。随着年龄的增长,食管下段括约肌收缩力的下降,胃、十二指肠内容物自发性反流,而使老年人反流性食管炎的发病率有所增加。

一、病因与发病机制

(一)抗反流屏障削弱

食管下括约肌是指食管末端 3～4 cm 长的环形肌束。正常人静息时压力为 10～30 mmHg(1.3～4.0 kPa),为一高压带,防止胃内容物反流入食管。由于年龄的增长,机体老化导致食管下括约肌的收缩力下降引起食物反流。一过性食管下括约肌松弛也是反流性食管炎的主要发病机制。

(二)食管清除作用减弱

正常情况下,一旦发生食物的反流,大部分反流物通过 1～2 次食管自发和继发性的蠕动性收缩将食管内容物排入胃内,即容量清除,剩余的部分则由唾液缓慢地中和。老年人食管蠕动缓慢和唾液产生减少,影响了食管的清除作用。

(三)食管黏膜屏障作用下降

反流物进入食管后,可以凭借食管上皮表面黏液、不移动水层和表面 HCO_3^-、复层鳞状上皮等构成上皮屏障,以及黏膜下丰富的血液供应构成的后上皮屏障,发挥其抗反流物对食管黏膜损伤的作用。随着机体老化,食管黏膜逐渐萎缩,黏膜屏障作用下降。

二、护理评估

(一)健康史

询问患者的饮食结构及习惯、有无长期服用药物史。

(二)身体评估

1.反流症状

反酸、反食、反胃(指胃内容物在无恶心和不用力的情况下涌入口腔)、嗳气等,多在餐后明显或加重,平卧或躯体前屈时易出现。

2.反流物引起的刺激症状

胸骨后或剑突下烧灼感、胸痛、吞咽困难等。常由胸骨下段向上伸延,常在餐后 1 h 出现,平卧、弯腰或腹压增高时可加重。反流物刺激食管痉挛导致胸痛,常发生在胸骨后或剑突下。

严重时可为剧烈刺痛,可放射到后背、胸部、肩部、颈部、耳后,有的酷似心绞痛的特点。

3.其他症状

咽部不适,有异物感、棉团感或堵塞感,可能与酸反流引起食管上段括约肌压力升高有关。

4.并发症

(1)上消化道出血:因食管黏膜炎症、糜烂及溃疡可以导致上消化道出血。

(2)食管狭窄:食管炎反复发作致使纤维组织增生,最终导致瘢痕性狭窄。

(3)Barrett 食管:在食管黏膜的修复过程中,食管-贲门交界处 2 cm 以上的食管鳞状上皮被特殊的柱状上皮取代,称之为 Barrett 食管。Barrett 食管发生溃疡时,又称 Barrett 溃疡。Barrett食管是食管癌的主要癌前病变,其腺癌的发生率较正常人高 30~50 倍。

(三)辅助检查

1.内镜检查

内镜检查是反流性食管炎最准确、最可靠的诊断方法,能判断其严重程度和有无并发症,结合活检可与其他疾病相鉴别。

2.24 h 食管 pH 值监测

应用便携式 pH 值记录仪在生理状态下对患者进行 24 h 食管 pH 值连续监测,可提供食管是否存在过度酸反流的客观依据。在进行该项检查前 3 d,应停用抑酸药与促胃肠动力的药物。

3.食管吞钡 X 线检查

对不愿意接受或不能耐受内镜检查者行该检查。严重患者可发现阳性 X 线征。

(四)心理-社会状况

反流性食管炎长期持续存在,病情反复、病程迁延,因此患者会出现食欲减退,体重下降,导致患者心情烦躁、焦虑;合并消化道出血时会使患者紧张、恐惧。应注意评估患者的情绪状态及对本病的认知程度。

三、常见护理诊断及问题

(一)疼痛:胸痛

与胃食管黏膜炎性病变有关。

(二)营养失调:低于机体需要量

与害怕进食、消化吸收不良等有关。

(三)有体液不足的危险

与合并消化道出血引起活动性体液丢失、呕吐及液体摄入量不足有关。

(四)焦虑

与病情反复、病程迁延有关。

(五)知识缺乏

缺乏对反流性食管炎病因和预防知识的了解。

四、诊断要点与治疗原则

(一)诊断要点

临床上有明显的反流症状,内镜下有反流性食管炎的表现,食管过度酸反流的客观依据即可做出诊断。

(二)治疗原则

以药物治疗为主,对药物治疗无效或发生并发症者可做手术治疗。

1.药物治疗

目前多主张采用递减法,即开始使用质子泵抑制剂加促胃肠动力药,迅速控制症状,待症状控制后再减量维持。

(1)促胃肠动力药:目前主要常用的药物是西沙必利。常用量为每次 5~15 mg,每日 3~4 次,疗程8~12 周。

(2)抑酸药:①H_2 受体拮抗剂(H_2RA):西咪替丁 400 mg、雷尼替丁 150 mg、法莫替丁 20 mg,每日2 次,疗程8~12 周。②质子泵抑制剂(PPI):奥美拉唑 20 mg、兰索拉唑 30 mg、泮托拉唑 40 mg、雷贝拉唑 10 mg 和埃索美拉唑 20 mg,每日 1 次,疗程 4~8 周。③抗酸药:仅用于症状轻、间歇发作的患者作为临时缓解症状用。反流性食管炎有并发症或停药后很快复发者,需要长期维持治疗。H_2RA、西沙必利、PPI 均可用于维持治疗,其中以 PPI 效果最好。维持治疗的剂量因患者而异,以调整至患者无症状的最低剂量为合适剂量。

2.手术治疗

手术为不同术式的胃底折叠术。手术指征为:①严格内科治疗无效。②虽经内科治疗有效,但患者不能忍受长期服药。③经反复扩张治疗后仍反复发作的食管狭窄。④确证由反流性食管炎引起的严重呼吸道疾病。

3.并发症的治疗

(1)食管狭窄:大部分狭窄可行内镜下食管扩张术治疗。扩张后予以长程 PPI 维持治疗可防止狭窄复发。少数严重瘢痕性狭窄需行手术切除。

(2)Barrett 食管:药物治疗是预防 Barrett 食管发生和发展的重要措施,必须使用 PPI 治疗及长期维持。

五、护理措施

(一)一般护理

为减少平卧时及夜间反流可将床头抬高 15~20 cm。避免睡前 2 h 内进食,白天进餐后亦不宜立即卧床。应避免食用使食管下括约肌压力降低的食物和药物,如高脂肪、巧克力、咖啡、浓茶及硝酸甘油、钙拮抗剂等。应戒烟及禁酒。减少一切影响腹压增高的因素,如肥胖、便秘、紧束腰带等。

(二)用药护理

遵医嘱给予药物治疗,注意观察药物的疗效及不良反应。

1.H_2 受体拮抗剂

药物应在餐中或餐后即刻服用,若需同时服用抗酸药,则两药应间隔 1 h 以上。若静脉给药应注意控制速度,过快可引起低血压和心律失常。西咪替丁对雄性激素受体有亲和力,可导致男性乳腺发育、阳痿以及性功能紊乱,应做好解释工作。该药物主要通过肾排泄,用药期间应监测肾功能。

2.质子泵抑制剂

奥美拉唑可引起头晕,应嘱患者用药期间避免开车或做其他必须高度集中注意力的工作。兰索拉唑的不良反应包括荨麻疹、皮疹、瘙痒、头痛、口苦、肝功能异常等,轻度不良反应不影响继续用药,较严重时应及时停药。泮托拉唑的不良反应较少,偶可引起头痛和腹泻。

3.抗酸药

该药在饭后1 h和睡前服用。服用片剂时应嚼服,乳剂给药前应充分摇匀。

抗酸剂应避免与奶制品、酸性饮料及食物同时服用。

(三)饮食护理

(1)指导患者有规律地定时进餐,饮食不宜过饱,选择营养丰富,易消化的食物。避免摄入过咸、过甜、过辣的刺激性食物。

(2)制订饮食计划:与患者共同制订饮食计划,指导患者及家属改进烹饪技巧,增加食物的色、香、味,刺激患者食欲。

(3)观察并记录患者每日进餐次数、量、种类,以了解其摄入营养素的情况。

六、健康指导

(一)疾病知识的指导

向患者及家属介绍本病的有关病因,避免诱发因素。保持良好的心理状态,平时生活要有规律,合理安排工作和休息时间,注意劳逸结合,积极配合治疗。

(二)饮食指导

指导患者加强饮食卫生和饮食营养,养成有规律的饮食习惯;避免过冷、过热、辛辣等刺激性食物及浓茶、咖啡等饮料;嗜酒者应戒酒。

(三)用药指导

根据病因及病情进行指导,嘱患者长期维持治疗,介绍药物的不良反应,如有异常及时复诊。

第二节　慢性胃炎的护理

慢性胃炎是由不同原因引起的胃黏膜慢性炎症。病变可局限于胃的一部分(常见于胃窦部),也可累及整个胃部。慢性胃炎一般可分为慢性浅表性胃炎、慢性萎缩性胃炎两大类,前者是慢性胃炎中最常见的一种,占60%～80%,后者则由于易发生癌变而受到人们的关注。慢性胃炎的发病率随年龄增长而增加。

一、护理要点

合理应用药物,及时对症处理;戒除烟酒嗜好,养成良好的饮食习惯;做好健康指导,保持良好心理状态;重视疾病变化,定期检查随访。

二、护理措施

(1)慢性胃炎的患者应立即解除疲劳的工作状态而加强休息,必要时卧床休息。患者应撤开一切烦恼,保持安详、乐观的人生态度。周围环境应保持清洁、卫生和安静。可以听一点轻音乐,将有助于慢性胃炎的康复。

(2)改变不规律进食、过快进食或暴饮暴食等不良习惯,养成定时、定量规律进食的好习惯。进食宜细嚼慢咽,使食物与唾液充分混合,减少对胃黏膜的刺激。

(3)停止进食过冷、过烫、辛辣、高钠、粗糙的食物。患者最好以细纤维素,易消化的面食为主食。

(4)慢性胃炎的患者必须彻底戒除烟酒,最好也不要饮用浓茶。

(5)停止服用水杨酸类药物。对胃酸减少或缺乏者,可适当喝米醋。

三、用药及注意事项

(一)保护胃黏膜

1.硫糖铝

它能与胃黏膜中的黏蛋白结合,形成一层保护膜,是一种很好的胃黏膜保护药。同时,它还可以促进胃黏膜的新陈代谢。每次 10 g,每日 3 次。

2.甘珀酸

能促使胃黏液分泌增加和胃黏膜上皮细胞寿命延长,从而形成保护黏膜的屏障,增强胃黏膜的抵抗力。每次 50~100 mg,每日 3 次,对高血压患者不宜应用。

3.胃膜素

为猪胃黏膜中提取的抗胃酸多糖质,遇水变为具有附着力的黏浆,附贴于胃黏膜而起保护作用,并有制酸作用。每次 2~3 g,每日 3 次。

4.麦滋林-S 颗粒

此药具有胃黏膜保护功能,最大的优点是不被肠道吸收入血,故几乎无任何不良反应。每次0.67 g,每日 3 次。

(二)调整胃运动功能

1.甲氧氯普胺

能抑制延脑的催吐化学感受器,有明显的镇吐作用;同时能调整胃窦功能,增强幽门括约肌的张力,防止和减少碱性反流。每次 5~10 mg,每日 3 次。

2.吗丁啉

作用较甲氧氯普胺强而不良反应少,且不透过血脑屏障,不会引起锥体外系反应,是目前较理想的促进胃蠕动的药物。每次 10~20 mg,每日 3 次。

3.西沙比利(普瑞博斯)

作用类似吗丁啉,但不良反应更小,疗效更好。每次 5 mg,每日 3 次。

(三)抗酸或中和胃酸

1.西咪替丁

它能使基础胃酸分泌减少约 80%,使各种刺激引起的胃酸分泌减少约 70%。每次 200 mg,每日 3 次。

2.泰胃美

作用比较温和,而且能符合胃的生理功能,是比较理想的治疗胃酸增多的慢性浅表性胃炎的药物。每次 400 mg,每日 3 次。

(四)促胃酸分泌

1.康尼汀

能促进胃肠功能,使唾液、胃液、胆液、胰液及肠液等的分泌增加,从而加强消化功能,有利于低酸的恢复。

2.多酶片

每片内含淀粉酶 0.12 g、胃蛋白酶 0.04 g、胰酶 0.12 g,作用也是加强消化功能。每次 2片,每日 3 次。

(五)抗感染

1.庆大霉素

庆大霉素口服每次 4 万 U,每日 3 次;对于治疗诸如上呼吸道炎症、牙龈炎、鼻炎等慢性炎症,有较快较好的疗效。

2.德诺

其主要成分是胶体次枸橼酸铋,具有杀灭幽门螺杆菌的作用。每次 240 mg,每日 2 次。服药时间最长不得超过 3 个月,因为久服胶体铋,有引起锥体外系中毒的危险。

3.三联疗法

即胶体枸橼酸铋＋甲硝唑＋四环素或阿莫西林,是当前根治幽门螺杆菌的最佳方案,根治率可达 96%。用法为:德诺每次 240 mg,每日 2 次;甲硝唑每次 0.4 g,每日 3 次;四环素每次500 mg,每日 4 次;阿莫西林每次 1.0 g,每日 4 次。此方案连服 14 d 为 1 个疗程。

四、健康指导

慢性胃炎由于病程较长,治疗进展缓慢,而且可能反复发作,所以患者常有严重焦虑,而焦虑不安、精神紧张,又是慢性胃炎病情加重的重要因素之一。如此恶性循环,必将严重影响慢性胃炎的治疗。因此,对患者进行心理疏导治疗,往往能收到良好的效果。告诫患者生活要有规律,保持乐观情绪;饮食应少食多餐,戒烟酒,以清淡无刺激性易消化为宜;禁用或慎用阿司匹林等可致溃疡的药物;定期复诊,如上腹疼痛节律发生变化或出现呕血、黑便时应立即就医。

第三节　消化性溃疡的护理

消化性溃疡是一种常见的胃肠道疾病,简称溃疡病,通常指发生在胃或十二指肠球部的溃疡,并分别称之为胃溃疡或十二指肠溃疡。事实上,本病可以发生在与酸性胃液相接触的其他胃肠道部位,包括食管下端、胃肠吻合术后的吻合口及其附近的肠祥,以及含有异位胃黏膜的Meckel 憩室。

消化性溃疡是一组常见病、多发病,人群中患病率高达 5%～10%,严重危害人们的健康。本病可见于任何年龄,以 20～50 岁为多,占 80%,10 岁以下或 60 岁以上者较少。胃溃疡(GU)常见于中年和老年人,男性多于女性,二者之比约为 3∶1。十二指肠球部溃疡(DU)多于胃溃疡,患病率是胃溃疡的 5 倍。

一、病因及发病机制

消化性溃疡病因和发病机制尚不十分明确,学说甚多,归纳起来有三个方面:损害因素的作用,即化学性、药物性等因素的直接破坏作用;保护因素的减弱;易感及诱发因素(遗传、性激素、工作负荷等)。目前认为胃溃疡多以保护因素减弱为主,而十二指肠球部溃疡则以损害因素的作用为主。

(一)损害因素作用

1.胃酸及胃蛋白酶分泌异常

31%～46%的 DU 患者胃酸分泌率高于正常高限(正常男 11.6～60.6 mmol/h,女 8.0～40.1 mmol/h)。因胃蛋白酶原随胃酸分泌,故患者中胃蛋白酶原分泌增加的百分比大致与胃酸分泌增加的百分比相同。

多数 GU 患者酸分泌率正常或低于正常,仅少数患者(如卓-艾综合征)酸分泌率高于正常。虽然如此,并不能排除胃酸及胃蛋白酶是某些 GU 的病因。通常认为在胃酸分泌高的溃疡患者中,胃酸和胃蛋白酶是导致发病的重要因素。

基础胃酸分泌增加可由下列因素所致:①胃泌素分泌增加(卓-艾综合征等);②乙酰胆碱刺激增加(迷走神经功能亢进);③组织胺刺激增加(系统性肥大细胞瘤或嗜碱性粒细胞白血病)。

2.药物性因素

阿司匹林、糖皮质激素、非甾体抗炎药等可直接破坏胃黏膜屏障,被认为与消化性溃疡的发病有关。

3.胆汁及胰液反流

胆酸、溶血卵磷脂及胰酶是引起一些消化性溃疡的致病因素,尤其见于某些 GU。这些 GU 患者幽门括约肌功能不全,胆汁和(或)胰酶反流入胃造成胃炎,继发 GU。

胆汁及胰液损伤胃黏膜的机制可能是改变覆盖上皮细胞表面的黏液,损伤胃黏膜屏障,使黏膜更易受胃酸和胃蛋白酶的损害。

(二)保护因素减弱

1.黏膜防护异常

胃黏膜屏障由黏膜上皮细胞顶端的一层脂蛋白膜所组成,使黏膜免受胃内容损伤或在损伤后迅速地修复。黏液的分泌减少或结构异常均能使凝胶层黏液抵抗力减弱。胃黏膜血流减少导致细胞损伤与溃疡。胃黏膜缺血是严重内、外科疾病患者发生急性胃黏膜损伤的直接原因。胃小弯处易发溃疡可能与其侧支血管较少有关。黏膜碳酸氢盐和前列腺素分泌减少亦可使黏膜防御功能降低。

2.胃肠道激素

胃肠道黏膜与胰腺的内分泌细胞分泌多种肽类和胺类胃肠道激素(胰泌素、胆囊收缩素、血管活性肠肽、高血糖素、肠抑胃肽、生长抑素、前列腺素等)。它们具有一定生理作用,主要参与食物消化过程,调节胃酸/胃蛋白酶分泌,并能营养和保护胃肠黏膜,一旦这些激素分泌和调节失衡,即易产生溃疡。

(三)易感及诱发因素

1.遗传倾向

消化性溃疡有相当高的家族发病率。曾有报告 20％～50％ 的患者有家族史,而一般人群的发病率仅为 5％～10％。许多临床调查研究表明,DU 患者的血型以 O 型多见,消化性溃疡伴并发症者也以 O 型多见,这与 50％DU 患者和 40％GU 患者不分泌 ABH 血型物质有关。DU 与 GU 的遗传易感基因不同。提示 GU 与 DU 是两种不同的疾病。GU 患者的子女患GU 风险为一般人群的 3 倍,而 DU 患者的子女的风险则并不比一般人群高。曾有报道 62％的儿童 DU 患者有家族史。消化性溃疡的遗传因素还直接表现为某些少见的遗传综合征。

2.性腺激素因素

国内报道消化性溃疡的男女性别比为(3.9～8.5)∶1,这种差异被认为与性激素作用有关。女性激素对消化道黏膜具有保护作用。生育期妇女罹患消化性溃疡明显少于绝经期后妇女,妊娠期妇女的发病率亦明显低于非妊娠期。现认为女性性腺激素,特别是黄体酮,能阻止溃疡病的发生。

3.心理-社会因素

研究认为,消化性溃疡属于心理生理疾患的范畴,特别是 DU 与心理-社会因素的关系尤为密切。与溃疡病的发生有关的心理-社会因素主要有以下几点。

(1)长期的精神紧张:不良的工作环境和劳动条件,长期的脑力活动造成的精神疲劳,加之睡眠不足,缺乏应有的休息和调节导致精神过度紧张。

(2)强烈的精神刺激:重大的生活事件,生活情景的突然改变,社会环境的变迁,如丧偶、离婚、自然灾害、战争动乱等造成的心理应激。

(3)不良的情绪反应:指不协调的人际关系,工作生活中的挫折,无所依靠而产生的心理上的"失落感"和愤怒、抑郁、忧虑、沮丧等不良情绪。消化系统是情绪反应的敏感器官系统,所以这些心理-社会因素就会在其他一些内外致病因素的综合作用下,促使溃疡病的发生。

4.个性和行为方式

个性特点和行为方式与本病的发生也有一定关系,它既可作为本病的发病基础,又可改变疾病的过程,影响疾病的转归。溃疡病患者的个性和行为方式有以下几个特点。

(1)竞争性强,雄心勃勃。有的人在事业上虽取得了一定成就,但其精神生活往往过于紧张,即使在休息时,也不能取得良好的精神松弛。

(2)独立和依赖之间的矛盾,生活中希望独立,但行动上又不愿吃苦,因循守旧、被动、顺从、缺乏创造性、依赖性强,因而引起心理冲突。

(3)情绪不稳定,遇到刺激,内心情感反应强烈,易产生挫折感。

(4)惯于自我克制。情绪虽易波动,但往往喜怒不形于色,即使在愤怒时,也常常是"怒而不发",情绪反应被阻抑,导致更为强烈的自主神经系统功能紊乱。

(5)其他,性格内向、孤僻、过分关注自己、不好交往、自负、焦虑、易抑郁、事无巨细、苛求井井有条等。

5.吸烟

吸烟与溃疡发病是否有关,尚不明确。但流行病学研究发现溃疡患者中吸烟比例较对照组高;吸烟量与溃疡病流行率呈正相关;吸烟者死于溃疡病者比不吸烟者多;吸烟者的 DU 较不吸烟者难愈合;吸烟者的 DU 复发率比不吸烟者高。吸烟与 GU 的发病关系则不清楚。

6.酒精及咖啡饮料

两者都能刺激胃酸分泌,但缺乏引起胃、十二指肠溃疡的确定依据。

二、症状和体征

(一)疼痛

溃疡疼痛的确切机制尚不明确。较早曾提出胃酸刺激是溃疡疼痛的直接原因。因溃疡疼痛发生于进餐后一段时期,此时胃内胃酸浓度达到最高水平。然而,以酸灌注溃疡病患者却不能诱发疼痛;"酸理论"亦不能解释十二指肠溃疡疼痛。由于溃疡痛与胃内压力的升高同步,故胃壁肌紧张度增高与十二指肠球部痉挛均被认为是溃疡痛的原因。溃疡周围水肿与炎症区域的肌痉挛,或溃疡基底部与胃酸接触可引起持续烧灼样痛。给溃疡病患者服用安慰剂,发现其具有与抗酸剂同样的缓解疼痛疗效,进食在有些患者反而会加重疼痛,因此溃疡疼痛的另一种机制可能与胃、十二指肠运动功能异常有关。

1.疼痛的性质与强度

溃疡痛常为绞痛、针刺样痛、烧灼样痛和钻痛,也可仅为烧灼样感或类似饥饿性胃收缩感以至难与饥饿感相区别。疼痛的程度因人而异,多数呈钝痛,可忍受,无须立即停止工作。老年人感觉迟钝,疼痛往往较轻。少数则剧痛,需使用止痛剂才可缓解。约 10% 的患者在病程中不觉疼痛,直至出现并发症时才被诊断,故被称为无痛性溃疡。

2.疼痛的部位和放射

无并发症的 GU 疼痛部位常在剑突下或上腹中线偏左;DU 疼痛部位多在剑突下偏右,范围较局限。疼痛常不放射。一旦发生穿透性溃疡或溃疡穿孔,则疼痛向背部、腹部其他部位,甚至肩部放射。有报道在一些吸烟的溃疡病患者,疼痛可向左下胸放射,类似心绞痛,称为胃心综合征。患者戒烟和溃疡治愈后,左下胸痛即消失。

3.疼痛的节律性

消化性溃疡病中一项最特别的表现是疼痛的出现与消失呈节律性,这与胃的充盈和排空有关。疼痛常与进食有明显关系。GU 疼痛多在餐后 $0.5\sim2\,h$ 出现,至下餐前消失,即有"进食→疼痛→舒适"的规律。DU 疼痛多在餐后 $3\sim4\,h$ 出现,进食后可缓解,即有"进食→舒适→疼痛"的规律。疼痛还可出现在晚间睡前或半夜痛醒,称为夜间痛。

4.疼痛的周期性

消化性溃疡的疼痛发作可延续数日或数周后自行缓解,称为溃疡痛小周期。每逢深秋至冬春季节交替时疼痛发作,构成溃疡痛的大周期。溃疡病病程的周期性原因不明,可能与机体全身反应,特别是神经系统兴奋性的改变有关,也与气候变化和饮食失调有关。一般饮食不当,情绪波动,气候突变等可加重疼痛;进食、饮牛奶、休息、局部热敷、服制酸药物可缓解疼痛。

(二)胃肠道症状

1.恶心、呕吐

溃疡病的呕吐为胃性呕吐,属反射性呕吐。呕吐前常有恶心且与进食有关。但恶心与呕吐并非是单纯性胃、十二指肠溃疡的症状。消化性溃疡患者发生呕吐很可能伴有胃潴留或与幽门附近溃疡刺激有关。刺激性呕吐于进食后迅速发生,患者在呕吐大量胃内容物后感觉轻松。幽门梗阻胃潴留所致呕吐很可能发生于清晨,呕吐物中含有隔宿的食物,并带有酸馊气味。

2.嗳气与胃灼热

(1)嗳气可见于溃疡病患者,此症状无特殊意义。多见于年轻的 DU 患者,可伴有幽门痉挛。

(2)胃灼热(亦称烧心)是位于心窝部或剑突后的发热感,见于 $60\%\sim80\%$ 的溃疡病患者,患者多有高酸分泌。可在消化性溃疡发病之前多年发生。胃灼热与溃疡痛相似,有在饥饿时与夜间发生的特点,且同样具有节律性与周期性。胃灼热发病机制仍有争论,目前多认为是由于反流的酸性胃内容物刺激下段食管的黏膜引起。

3.其他消化系统症状

消化性溃疡患者食欲一般无明显改变,少数有食欲亢进。由于疼痛常与进食有关,往往不敢多食。有些患者因长期疼痛或并发慢性胃、十二指肠炎,胃分泌与运动功能减退,导致食欲减退,这较多见于慢性 GU。有些 DU 患者有周期性唾液分泌增多,可能与迷走神经功能亢进有关。

痉挛性便秘是消化性溃疡常见症状之一,但其原因与溃疡病无关,而与迷走神经功能亢进,严重偏食使纤维食物摄取过少以及药物(铝盐、铋盐、钙盐、抗胆碱能药)的不良反应有关。

(三)全身性症状

除胃肠道症状外,患者可有自主神经功能紊乱的症状,如缓脉、多汗等。久病更易出现焦虑、抑郁和失眠等精神症状。疼痛剧烈影响进食者可有消瘦及贫血。

三、并发症

约 1/3 的消化性溃疡患者病程中出现出血、穿孔或梗阻等并发症。

(一)出血

出血是消化性溃疡最常见的并发症,见于 $15\%\sim20\%$ 的 DU 患者和 $10\%\sim15\%$ GU 患者。它标志着溃疡病变处于高度活动期。发生出血的危险率与病期长短无关,$1/4\sim1/3$ 患者发生出血时无溃疡病史。出血多见于寒冷季节。

出血是溃疡腐蚀血管所致。急性出血最常见现象为黑便和呕血。仅 $50\sim75$ mL 的少量出血即可表现为黑便。GU 患者大量出血时有呕血伴黑便。DU 患者则多为黑便,量多时反流入胃亦可表现为呕血。如大量血流快速通过胃肠道,粪色则为暗红或酱色。大量出血导致急性循环血量下降,出现体位性心动过速、血压脉压减小和直立性低血压,严重者发生休克。

(二)穿孔

溃疡严重,穿破浆膜层可致:十二指肠内容物经过溃疡穿孔进入腹膜腔即游离穿孔;溃疡侵蚀穿透胃、十二指肠壁,但被胰、肝、脾等实质器官所封闭而不形成游离穿孔;溃疡扩展至空腔脏器如胆总管、胰管、胆囊或肠腔形成瘘管。

$6\%\sim11\%$ 的 DU 患者和 $2\%\sim5\%$ 的 GU 患者发生游离穿孔,甚至以游离穿孔为起病方式。老年男性及服用非类固醇抗炎药者较易发生游离穿孔。十二指肠前壁溃疡容易穿孔,偶有十二指肠后壁溃疡穿孔至小网膜囊引起背痛而非弥漫性腹膜炎症。GU 穿孔多位于小弯处。

游离穿孔的特点为突然出现、发展很快，有持续的剧烈疼痛。痛始于上腹部，很快发展为全腹痛，活动可加剧，患者多取仰卧不动的体位。腹部触诊压痛明显，腹肌广泛板样强直。由于体液向腹膜腔内渗出，常有血压降低、心率加快、血液浓缩及白细胞增高，而少有发热。16％患者血清淀粉酶轻度升高。75％的患者的直立位胸腹部 X 线可见游离气体。经鼻胃管注入 400～500 mL 空气或碘造影剂后摄片，更易发现穿孔。

有时，游离穿孔的临床表现可不典型：如穿孔很快闭合，腹腔细菌污染很轻，临床症状可很快自动改善；老年或有神经精神障碍者，腹痛及腹部体征不明显，仅表现为原因不明的休克；体液缓慢渗漏入腹膜腔而集积于右结肠旁沟，临床表现似急性阑尾炎。

溃疡穿孔至胰腺者通常有难治性溃疡疼痛。十二指肠后壁穿透者血清淀粉酶及脂酶水平可升高。偶尔，穿孔可引起瘘管，如十二指肠穿孔至胆总管瘘管，胃溃疡穿通至结肠或十二指肠瘘管。

穿孔死亡率为 5％～15％，而靠近贲门的高位胃溃疡的死亡率更高。

(三)幽门梗阻

约 5％的 DU 和幽门溃疡患者出现幽门梗阻。梗阻由水肿、平滑肌痉挛、纤维化或诸种因素合并所致，梗阻多为溃疡病后期表现。消化性溃疡并发梗阻的死亡率为 7％～26％。

由于梗阻使胃排空延缓，患者常出现恶心、呕吐、上腹部饱满、胀气、食欲减退、早饱、畏食和体重明显下降。上腹痛经呕吐后可暂时缓解。呕吐多在进食后 1 h 或更长时间后出现，吐出量大，为不含胆汁的未消化食物，此种症状可持续数周至数月。体格检查可见血容量不足征象(低血压、心动过速、皮肤黏膜干燥)，上腹部蠕动波及胃部振水音。

实验室检查常有血液浓缩、肾前性氮质血症等血容量不足征象及呕吐引起的低钾低氯代谢性碱中毒。若体重丧失明显，可出现低蛋白血症。

(四)癌变

少数 GU 患者发生癌变，发生率不详。凡 45 岁以上患者，内科积极治疗无效者以及营养状态差、贫血、粪便隐血试验持续阳性者均应做钡餐、纤维胃镜检查及活组织病理检查，以尽早发现癌变。

四、检查

(一)血清胃泌素含量

放免法检测胃泌素可检出卓-艾综合征及其他高胃酸分泌性消化性溃疡。未服过大剂量的抗酸剂、H_2 受体拮抗剂或质子泵抑制剂等药者，如空腹血清胃泌素水平＞200 pg/mL，应测定胃酸分泌量，以明确是否由于恶性贫血、萎缩性胃炎、胃癌或迷走神经切除等因素胃泌素反馈性增高。血清胃泌素含量及基础酸排量均增加仅见于少数疾病。测定静脉注射胰泌素后的血清胃泌素浓度，有助于确诊诊断不明的卓-艾综合征。

(二)胃酸分泌试验方法

胃酸分泌试验方法是在透视下将胃管置入胃内，管端位于胃窦，以吸引器吸取胃液，测定每次吸取的胃液量及酸浓度。健康人胃酸分泌量见表 1-1。GU 的酸排量与正常人相似，而 DU 则空腹和夜间均维持较高水平。胃酸分泌幅度在正常人和消化性溃疡患者之间重叠，GU 与 DU 之间亦有重叠，故胃酸分泌检查对溃疡病的定性诊断意义不大。对缺乏胃酸的溃疡病，应疑有癌变；胃酸很高，基础酸排量和最高酸排量明显增高，则提示胃泌素瘤可能。

表 1-1　健康男女性正常胃酸分泌的高限及低限值

	基础（mmol/h）	最高（mmol/h）	最大（mmol/h）	基础/最大（mmol/h）
男性（N＝172）高限值	10.5	60.6	47.7	0.31
男性（N＝172）低限值	0	11.6	9.3	0
女性（N＝76）高限值	5.6	40.1	31.2	0.29
女性（N＝76）低限值	0	8.0	5.6	0

(三)X 线钡餐检查

X 线钡餐检查是确定诊断的有效方法，尤其对临床表现不典型者。消化性溃疡在 X 线征象上出现形态和功能的改变，即直接征象与间接征象。由钡剂充填溃疡形成龛影为直接征象，是最可靠的诊断依据。溃疡病周围组织的炎性病变与局部痉挛产生钡餐检查时的局部压痛或激惹现象及溃疡愈合形成瘢痕收缩使局部变形均属于间接征象。

(四)纤维胃镜检查

胃镜检查对消化性溃疡的诊断和鉴别诊断有很大价值。该检查可以发现 X 线所难以发现的浅小溃疡，确切地判断溃疡的部位、数目、大小、深浅、形态及病期（活动期、愈合期、瘢痕期），对随访溃疡的过程和判定治疗的效果有价值。胃镜检查还可在直视下作胃黏膜活组织检查等，故对溃疡良性、恶性的鉴别价值较大。

(五)粪便隐血试验

溃疡活动期，溃疡面有微量出血，粪隐血试验大都阳性，治疗 1～2 周后多转为阴性。如持续阳性，则疑有癌变。

(六)幽门螺杆菌(Hp)感染检查

近来 Hp 在消化性溃疡发病中的重要作用备受重视。我国人群中 Hp 感染率为 40%～60%。Hp 在 GU 和 DU 中的检出率更是分别高达 70%～80% 和 90%～100%。诊断 Hp 方法有多种：①直接从活检胃黏膜中细菌培养、组织涂片或切片染色查 Hp。②用尿素酶试验、^{14}C尿素呼吸试验、胃液尿素氮检测等方法测定胃内尿素酶活性。③血清学查抗 Hp 抗体。④聚合酶链式反应技术查 Hp。

五、护理

(一)护理观察

1.腹痛

观察腹痛的部位、性质、强度，有无放射痛，与进食、服药的关系，腹痛有无周期性。

2.呕吐

观察呕吐物性质、气味、量、颜色、呕吐次数及与进食关系，注意有无因呕吐而致脱水和低钾、低钠血症以及低氯性碱中毒。

3.呕血和黑粪

观察呕血、便血的量、次数和性质。注意出血前有无恶心、呕吐、上腹不适、血中是否混有食物，以便与咯血相区别。半数以上溃疡出血者有 38.5 ℃ 以下的低热，持续时间与出血时间一致,可作为出血活动的一个标志,故应每日多次测体温。

4.穿孔

由于老年人常有其他慢性病,穿孔时腹痛、腹肌紧张不明显,可无显著压痛和反跳痛,常易误诊,死亡率高,应予密切观察生命体征和腹部情况。

5.幽门梗阻观察以下情况可了解胃潴留程度

餐后 4 h 后胃液量(正常<300 mL),禁食 12 h 后胃液量(正常<200 mL),空腹胃注入 750 mL 生理盐水 30 min 后胃液量(正常<400 mL)。

6.其他

注意观察有无影响溃疡愈合的焦虑和忧郁、饮食不洁、熬夜、过度劳累、服药不正规,服用阿司匹林和肾上腺皮质激素、吸烟等。

(二)常规护理

1.休息

消化性溃疡属于典型的心身疾病,心理-社会因素对发病起着重要作用。因此,规律的生活和劳逸结合的工作安排,无论在本病的发作期或缓解期都十分重要。休息是消化性溃疡基本和重要的护理。休息包括精神休息和躯体休息。病情轻者可边工作边治疗,较重者应卧床数日至 2 周,继之休息 1~2 个月。平卧休息时胆汁反流明显减少,对胃溃疡患者有利。另外应保证充足的睡眠,服用适量镇静剂。

2.戒烟、酒及其他嗜好品

吸烟者,消化性溃疡的发病率较不吸烟者多。吸烟可使溃疡恶化或延迟溃疡愈合。吸烟会削弱十二指肠液中和胃酸的能力,还能引起十二指肠液反流入胃。患者戒烟后溃疡症状明显改善。有研究认为就 DU 患者而言,戒烟比服西咪替丁更重要。

酒精能损坏胃黏膜屏障引起胃炎而加重症状,延迟愈合。此外,还能减弱胰泌素对胰外分泌腺分泌水和碳酸氢根的作用,降低了胰液中和胃酸的能力。临床观察也显示消化性溃疡患者停止饮酒后症状减轻,故应劝患者戒酒。

咖啡等物质能刺激胃酸与胃蛋白酶分泌,还可使胃黏膜充血,加剧溃疡病症状。故应不饮或少饮咖啡、可口可乐、茶、啤酒等。

3.饮食

饮食护理是消化性溃疡病治疗的重要组成部分。饮食护理的目的是减轻机械性和化学性刺激、缓解和减轻疼痛。合理营养有利改善营养状况、纠正贫血,促进溃疡愈合,避免发生并发症。

(三)饮食护理原则

1.宜少量多餐,定时,定量进餐

每日 5~7 餐,每餐量不宜过饱,约为正常量的 2/3。因少量多餐可中和胃酸,减少胃酸对溃疡面的刺激,又可供给足够营养。少量多餐在急性消化性溃疡时更为适宜。

2.宜选食营养价值高、质软而易于消化的食物

如牛奶、鸡蛋、豆浆、鱼、嫩的瘦猪肉等食物,经加工烹调变得细软易消化,对胃肠无刺激。同时注意补充足够的热量及蛋白质和维生素。

3.蛋白质、脂肪、碳水化合物的供给要求

蛋白质按每日每千克体重1～1.5 g供给；脂肪按每日70～90 g供给，选择易消化吸收的乳融状脂肪（如奶油、牛奶、蛋黄、黄油、奶酪等），也可用适量的植物油，碳水化合物按每日300～350 g供给。选择易消化的糖类如粥、面条、馄饨等，但蔗糖不宜供给过多，否则可使胃酸增加，且易胀气。

4.避免化学性和机械性刺激的食物

化学刺激性的食物有咖啡、浓茶、可可、巧克力等这些食物可刺激胃酸分泌增加；机械性刺激的食物有油炸猪排、花生米、粗粮、芹菜、韭菜、黄豆芽等，这些食物可刺激胃黏膜表面血管和溃疡面。总之溃疡病患者不宜吃过咸、过甜、过酸、过鲜、过冷、过热及过硬的食物。

5.食物烹调必须切碎制烂

可选用蒸、煮、汆、烧、烩、焖等的烹调方法。不宜采用爆炒、滑溜、干炸、油炸、生拌、烟熏、腌腊等烹调方法。

6.必须预防便秘

溃疡病饮食中含粗纤维少，食物细软，易引起便秘，宜经常吃些润肠通便的食物如果子冻、果汁、菜汁等，可预防便秘。

溃疡病急性发作或出血刚停止后，进流质饮食，每日6～7餐。无消化道出血且疼痛较轻者宜进厚流质或少渣半流，每日6餐。病情稳定、自觉症状明显减轻或基本消失者，每日6餐细软半流质。基本愈合者每日3餐普食加2餐点心，不宜进食油煎、炸和粗纤维多的食物。

出现呕血、幽门梗阻严重或急性穿孔均应禁食。

(四)心理护理

在治疗护理过程中应注重教育，应把防病治病的基本知识介绍给患者，如让患者注意避免精神紧张和不良情绪的刺激，注意精神卫生，注意锻炼身体、增强体质、培养良好的生活习惯，生活有规律，注意劳逸结合，节制烟酒，慎用对胃黏膜有损害的药物等，使患者了解本病的规律性，治疗原则和方法，从而坚定战胜疾病的信心，自觉配合治疗和护理。在心理护理过程中，护士应当了解患者在疾病的不同时期所出现的心理反应，如否认、焦虑、抑郁、孤独感、依赖心理等心理反应，护理上重点要给患者以心理支持，特别帮助他们克服紧张、焦虑、抑郁等常见的心理问题，帮助他们进行认识重建，即认识个人、认识社会，调整和处理好人与人、个人与社会之间的关系，重新找到自己新的起点，减少疾病造成的痛苦和不安。心理护理中，护士应当实施针对性、个性化的心理护理。如对那些具有明显心理素质上弱点的患者，有易暴怒、抑郁、孤僻及多疑倾向者应及早通过心理指导加强其个性的培养，对那些有明显行为问题者，如酗酒、吸烟、多食、缺少运动及A型行为等，应用心理学技术指导其进行矫正；对那些工作和生活环境里存在明显应激源的人，应及时帮助其进行适当的调整，减少不必要的心理刺激。

(五)药物治疗护理

1.制酸剂

胃酸、胃蛋白酶对消化性溃疡的发病有重要作用。制酸药能中和胃酸从而缓解疼痛并降低胃蛋白酶的活性。常用的制酸药分可溶性和不溶性两种。可溶性抗酸药主要为碳酸氢钠，该药止痛效果快，但自肠道吸收迅速，大量及长期应用可引起钠潴留和代谢性碱中毒，且与胃

酸相遇可产生 CO_2,引起腹胀和继发胃酸增高,故不宜单独使用,而应小剂量与其他抗酸药混合服用。不溶性抗酸药有氢氧化铝、碳酸铝、氧化铝、三硅酸镁等,作用缓慢而持久,肠道不吸收,可单独或联合用药。各种抗酸剂均有其特点,临床上常联合应用,以提高疗效,减少不良反应。抗酸药对缓解溃疡疼痛十分有效,是否能促进溃疡愈合,尚无肯定结论。

使用抗酸药应注意:①在饭后 $1\sim2$ h 服,可延长中和作用时间,而不可在餐前或就餐时服药。睡前加服 1 次,可中和夜间所分泌的大量酸。②片剂嚼碎后服用效果较好,因药物颗粒愈小溶解愈快,中和酸的作用愈大,因此凝胶或溶液的效果最好,粉剂次之,片剂较差。③抗酸药除可引起便秘、腹泻外,尚可引起一些其他不良反应,特别是当患者有肾功能不全或心力衰竭时,如碳酸氢钠可造成钠潴留和碱中毒;碳酸钙剂量过大时,高血钙可刺激 G 细胞分泌大量胃泌素,引起胃酸分泌反跳而加重上腹痛;长期大量服用氢氧化铝后,因铝结合饮食中的磷,使肠道对磷的吸收减少,严重缺磷可引起食欲不振、软弱无力等,甚至导致软骨病或骨质疏松。

2.抗胆碱能药

这类药物可抑制迷走神经功能,因而具有减少胃酸分泌、解除平滑肌和血管痉挛、改善局部营养和延缓胃排空等作用,后者有利于延长抗酸药和食物对胃酸的中和,达到止痛目的。但其延缓胃排空引起胃窦部潴留,可促使胃酸分泌所以认为不宜用于胃溃疡。抗胆碱能药服后 2 h 出现最大药理作用,故常于餐后 6 h 及睡前服用。抗胆碱能药物最大缺点是不但能抑制胃酸分泌,也抑制乙酰胆碱在全身的生理作用,故有口干、视力模糊、心动过速、汗闭、便秘和尿潴留等不良反应,故溃疡出血、幽门梗阻、反流性食管炎、青光眼、前列腺肥大等患者均不宜使用。常用的药物有:普鲁苯辛、甲阿托品、见那替秦、山莨菪碱、阿托品等。

3.H₂ 受体阻滞剂

组织胺通过两种受体而产生效应,其中与胃酸分泌有关的是 H₂ 受体。阻滞 H₂ 受体能抑制胃酸的分泌。代表药是西咪替丁,它对胃酸的分泌具有强大抑制作用。口服后很快被小肠所吸收,在 $1\sim2$ h 内血液浓度达高峰,可完全抑制由饮食或胃泌素所引起的胃酸分泌达 $6\sim7$ h。该药常于进餐时与食物同服。年龄大,伴有肾功能和其他疾病者易发生不良反应。常见的不良反应有:头痛、腹泻、嗜睡、疲劳、肌痛、便秘等。其他常用的药物还有:雷尼替丁、法莫替丁等。西咪替丁会影响华法林、茶碱或苯妥英的药物代谢,与抗酸剂合用时,间隔时间不小于 2 h。

4.丙谷胺及其他减少胃酸分泌药

丙谷胺的分子结构与胃泌素的末端相似,能抑制基础酸排量和最大酸排量,竞争性抑制胃泌素受体,并对胃黏膜有保护和促进愈合作用,其抑酸和缓解症状的作用较西咪替丁弱。该药常于饭前 15 min 服,无明显不良反应。仑西严,能选择性拮抗乙酰胆碱的促胃分泌效应而不拮抗其他效应,很少有不良反应,宜餐前 90 min 服用。甲氧氯普胺为胃运动促进剂,能增强胃窦蠕动加速胃排空,减少食糜等对胃窦部的刺激而使胃酸分泌减少,还可减少胆汁反流,减轻胆汁对胃黏膜的损害。一般用药后 $60\sim90$ min 可达作用高峰,故宜在餐前 30 min 服用,严重的不良反应为锥体外系反应。

5.细胞保护剂

临床常用的细胞保护剂有多种。甘珀酸能加强胃黏液分泌,强固胃黏膜屏障,促进胃黏膜再生。但具有醛固酮样效应,可引起高血压、水肿、水钠潴留、低血钾等不良反应,故高血压、心脏病、肾脏病和肝脏病患者慎用。服药的最佳时间为餐前 15～30 min 和睡前服。胶态次枸橼酸铋,在酸性胃液中与溃疡坏死组织螯合,形成保护性铋蛋白凝固物,使溃疡面与胃酸、胃蛋白酶隔离。宜在餐前 1 h 和睡前服。严重肾功能不全者忌用,少数人服药后便秘、转氨酶升高。硫糖铝可与胃蛋白酶直接络合或结合,使酶失去活性而发挥作用,宜餐前 30 min 及睡前服,偶见口干、便秘、恶心等不良反应。前列腺素 E_1 抑制胃酸分泌,保护黏膜屏障,主要用于非类固醇抗炎药合用者,最常见不良反应是腹泻和腹痛,孕妇忌用。

6.质子泵抑制剂

洛赛克(奥美拉唑)直接抑制质子泵,有强烈的抑酸能力,疗效明显起效快,不良反应少而轻,无严重不良反应。

(六)急性大量出血的护理

1.急诊处理

首先按医嘱插入鼻胃管,建立静脉通道,输液开始宜快,可选用等渗盐水、林格液、右旋糖酐或其他血浆代用品,一般不用高渗溶液。观察意识、血压、脉搏、体温、面色、鼻胃管引出胃液量和颜色、皮肤(干、湿、温度)、肠鸣、上腹压痛、出入量。

2.重症监护

急诊处理后,患者应予重症监护。除密切观察生命体征和出血情况外,应抽血查血红蛋白、血球压积(出血 4～6 h 后才开始变化)、血型和交叉反应、凝血酶原时间、部分凝血酶原时间或激活部分凝血酶原时间、血钠(开始代偿性升高,补液后降低)、血钾(大量呕吐后降低。多次输液后可增高)、尿素氮(急性出血后 24～48 h 内升高,一般丢失 1000 mL 血,尿素氮升高为正常值的2～5倍)、肌酐(肾灌注不足致肌酐升高)。向患者介绍为了确诊可能需做的钡餐、纤维胃镜、胃液分析等检查的过程,使患者受检时更好地合作。告知患者检查时体位、术前服镇静药可能会产生昏睡感,喉部喷局麻药会引起不适。及时了解胃镜检查结果,如无严重再出血应拔除鼻胃管以减少机械刺激。在恶心反射出现前,仍予禁食。

3.再出血

首先观察鼻胃管引出血量、颜色、患者生命体征。再次确定鼻胃管位置是否正确、引流瓶处于低位持续吸引、压力为 80 mmHg。如明确再次出血,安慰患者不必紧张,使患者相信医护人员是可以很好地处理再次出血。

4.胃管灌注

为使血管收缩,减少黏膜血流量,达到一过性止血效果,常经胃管灌注冰生理盐水或冷开水。灌注时抬高头位 30°～45°,关闭吸引管。灌注时应加快滴注速度,观察血压、体温、脉搏、寒战。发生寒战可多盖被,给患者解释不必紧张。注意寒战易诱发心律失常。灌注后注意有无输液过多的症状(呼吸困难)和体征(脉搏快,颈静脉怒张,肺部捻发音)。

(七)急性穿孔的护理

任何消化性溃疡均可发生穿孔,穿孔前常无明显诱因,有些可能由服肾上腺皮质激素、阿司匹林、饮酒和过度劳累诱发。上腹部难以忍受的剧痛及恶心呕吐,常是穿孔引起腹膜炎的症状。患者两腿卷曲,腹肌强直伴反跳痛,甚至出现面色苍白、出冷汗、脉搏细速、血压下降、休克。一般在穿孔后 6 h 内及时治疗,疗效较佳,若不及时抢救可危及生命。一经确诊,患者就应绝对卧床休息,禁食并留置胃管抽吸胃内容物进行胃肠减压。补液、应用抗生素控制腹腔感染。密切观察生命体征,及时发现和纠正休克,迅速做好各种术前准备。

(八)幽门梗阻的护理

功能性或器质性幽门梗阻的早期处理基本相同,包括:①纠正体液和电解质紊乱,严格正确记录每日出入量,抽血测定血清钾、钠、氯及血气分析,了解电解质及酸碱失衡情况,及时补充液体和电解质。②胃肠减压:幽门梗阻者每日清晨和睡前用 3% 盐水或苏打水洗胃,保留 1 h 后排出。必要时行胃肠减压,连续 72 h 吸引胃内容物,可解除胃扩张和恢复胃张力,抽出胃液也可减轻溃疡周围的炎症和水肿。若对梗阻的性质不明,应作上消化道内镜或钡餐检查,同时也可估计治疗效果。病情好转给流质饮食,每晚餐后 4 h 洗胃 1 次,测胃内潴留量,准确记录颜色、气味、性质。临床操作过程中常遇胃管不畅的情况,通常原因是胃管扭曲在口腔或咽部;胃管置入深度不够;胃管置入过深至幽门部或十二指肠内;胃管侧孔紧贴胃壁;食物残渣或凝血块阻塞。有报道胃肠减压过程中发生少见的并发症,如下胃管困难致环杓关节脱位,减压器故障大量气体入胃致腹膜炎,蛔虫堵塞致无效减压,胃管结扎致拔管困难等。③能进流质时,同时服用抗酸剂、西咪替丁等药物治疗。禁用抗胆碱能药物。

对并发症观察经处理后病情是否好转,若未见改善,做好手术准备,考虑外科手术。

第四节　急性胰腺炎的护理

急性胰腺炎是常见的急腹症之一,为胰酶对胰脏本身自身消化所引起的化学性炎症。胰腺病变轻重不等,轻者以水肿为主,临床经过属自限性,一次发作数日后即可完全恢复,少数呈复发性急性胰腺炎;重者胰腺出血坏死,易并发休克、胰假性囊肿和脓肿等,死亡率高达25%～40%。

关于急性胰腺炎的发生率,目前尚无精确统计。国内报告急性胰腺炎患者约占住院患者的0.32%～2.04%。本病患者一般女多于男,患者的平均年龄 50～60 岁。职业以工人多见。

一、病因及发病机制

胰腺是一个有内、外分泌功能的实质性器官,胰腺的腺泡分泌胰液(外分泌),对食物的消化起重要作用;而散在地分布在胰腺内的胰岛,其功能细胞主要分泌胰岛素和胰高糖素(内分泌)。正常情况下,当胰液中无活力的胰蛋白酶原等进入十二指肠时,在碱性环境中被胆汁和十二指肠液中的肠激酶激活,成为具有消化能力的胰蛋白酶。在胆总管、胰管、壶腹部炎症、梗阻等病理情况下,多种胰酶在胰腺内被激活,并大量溢出管壁及腺泡壁外,导致胰腺自身消化,引起水肿、出血、坏死等,而产生急性胰腺炎。

引起急性胰腺炎的病因甚多。常见病因为胆道疾病、酗酒。急性胰腺炎的各种致病相关因素(表 1-2)。

表 1-2　急性胰腺炎致病相关因素

梗阻因素	①胆管结石;②乏特壶腹或胰腺肿瘤;③寄生虫或肿瘤使乳头阻塞;④胰腺分离现象并伴副胰管梗阻;⑤胆总管囊肿;⑥壶腹周围的十二指肠憩室;⑦奥狄氏括约肌压力增高;⑧十二指肠袢梗阻
毒素	①乙醇;②甲醇;③蝎毒;④有机磷杀虫剂
药物	①肯定有关(有重要试验报告)硫唑嘌呤/6-巯基嘌呤、丙戊酸、雌激素、四环素、甲硝唑、呋喃妥因、呋塞米、磺胺、甲基多巴、阿糖胞苷;②不一定有关(无重要试验报告)噻嗪利尿剂、依他尼酸、降糖灵(苯乙双胍)、普鲁卡因胺、氯噻酮、L-门冬酰胺酶、对乙酰氨基酚
代谢因素	①高甘油三酯血症;②高钙血症
外伤因素	①创伤——腹部钝性伤;②医源性——手术后、内镜下括约肌切开术、奥狄括约肌测压术
先天性因素	
感染因素	①寄生虫——蛔虫、华支睾吸虫;②病毒——流行性腮腺炎、甲型肝炎、乙型肝炎、柯萨奇 B 病毒、EB 病毒;③细菌——支原体、空肠弯曲菌
血管因素	①局部缺血——低灌性(如心脏手术);②动脉粥样硬化性栓子;③血管炎——系统性红斑狼疮、结节性多发性动脉炎、恶性高血压
其他因素	①穿透性消化性溃疡;②十二指肠克罗恩病;③妊娠有关因素;④儿科有关因素 Reye 综合征、囊性纤维化特发性

(一)梗阻因素

胆石症常是老年人急性胰腺炎首次发作的原因,老年女性特别常见。一般认为是在胆石一过性阻塞胰管开口处或紧邻此开口处的胆总管时发生。如在胆石性胰腺炎发作后立即仔细收集和检查粪便,常常可以找到胆结石。胆石症引起胰腺炎的机制尚不清楚。可能是乏特氏壶腹被胆石阻塞,引起胆汁反流入胰管,损伤胰腺实质。也有认为是胰管一过性梗阻而无胆汁反流。

有人认为副乳头的先天畸形和狭窄必然引起胰腺炎。奥狄氏括约肌压力增高是急性胰腺炎反复发作的原因之一,据此内镜下括约肌切开术治疗已获得良好效果。胰小管或壶腹周围的小肿瘤也能引起胰腺炎。

(二)毒素和药物因素

乙醇、甲醇、蝎毒和有机磷杀虫剂等均可引起急性胰腺炎。

药物诱发的胰腺炎通常与对药物的超敏有关而与剂量无关。其特点是在接触药物的第一个月内发生,通常病情轻且有自限性。与成人胰腺炎发病有关的药物最常见的是硫唑嘌呤及其类似物 6-巯基嘌呤。应用这类药物的个体中有 3‰～5‰的发生胰腺炎,引起儿童胰腺炎最常见的药物是丙戊酸。

(三)代谢因素

甘油三酯水平超过 11.3 mmol/L 时,易发中至重度的急性胰腺炎。如其水平降至5.65 mmol/L以下,反复发作次数可明显减少。各种原因引起的高钙血症亦易发生急性胰腺炎。

（四）外伤因素

胰腺的创伤或手术都可引起胰腺炎。内窥镜逆行胰胆管造影所致创伤也可引起胰腺炎，发生率为 1%～5%。

（五）先天性因素

胰腺炎的易感性呈常染色体显性遗。临床特点是儿童或青年期起病，逐渐演变成慢性胰腺炎和肺功能不全。胰腺结石可显著。少数家族还合并有氨基酸尿症。

（六）感染因素

血管功能不全（低容量灌注，动脉粥样硬化）和血管炎可能因减少胰腺血流而引起或加重胰腺炎。

二、临床表现

急性胰腺炎的临床表现和病程，取决于其病因、病理类型和治疗是否及时。水肿型胰腺炎一般3～5 d内症状即可消失，但常有反复发作。如症状持续 14 周以上，应警惕已演变为出血坏死性胰腺炎。出血坏死性胰腺炎亦可在一开始时即发生，呈暴发性经过。

（一）腹痛

为本病最主要表现，约见于 95% 急性胰腺炎病例，多数突然发作，常在饱餐和饮酒后发生。轻重不一，轻者上腹钝痛，患者常能忍受，重者呈腹绞痛、钻痛或刀割痛。疼痛常呈持续性伴阵发性加剧。疼痛的部位可因病变的部位不同而异，通常在上中腹部。如炎症以胰头部为主，疼痛常在右上腹及中上腹部；如炎症以胰体、尾部为主，常为中上腹及左上腹疼痛，并向腰背放射。疼痛在弯腰或起坐前倾时可减轻。病情轻者腹痛3～5 d缓解；出血坏死性的病情发展较快，腹痛延续较长。由于渗出液扩散至腹腔，腹痛可弥漫至全腹。极少数患者尤其年老体弱者可无腹痛或极轻微痛。

腹肌常紧张，并可有反跳痛。但不像消化道穿孔时表现的肌强硬，如检查者将手紧贴于患者腹部，仍可能按压下去。有时按压腹部反可使腹痛减轻。腹痛发生的原因是胰管扩张；胰腺炎症、水肿；渗出物、出血或胰酶消化产物进入后腹膜腔，刺激腹腔神经丛；化学性腹膜炎；胆管和十二指肠痉挛及梗阻。

（二）恶心、呕吐

84% 的患者有频繁恶心和呕吐，常在进食后发生。呕吐物多为胃内容物，重者含胆汁甚至血样物。呕吐是机体对腹痛或胰腺炎症刺激的一种防御性反射。呕吐后，进入十二指肠的胃酸减少，从而减少胰泌素及缩胆素的释放，减少了胰液胰酶的分泌。

（三）发热

大多数患者有中度以上发热，少数可超过 39.0 ℃，一般持续 3～5 d。发热系胰腺炎症或坏死产物进入血循环，作用于中枢神经系统体温调节中枢所致。多数发热患者中找不到感染的证据，但如果高热不退强烈提示合并感染或并发胰腺脓肿。

（四）黄疸

黄疸可于发病后 1～2 d 出现，常为暂时性阻塞性黄疸。黄疸的发生主要由于肿大的胰头部压迫了胆总管所致。合并存在的胆道病变如胆石症和胆道炎症亦是黄疸的常见原因。少数患者后期可因并发肝损害而引起肝细胞性黄疸。

（五）低血压及休克

出血坏死性胰腺炎常发生低血压和休克。患者烦躁不安，皮肤苍白、湿冷、呈花斑状，脉细弱，血压下降，少数可在发病后短期内猝死。发生休克的机制主要有：

（1）胰舒血管素原释放，被胰蛋白酶激活后致血浆中缓激肽生成增多。缓激肽可引起血管扩张，毛细血管通透性增加，使血压下降。

（2）血液和血浆渗出到腹腔或后腹膜腔，引起血容量不足，这种体液丧失量可达血容量的30％。

（3）腹膜炎时大量体液流入腹腔或积聚于麻痹的肠腔内。

（4）呕吐丢失体液和电解质。

（5）坏死的胰腺释放心肌抑制因子使心肌收缩不良。

（6）少数患者并发肺栓塞、胃肠道出血。

（六）肠麻痹

肠麻痹是重型或出血坏死性胰腺炎的主要表现。初期，邻近胰腺的上腹部可见扩张的充气肠袢，后期则整个肠道均发生肠麻痹性梗阻。临床上以高度腹胀、肠鸣音消失为主要表现。肠麻痹可能是肠管对腹膜炎的一种反应。另外，炎症的直接作用，血管和循环的异常、低钠和低钾血症，肠壁神经丛的损害也是肠麻痹发生的重要促发因素。

（七）腹水

胰腺炎时常有少量腹水，由胰腺和腹膜在炎症过程中液体渗出或漏出所致。淋巴管受阻塞或不畅可能也起作用。偶尔出现大量的顽固性腹水，多由于假性囊肿中液体外漏引起。胰性腹水中淀粉酶含量甚高，以此可以与其他原因的腹水区别。

（八）胸膜炎

常见于严重病例，系腹腔内炎性渗出透过横膈微孔进入胸腔所引起的炎性反应。

（九）电解质紊乱

胰腺炎时，机体处于代谢紊乱状态，可以发生电解质平衡失调，血清钠、镁、钾常降低。特别是血钙降低，约见于25％的病例，常低于2.25 mmol/L（9 mg/dL），如低于1.75 mmol/L（7 mg/dL）提示预后不良。血钙下降的原因是大量钙沉积于脂肪坏死区，同时胰高糖素分泌增加刺激，降钙素分泌，抑制了肾小管对钙的重吸收。

（十）皮下淤血斑

出血坏死性胰腺炎，因血性渗出物透过腹膜后渗入皮下，可在肋腹部形成蓝绿-棕色血斑，称为Grey-Turner征；如在脐周围出现蓝色斑，称为Cullen征。此两种征象无早期诊断价值，但有确诊意义。

三、并发症

急性水肿性胰腺炎很少有并发症发生，而急性出血坏死性则常出现多种并发症。

（一）局部并发症

1.胰脓肿形成

出血坏死性胰腺炎起病2～3周以后，如继发细菌感染，于胰腺内及其周围可有脓肿形成。检查局部有包块，全身感染中毒症状。

2.胰假性囊肿

系由胰液和坏死组织在胰腺本身或其周围被包裹而成。常发生于出血坏死性胰腺炎起病后3～4周,多位于胰体尾部。囊肿可累及邻近组织,引起相应的压迫症状,如黄疸、门脉高压、肠梗阻、肾盂积水等。囊肿穿破可造成胰源性腹水。

3.胰性腹膜炎

含有活性胰酶的渗出物进入腹腔,可引起化学性腹膜炎。腹腔内出现渗出性腹水。如继发感染,则可引起细菌性腹膜炎。

4.其他

胰局部炎症和纤维素性渗出可累及周围脏器,引起脾周围炎、脾梗阻、脾粘连、结肠粘连(常见为脾曲综合征)、小肠坏死出血及肾周围炎。

(二)全身并发症

1.败血症

常见于胰腺炎并发胰腺脓肿时,死亡率甚高。病原体大多数为革兰阴性杆菌,如大肠杆菌、产碱杆菌、产气杆菌、铜绿假单胞菌等。患者表现为持续高热,白细胞升高,以及明显的全身毒性症状。

2.呼吸功能不全

因腹胀、腹痛,患者的膈运动受限,加之磷脂酶 A 和在该酶作用下生成的溶血卵磷脂对肺泡的损害,可发生肺炎、肺淤血、肺水肿、肺不张和肺梗死,患者出现呼吸困难,血氧饱和度降低,严重者发生急性呼吸窘迫综合征。

3.心律失常和心功能不全

因有效血容量减少和心肌抑制因子的释放,导致心肌缺血和损害,临床上表现为心律失常和急性心衰。

4.急性肾衰

出血坏死性胰腺炎晚期,可因休克、严重感染、电解质紊乱和播散性血管内凝血而发生急性肾衰。

5.胰性脑病

出血坏死性胰腺炎时,大量活性蛋白水解酶、磷脂酶 A 进入脑内,损伤脑组织和血管,引起中枢神经系统损害综合征,称为胰性脑病。偶可引起脱髓鞘病变。患者可出现谵妄、意识模糊、昏迷、烦躁不安、抑郁、恐惧、妄想、幻觉、语言障碍、共济失调、震颤、反射亢进或消失及偏瘫等。脑电图可见异常。某些患者昏迷系并发糖尿病所致。

6.消化道出血

可为上消化道或下消化道出血。上消化道出血主要为胃黏膜炎性糜烂或应激性溃疡,或因脾静脉阻塞引起食道静脉破裂。下消化道出血则由于结肠本身或结肠血管受累所致。近年来发现胰腺炎时可发生胃肠型微动脉瘤,瘤破裂后可引起大出血。

7.糖尿病

5%～35%的患者在病程中出现糖尿病,常见于暴发性坏死型胰腺炎患者,系由 B 细胞遭到破坏,胰岛素分泌下降;A 细胞受刺激,胰高糖素分泌增加所致。严重病例可发生糖尿病酮症酸中毒和糖尿病昏迷。

8.慢性胰腺炎

重症胰腺炎病例可因胰腺泡大量破坏而并发胰外分泌功能不全,演变成慢性胰腺炎。

9.猝死

见于极少数病例,由胰腺-心脏性反应所致。

四、检查

实验室检查对胰腺炎的诊断具有决定性意义,一般对水肿型胰腺炎,检测血清淀粉酶和尿淀粉酶已足够,对出血坏死性胰腺炎,则需检查更多项目。

(一)淀粉酶测定

血清淀粉酶常于起病后 2～6 h 开始上升,12～24 h 达高峰。一般大于 500 U。轻者24～72 h 即可恢复正常,最迟不超过 3～5 d。如血清淀粉酶持续增高达 1 周以上,常提示有胰管阻塞或假性囊肿等并发症。病情严重度与淀粉酶升高程度之间并不一致,出血坏死性胰腺炎,因胰腺泡广泛破坏,血清淀粉酶值可正常甚至低于正常。若无肾功能不良,则尿淀粉酶常明显增高,一般在血清淀粉酶增高后 2 h 开始增高,维持时间较长,在血清淀粉酶恢复正常后仍可增高。尿淀粉酶下降缓慢,为时可达 1～2 周,故适用于起病后较晚入院的患者。

胰淀粉酶分子量约 55000 D,易通过肾小球。急性胰腺炎时胰腺释放胰舒血管素,体内产生大量激肽类物质,引起肾小球通透性增加,肾脏对胰淀粉酶清除率增加,而对肌酐清除率无改变。故淀粉酶,肌酐清除率比率(cam/ccr)测定可提高急性胰腺炎的诊断特异性。正常人cam/ccr 为 1.5%～5.5%。平均为(3.1±1.1)%,急性胰腺炎为(9.8±1.1)%,胆总管结石时为(3.2±0.3)%。cam/ccr>5.5% 即可诊断急性胰腺炎。

(二)血清胰蛋白酶测定

应用放射免疫法测定,正常人及非胰病患者平均为 400 ng/mL。急性胰腺炎时增高 10～40 倍。因胰蛋白酶仅来自胰腺,故具特异性。

(三)血清脂肪酶测定

血清脂肪酶正常范围为 0.2～1.5 U。急性胰腺炎时脂肪酶血中活性升高,常人于 1.7 U。该酶在病程中升高较晚,且持续时间较长,达 7～10 d。在淀粉酶恢复正常时,脂肪酶仍升高,故对起病后就诊较晚的急性胰腺炎病例有诊断价值。特别有助于与腮腺炎加以鉴别,后者无脂肪酶升高。

(四)血清正铁清蛋白(MHA)测定

腹腔内出血后,红细胞破坏释放的血红蛋白经脂肪酸和弹性蛋门酶作用,转变为正铁血红蛋白。正铁血红蛋白与清蛋白结合形成 MHA。出血坏死性胰腺炎起病 12 h 后血中 MHA 即出现,而水肿型胰腺炎呈阴性,故可做该两型胰腺炎的鉴别。

(五)血清电解质测定

急性胰腺炎时血钙通常不低于 2.12 mmol/L。血钙<1.75 mmol/L。仅见于重症胰腺炎患者。低钙血症可持续至临床恢复后 4 周。如胰腺炎由高钙血症引起,则出现血钙升高。对任何胰腺炎发作期血钙正常的患者,在恢复期均应检查有无高钙血症存在。

（六）其他

测定 α_2 巨球蛋白、α_1 抗胰蛋白酶、磷脂酶 A_2、C-反应蛋白、胰蛋白酶原激活肽及粒细胞弹性蛋白酶等均有助于鉴别轻、重型急性胰腺炎，并能帮助病情判断。

五、护理

（一）休息

发作期绝对卧床休息，或取屈膝侧卧位等舒适体位，避免衣服过紧、剧痛而辗转不安者要防止坠床，保证睡眠，保持安静。

（二）输液

急性出血坏死性胰腺炎的抗休克和纠正酸碱平衡紊乱自入院贯穿于整个病程中，护理上需经常、准确记录 24 h 出入量，依据病情灵活调节补液速度，保证液体在规定的时间内输完，每日尿量应＞500 mL。必要时建立 2 条静脉通道。

（三）饮食

饮食治疗是综合治疗中的重要环节。近来临床中发现，少数胰腺炎患者往往在有效的治疗后，因饮食不当而加重病情，甚至危及生命。采用分期饮食新法则取得较满意效果。胰腺炎的分期饮食分为禁食、胰腺炎Ⅰ号、胰腺炎Ⅱ号、胰腺炎Ⅲ号、低脂饮食五个时期。

1.禁食

绝对禁食可使胰腺安静休息，胰腺分泌减少至最低限度。患者需限制饮水，口渴者可含漱或湿润口唇。此期患者需静脉补充足够液体及电解质。禁食适用于胰腺炎的急性期，一般患者2～3 d，重症患者5～7 d。

2.胰腺炎Ⅰ号饮食

该饮食内不含脂肪和蛋白质。主要食物有米汤、果子水、藕粉，每日 6 餐，每次约 100 mL，每日热量约为 1.4 kJ，用于病情好转初期的试餐阶段。此期仍需给患者补充足够液体及电解质。Ⅰ号饮食适用于急性胰腺炎患者的康复初期，一般在病后 5～7 d。

3.胰腺炎Ⅱ号饮食

该饮食内含少量蛋白质，但不含脂肪。主要食物有小豆汤、果子水、藕粉、龙须面和少量鸡蛋清，每日 6 餐，每次约 200 mL，每日热量约为 1.84 kJ。此期可给患者补充少量液体及电解质。Ⅱ号饮食适用于急性胰腺炎患者的康复中期（病后 8～10 d）及慢性胰腺炎患者。

4.胰腺炎Ⅲ号饮食

该饮食内含有蛋白质和极少量脂类。主要食物有米粥、小豆汤、龙须面、菜末、鸡蛋清和豆油（5～10 g/d），每日 5 餐，每次约 400 mL，总热量约为 4.5 kJ。Ⅲ号饮食适用于急、慢性胰腺炎患者康复后期，一般在病后 15 d 左右。

5.低脂饮食

该饮食内含有蛋白质和少量脂肪（约 30 g），每日 4～5 餐，用于基本痊愈患者。

（四）营养

急性胰腺炎时，机体处于高分解代谢状态，代谢率可高于正常水平的 20%～25%，同时由于感染使大量血浆渗出。因此如无合理的营养支持，必将使患者的营养状况进一步恶化，降低机体抵抗力、延缓康复。

1.全胃肠外营养(TPN)支持的护理

急性胰腺炎特别是急性出血坏死性胰腺炎患者的营养任务主要由 TPN 来承担。TPN 具有使消化道休息、减少胰腺分泌、减轻疼痛、补充体内营养不良、刺激免疫机制、促进胰外漏自发愈合等优点。近来更有代谢调理学说认为通过营养支持供给机体所需的能源和氮源,同时使用药物或生物制剂调理体内代谢反应,可降低分解代谢,共同达到减少机体蛋白质的分解,保存器官结构和功能的目的。应用 TPN 时需严密监护,最初数日每 6 h 检查血糖、尿糖,每 1～2 d 检测血钾、钠、氯、钙、磷;定期检测肝、肾功能;准确记录 24 h 出入量;经常巡视,保持输液速度恒定,不突然更换无糖溶液;每日或隔日检查导管、消毒插管处皮肤,更换无菌敷料,防止发生感染。一旦发生感染要立即拔管,尖端部分常规送细菌培养。TPN 支持一般经过 2 周左右的时间,逐渐过渡到肠道营养(EN)支持。

2.EN 支持的护理

EN 即从空肠造口管中滴入要素饮食,混合奶、鱼汤、菜汤、果汁等多种营养。EN 护理上要求:

(1)应用不能过早,一定待胃肠功能恢复、肛门排气后使用。

(2)EN 开始前 3 d,每 6 h 监测尿糖 1 次,每日监测血糖、电解质、酸碱度、血红蛋白、肝功能,病情稳定后改为每周 2 次。

(3)营养液浓度从 5% 开始渐增加到 25%,多以 20% 以下的浓度为宜。现配现用,4 ℃下保存。

(4)营养液滴速由慢到快,从 40 mL/h(15～20 滴/min)逐渐增加到 100～120 mL/h。由于小肠有规律性蠕动,当蠕动波近造瘘管时可使局部压力增高,甚至发生滴入液体逆流,因此在滴入过程中要随时调节滴速。

(5)滴入空肠的溶液温度要恒定在 40 ℃左右,因肠管对温度非常敏感,故需将滴入管用温水槽或热水袋加温,如果应用不当很容易发生腹胀、恶心、呕吐、腹痛、腹泻等症状。

(6)灌注时取半卧位,滴注时床头升高 45°,注意电解质补充,不足的部分可用温盐水代替。

3.口服饮食的护理

经过 3～4 周的 EN 支持,此时患者进入恢复阶段,食欲增加,护理上要指导患者订好食谱,少吃多餐,食物要多样化,告诫患者切不可暴饮暴食增加胰腺负担,防止再次诱发急性胰腺炎。

(五)胃肠减压

抽吸胃内容和胃内气体可减少胰腺分泌,防止呕吐。虽本疗法对轻—中度急性胰腺炎无明显疗效,但对并发麻痹性肠梗阻的严重病例,胃肠减压是不可缺少的治疗措施。减压同时可向胃管内间歇注入氢氧化铝凝胶等碱性药物中和胃酸,间接抑制胰腺分泌。腹痛基本缓解后即可停止胃肠减压。

(六)药物治疗的护理

1.镇痛解痉

予阿托品、654-2、普鲁苯辛、可待因、水杨酸、异丙嗪、哌替啶等及时对症处理减轻患者痛苦。据报道静脉滴注硫酸镁有一定镇痛效果。禁单用吗啡止痛,因其可引起奥狄括约肌痉挛加重疼痛。抗胆碱能药亦不宜长期使用。

2.预防感染

轻症急性水肿型胰腺炎通常无须使用抗生素。出血坏死性易并发感染,应使用足量有效抗生素。处理时应按医嘱正确使用抗生素,合理安排输注顺序,保证体内有效浓度,保持患者体表清洁,尤其应注意口腔及会阴部清洁,出汗多时应尽快擦干并及时更换衣、裤等。

3.抑制胰腺分泌

抗胆碱能药物、制酸剂、H_2受体拮抗剂、胰岛素与胰高糖素联合应用、生长抑素、降钙素、缩胆囊素受体拮抗剂(丙谷胺)等均有抑制胰腺分泌作用。使用时注意抗胆碱能药不能用于有肠麻痹者及老年人,H_2受体拮抗剂可有皮肤过敏。

4.抗胰酶药物

早期应用抗胰酶药物可防止向重型转化和缩短病程。常用药有 FOY、胞磷胆碱、6-氨基己酸等。使用前二者时应控制速度,药液不可溢出血管外,注意测血压,观察有无皮疹发生。对有精神障碍者慎用胞磷胆碱。

5.胰酶替代治疗

慢性肺功能不全者需长期用胰浸膏。每餐前服用效佳。注意观察少数患者可出现过敏和叶酸水平下降。

(七)心理护理

对急性发作患者应予以充分的安慰,帮助患者减轻或去除疼痛加重的因素。由于疼痛持续时间长,患者常有不安和郁闷而主诉增多,护理时应以耐心的态度对待患者的痛苦和不安情绪,耐心听取其诉说,尽量理解其心理状态。采用松弛疗法,皮肤刺激疗法等方法减轻疼痛。对禁食等各项治疗处理方法及重要意义向患者充分解释,关心、支持和照顾患者,使其情绪稳定、配合治疗,促进病情好转。

第二章 内分泌科护理

第一节 糖尿病的护理

糖尿病是一常见的代谢内分泌疾病,可分为原发性和继发性两类。原发者简称糖尿病,其基本病理生理改变为胰岛素分泌绝对或相对不足,从而引起糖、脂肪和蛋白质代谢紊乱。临床以血糖升高、糖耐量降低和尿糖以及多尿、多饮、多食和消瘦为特点。长期血糖控制不良可并发血管、神经、眼和肾脏等慢性并发症,急性并发症中以酮症酸中毒和高渗非酮性昏迷最多见和最严重。国内糖尿病的患病率为2%～3.6%。继发性糖尿病又称症状性糖尿病,大多继发于拮抗胰岛素的内分泌疾病。

一、病因
本病病因至今未明,目前认为与下列因素有关。

(一)遗传因素
遗传因素在糖尿病发病中的重要作用较为肯定,但遗传方式不清。糖尿病患者,尤其成年发病的糖尿病患者有明显的遗传因素已在家系调查中得到证实。同卵孪生子,一个发现糖尿病,另一个发病的机会就很大。

(二)病毒感染
尤以柯萨奇病毒 B、巨细胞病毒、心肌炎、脑膜炎病毒感染后,导致胰岛 β 细胞破坏致糖尿病。幼年型发病的糖尿病患者与病毒感染致胰岛功能减退关系更为密切。

(三)自身免疫紊乱
糖尿病患者常发现同时并发其他自身免疫性疾病,如甲亢、慢性淋巴细胞性甲状腺炎等。此外,在部分糖尿病患者血清中可发现抗胰岛细胞的抗体。

(四)胰高糖素过多
胰岛细胞分泌胰岛糖素,其分泌受胰岛素和生长激素抑制因子的抑制。糖尿病患者常发现胰高糖素水平增高,故认为糖尿病除有胰岛素相对或绝对不足外,还有胰高糖素的分泌增多。

(五)其他因素
现公认的现代生活方式、摄入的热卡过高而体力活动减少导致肥胖、紧张的生活工作节奏、社会、精神等应激增加等都与糖尿病的发病有密切的关系。

二、糖尿病的分类

(一)1型糖尿病
1型糖尿病其特征为起病较急,三多一少症状典型,有酮症倾向,体内胰岛素绝对缺乏,故必须用胰岛素治疗,多为幼年发病。多伴特异性免疫或自身免疫反应,血中抗胰岛细胞抗体阳性。

(二)2型糖尿病

2型糖尿病多为成年起病,症状不典型,病情进展缓慢。对口服降糖药反应好,但后期可因胰岛β细胞功能衰竭而需胰岛素治疗。本型中有部分糖尿病患者幼年起病、肥胖、有明显遗传倾向,无须胰岛素治疗,称为幼年起病的成年型糖尿病(MODY)。2型糖尿病中体重超过理想体重的20%为肥胖型,其余为非肥胖型。

(三)与营养失调有关的糖尿病(MROM,3型)

近年来在热带、亚热带地区发现一些糖尿病患者表现为营养不良、消瘦;需要但不完全依赖胰岛素,对胰岛素的需要量大,且不敏感,但不易发生酮症。发病年龄在10~35岁,有些病例常伴有胰腺炎,提示糖尿病为胰源性,已发现长期食用一种高碳水化合物、低蛋白的木薯与Ⅲ型糖尿病有关。该型中至少存在2种典型情况。

1.纤维结石性胰性糖尿病(FCPD)

小儿期有反复腹痛发作史,病理可见胰腺弥漫性纤维化及胰管的钙化。我国已有该型病例报道。

2.蛋白缺乏性胰性糖尿病(PDPD)

PDPD该型无反复腹痛既往史,有胰岛素抵抗性但无胰管内钙化或胰管扩张。

(四)其他类型(继发性糖尿病)

(1)因胰腺损伤、胰腺炎、肿瘤、外伤、手术等损伤了胰岛,引起糖尿病。

(2)内分泌疾病引起的糖尿病:如继发于库欣综合征、肢端肥大症、嗜铬细胞瘤、甲状腺功能亢进症等,升糖激素分泌过多。

(3)药物或化学物质损伤了胰岛β细胞引起糖尿病。

(4)胰岛素受体异常。

(5)某些遗传性综合征伴发的糖尿病。

(6)葡萄糖耐量异常:一般无自觉症状,多见于肥胖者。葡萄糖耐量显示血糖水平高于正常人,但低于糖尿病的诊断标准。有报道,对这部分人跟踪观察,其中50%的最终转化为糖尿病。部分经控制饮食减轻体重,可使糖耐量恢复正常。

(7)妊娠期糖尿病(GDM):指妊娠期发生的糖尿病或糖耐量异常。多数患者分娩后,糖耐量可恢复正常,约1/3的患者以后可转化为真性糖尿病。

三、临床表现

(一)代谢紊乱综合征

1.1型糖尿病

1型糖尿病以青少年多见,起病急,症状有口渴、多饮、多尿、多食、善饥、乏力,组织修复力和抵抗力降低,生长发育障碍等,易发生酮症酸中毒。

2.2型糖尿病

40岁以上,体型肥胖的患者多发。症状较轻,有些患者空腹血糖正常,仅进食后出现高血糖,尿糖阳性。部分患者饭后胰岛素分泌持续增加,3~5 h后甚至引起低血糖。在急性应激情况下,患者亦可能发生酮症酸中毒。

(二)糖尿病慢性病变

1.心血管病变

大、中动脉硬化主要侵犯主动脉、冠状动脉、大脑动脉、肾动脉和肢体外周动脉,引起冠心病(心肌梗死)、脑血栓形成、肾动脉硬化、肢体动脉硬化等。患病年龄较轻,病情进展也较快。冠心病和脑血管意外的患病率较非糖尿病者高 2～3 倍,是近代糖尿病的主要死因。肢体外周动脉硬化常以下肢动脉病变为主,表现为下肢疼痛、感觉异常和间歇性跛行等症状,严重者可导致肢端坏疽,糖尿病者肢端坏疽的发生率约为正常人的 70 倍,我国少见。心脏微血管病变及心肌代谢紊乱,可导致心肌广泛损害,称为糖尿病性心肌病。其主要表现为心律失常、心力衰竭、猝死。

2.糖尿病性肾病变

糖尿病史超过 10 年者合并肾脏病变较常见,主要表现在糖尿病性微血管病变,毛细血管间肾小球硬化症,肾动脉硬化和慢性肾盂肾炎。毛细血管间肾小球硬化症表现为蛋白尿、水肿、高血压,Ⅰ 型糖尿病患者约 40% 死于肾衰竭。

3.眼部病变

糖尿病患者眼部表现较多,血糖增高可使晶体和眼液(房水和玻璃体)中葡萄糖浓度也相应增高,临床表现为视觉模糊、调节功能减低、近视、玻璃体混浊和白内障。最常见的是糖尿病视网膜病变。糖尿病病史超过 10～15 年,半数以上患者出现这些并发症,并可有小静脉扩张、水肿、渗出、微血管病变,严重者可导致失明。

4.神经病变

神经病变最常见的是周围神经病变,病程在 10 年以上者 90% 以上的均出现。临床表现为对称性长袜形感觉异常,轻者为对称性麻木、触觉过敏、蚁行感。典型症状是针刺样或烧灼样疼痛,卧床休息时明显,活动时可稍减轻,以致患者不能安宁,触觉和痛觉在晚期减退是患者肢端易受创伤的原因。亦可有运动神经受累,肌张力低下、肌力减弱、肌萎缩等晚期运动神经损害的表现。自主神经损害表现为直立性低血压、瞳孔小而不规则、光反射消失、泌汗异常、心动过速、胃肠功能失调、胃张力降低、胃内容物滞留、便秘与腹泻交替、排尿异常、尿潴留、尿失禁、性功能减退、阳痿等。

5.皮肤及其他病变

皮肤感染极为常见,如疖、痈、毛囊炎。真菌感染多见于足部感染,阴道炎、肛门周围脓肿。

四、实验室检查

(1)空腹尿糖、餐后 2 h 尿糖阳性。

(2)空腹血糖＞7 mmol/L,餐后 2 h 血糖＞11.1 mmol/L。

(3)血糖、尿糖检查不能确定糖尿病诊断时,可作口服葡萄糖耐量试验,如糖耐量减低,又能排除非糖尿病所致的糖耐量降低的因素,则有助于糖尿病的诊断。

(4)血浆胰岛素水平:胰岛素依赖型者,空腹胰岛素水平低于正常值。

五、护理观察要点

(一)病情判断

糖尿病患者入院后首先要明确患者是属于哪一型的,是 1 型还是 2 型。病情的轻重、有无并发症,包括急性和慢性并发症。对于合并急性并发症如糖尿病酮症酸中毒,高渗非酮性昏迷等应迅速抢救,做好给氧、输液、定时检测血糖、血气分析、血电解质及尿糖、尿酮体等检查准备。

(二)胰岛素相对或绝对不足所致代谢紊乱症群观察

(1)葡萄糖利用障碍:由于肝糖原合成降低,分解加速,糖异生增加,临床出现明显高血糖和尿糖,口渴、多饮、多尿,善饥多食症状加剧。

(2)蛋白质分解代谢加速,导致负氮平衡,患者表现为体重下降、乏力,组织修复和抵抗力降低,儿童则出现发育障碍、延迟。

(3)脂肪动用增加,血游离脂肪酸浓度增高,酮体的生成超过组织排泄速度,可发展为酮症及酮症酸中毒。脂肪代谢紊乱可导致动脉粥样硬化,影响眼底动脉、脑动脉、冠状动脉、肾动脉及下肢动脉,发生相应的病变如心肌梗死、脑血栓形成、肾动脉硬化、肢端坏死等。

(三)其他糖尿病慢性病变观察

神经系统症状、视力障碍、皮肤变化,有无创伤、感染等。

(四)生化检验

尿糖、血糖、糖化血红蛋白、血脂、肝功能、肾功能、血电解质、血气分析等。

(五)糖尿病酮症酸中毒观察

1.诱因

常见的诱因是感染、胰岛素中断或减量过多、饮食不当、外伤、手术、分娩、情绪压力、过度疲劳等,对胰岛素的需要量增加。

2.症状

症状有烦渴、多尿、消瘦、软弱加重,逐渐出现恶心、呕吐、脱水,甚至少尿、肌肉疼痛、痉挛。亦可有不明原因的腹部疼痛,中枢神经系统有头痛、嗜睡,甚至昏迷。

3.体征

(1)有脱水征:皮肤干燥,缺乏弹性、眼球下陷。

(2)库司毛耳呼吸:呼吸深快和节律不整,呼气有酮味(烂苹果味)。

(3)循环衰竭表现:脉细速、四肢厥冷、血压下降甚至休克。

(4)各种反射迟钝、消失,嗜睡甚至昏迷。

4.实验室改变

血糖显著升高＞16.7 mmol/L,血酮增高,CO_2结合力降低、尿糖及尿酮体呈强阳性反应,血白细胞增高。酸中毒失代偿期血 pH 值＜7.35,动脉 HCO_3^- 低于 15 mmol/L,剩余碱负值增大,血 K^+、Na^+、Cl^- 降低。

(六)低血糖观察

1.常见原因

糖尿病患者过多使用胰岛素,口服降糖药物,进食减少,或活动量增加而未增加食物的摄入。

2.症状

头晕、眼花、饥饿感、软弱无力、颤抖、出冷汗、心悸、脉快、严重者出现精神、神经症状甚至昏迷。

3.体征

面色苍白、四肢湿冷、心率加快、初期血压上升后期下降,共济失调,定向障碍甚至昏迷。

4.实验室改变

血糖<2.78 mmol/L。

(七)高渗非酮性糖尿病昏迷的观察

1.诱因

最常见于老年糖尿病患者,常突然发作。感染、急性胃肠炎、胰腺炎、脑血管意外、严重肾脏疾患、血液透析治疗、手术及服用加重糖尿病的某些药物:如可的松、免疫抑制剂、噻嗪类利尿剂,在病程早期因误诊而输入葡萄糖液,口服大量糖水、牛奶,诱发或促使病情发展恶化,出现高渗非酮性糖尿病昏迷。

2.症状

多尿、多饮、发热、食欲减退、恶心、失水、嗜睡、幻觉、上肢震颤、最后陷入昏迷。

3.体征

失水及休克体征。

4.实验室改变

高血糖>33.0 mmol/L、高血浆渗透压>330 mmol/L,高钠血症>155 mmol/L和氮质血症,血酮、尿酮阴性或轻度增高。

六、检查护理

(一)血糖

关于血糖的监测目前国内大多地区一直用静脉抽取血浆(或离心取血清)测血糖,这对于病情轻,血糖控制满意者,只需数周观察一次血糖者仍是目前常用方法。但这种方法不可能自我监测。近年来袖珍式快速毛细血管血糖计的应用日渐趋普遍,用这种方法就可能由患者自己操作,进行监测。这种测定仪器体积较小,可随身携带,取手指血或耳垂血,只需一滴血,滴在血糖试纸条的有试剂部分,袖珍血糖计的种类很多,从操作来说大致可分2类:一类是要抹去血液的,另一类则不必抹去血液。约1 min即可得到血糖结果。血糖监测的频度应该根据病情而定。袖珍血糖计只要操作正确,即可反映血糖水平,但操作不符合要求,如对于要抹去血液的血糖计,如血液抹得不干净、血量不足、计时不准确等可造成误差。国外医院内设有专门的DM教员,由高级护师担任,指导患者正确的使用方法、如何校正血糖计、更换电池等。

1.空腹血糖

一般指过夜空腹8 h以上,于晨6—8时采血测得的血糖。反映了无糖负荷时体内的基础血糖水平。测定结果可受到前1 d晚餐进食量及成分、夜间睡眠情况、情绪变化等因素的影响。故于测试前晚应避免进食过量或含油脂过高的食物,在保证睡眠及情绪稳定时检测。一般从肘静脉取血,止血带压迫时间不宜过长,应在几秒内抽出血液,以免血糖数值不准确。采血后立即送检。正常人空腹血糖为3.8~6.1 mmol/L,如空腹血糖大于7 mmol/L,提示胰岛分泌能力减少3/4。

2.餐后 2 h 血糖

指进餐后 2 h 所采取的血糖。有标准餐或随意餐两种进餐方式。标准餐是指按统一规定的碳水化合物含量所进的饮食,如 100 g 或 75 g 葡萄糖或 100 g 馒头等;随意餐多指患者平时常规早餐,包括早餐前、后常规服用的药物,为平常治疗效果的 1 个观察指标。均反映了定量糖负荷后机体的耐受情况。正常人餐后 2 h 血糖应小于 7 mmol/L。

3.即刻血糖

根据病情观察需要所选择的时间采血测定血糖,反映了所要观察时的血糖水平。

4.口服葡萄糖耐量试验(OGTT)

观察空腹及葡萄糖负荷后各时点血糖的动态变化,了解机体对葡萄糖的利用和耐受情况,是诊断糖尿病和糖耐量低减的重要检查。①方法:空腹过夜 8 h 以上,于晨 6—8 时抽血测定空腹血糖,抽血后即饮用含 75 g 葡萄糖的溶液(75 g 葡萄糖溶于 250~300 mL,20~30 ℃的温开水中,3~5 min 内饮完),于饮葡萄糖水后 1 h、2 h 分别采血测定血糖。②判断标准:成人服 75 g 葡萄糖后 2 h 血糖≥11.1 mmol/L 可诊断为糖尿病。血糖在 7~11.1 mmol/L 为葡萄糖耐量低减(IGT)。

要熟知本试验方法,并注意以下影响因素:①饮食因素:试验前 3 d 要求饮食中含糖量每日不少于 150 g。②剧烈体力活动:在服糖前剧烈体力活动可使血糖升高,服糖后剧烈活动可致低血糖反应。③精神因素:情绪剧烈变化可使血糖升高。④药物因素影响:如避孕药、普萘洛尔等应在试验前 3 d 停药。此外,采血时间要准确,要及时观察患者的反应。

5.馒头餐试验

原理同 OGTT。本试验主要是对已明确诊断的糖尿病患者,须了解其对定量糖负荷后的耐受程度时选用。也可适用于不适应口服葡萄糖液的患者。准备 100 g 的馒头一个,其中含碳化合物的量约等于 75 g 葡萄糖;抽取空腹血后食用,10 min 内吃完,从吃第一口开始计算时间,分别是于食后 1 h、2 h 采血测定血糖。结果判断同 OGTT。

(二)尿糖

检查尿糖是诊断糖尿病最简单的方法,正常人每日仅有极少量葡萄糖从尿中排出(小于 100 mg/d),一般检测方法不能测出。如果每日尿中排糖量大于 150 mg,则可测出。但除葡萄糖外,果糖、乳糖或尿中一些还原性物质(如吗啡、水杨酸类、水合氯醛、氨基比林、尿酸等)都可发生尿糖阳性。尿糖含量的多少除反映血糖水平外,还受到肾糖阈的影响,故对尿糖结果的判定要综合分析。下面是临床常用的尿糖测定的方法。

1.定性测定

定性测定为较粗糙的尿糖测定方法,依尿糖含量的高低,分为 5 个等级(表 2-1)。因检测方便,易于为患者接受。常用班氏试剂检测法:试管内滴班氏试剂 20 滴加尿液 2 滴煮沸冷却,观察尿液的颜色以判断结果。近年来尿糖试纸亦广泛应用,为患者提供了方便。根据临床需要,常用以下几种测定形式。

表 2-1　尿糖定性结果

颜色	定性	定量(g/dL)
蓝色	0	0
绿色	+<	0.5
黄色	++	0.5~1
橘红	+++	1~2
砖红	++++	>2

2.随机尿糖测定

随机尿糖测定常作为粗筛检查。随机留取尿液测定尿糖,其结果反映测定前末次排尿后至测定时这一段时间所排尿中的含糖量。

3.次尿糖测定

次尿糖测定也称即刻尿糖测定。方法是准备测定前先将膀胱内原有尿液排尽,适量(200 mL)饮水,30 min后再留尿测定尿糖,此结果反映了测定当时尿中含糖量,常作为了解餐前血糖水平的间接指标。常用于新入院或首次使用胰岛素的患者、糖尿病酮症酸中毒患者抢救时,可根据三餐前及睡前四次尿糖定性结果,推测患者即时血糖水平,以利随时调整胰岛素的用量。

4.分段尿糖测定

将 1 d(24 h)按 3 餐进食,睡眠分为 4 个阶段,测定每个阶段尿中的排糖情况及尿量,间接了解机体在 3 餐进餐后及夜间空腹状态下的血糖变化情况,作为调整饮食及治疗药物用量的观察指标。方法为按四段时间分别收集各阶段时间内的全部尿液,测量各段尿量并记录,分别留取四段尿标本 10 mL 测定尿糖。第 1 段:早餐后至午餐前(上午 7~11 时);第 2 段:午餐后至晚餐前(上午 11 时—下午 5 时);第3 段:晚餐后至睡前(下午 5 时—晚上 10 时);第 4 段:入睡后至次日早餐前(晚上 10 时—次日上午 7 时)。

5.尿糖定量测定

尿糖定量测定指单位时间内排出尿糖的定量测定。通常计算 24 h 尿的排糖量。此项检查是对糖尿病患者病情及治疗效果观察的一个重要指标。方法如下:留取 24 h 全部尿液收集于一个储尿器内,测量总量并记录,留取 10 mL 送检,余尿弃之。或从已留取的四段尿标本中用滴管依各段尿量按比例(50 mL取 1 滴)吸取尿液,混匀送检即可。经葡萄糖氧化酶法测定每 100 mL 尿液中含糖量,结果乘以全天尿量(毫升数),再除以 100,即为检查日 24 h 排糖总量。

七、饮食治疗护理

饮食治疗是糖尿病治疗中最基本的措施。通过饮食控制,减轻胰岛 β 细胞负担,以求恢复或部分恢复胰岛的分泌功能,对于年老肥胖者饮食治疗常常是主要或单一的治疗方法。

(一)饮食细算法

1.计算出患者的理想体重

身高(cm)—105=体重(kg)。

2.饮食总热卡的估计

根据理想体重和工作性质,估计每日所需总热量。

儿童、孕妇、乳母、营养不良及消瘦者、伴有消耗性疾病者应酌情增加;肥胖者酌减,使患者体重逐渐下降到正常体重±5%左右。

3.食物中糖、蛋白质、脂肪的分配比例

蛋白质按成人每日每千克体重$(1\sim1.5)\times10^{-3}kg$ 计算,脂肪每天每千克体重$(0.6\sim1)\times10^{-3}kg$,从总热量中减去蛋白质和脂肪所供热量,余则为糖所提供的热量。总括来说:糖类约占饮食总热量的50%～60%,蛋白质约占 12%～15%,脂肪约占 30%。但近来有实验证明,在总热卡不变的情况下,增加糖供热卡的比例,即糖类占热卡的 60%～65%,对糖尿病的控制有利。此外,在糖类食物中,以高纤维碳水化合物更为有利。

4.热卡分布

三餐热量分布约 1/5、2/5、2/5 或 1/3、1/3、1/3,亦可按饮食习惯和病情予以调整,如可以分为四餐等。

(二)饮食粗算法

(1)肥胖患者,每天主食 200～300 g,副食中蛋白质 30～60 g,脂肪 25 g。

(2)体重在正常范围者:轻体力劳动每天主食 250～400 g,重体力劳动,每天主食 400～500 g。

(三)注意事项

(1)首先向患者阐明饮食治疗的目的和要求,使患者自觉遵守医嘱按规定进食。

(2)应严格定时进食,对于使用胰岛素治疗的患者,尤应注意。如因故不能进食,餐前应暂停注射胰岛素,注射胰岛素后,要定时进食。

(3)除三餐主食外,糖尿病患者不宜食用糖和糕点甜食。水果含糖量多,病情控制不好时应禁止食用;病情控制较好,可少量食用。医护人员应劝说患者亲友不送其他食物,并要检查每次进餐情况,核对数量是否符合要求,患者是否按量进食。

(4)患者需甜食时,一般食用糖精或木糖醇或其他代糖品。

(5)控制饮食的关键在于控制总热量。在治疗开始,患者会因饮食控制而出现易饥的感觉,此时可增加蔬菜,豆制品等副食。在蔬菜中碳水化合物含量少于 5%的有南瓜、青蒜、小白菜、油菜、菠菜、西红柿、冬瓜、黄瓜、芹菜、大白菜、茄子、卷心菜、茭白、韭菜、丝瓜、倭瓜等。豆制品含碳水化合物为 1%～3%的有豆浆、豆腐,含 4%～6%的有豆腐干等,均可食用。

(6)在总热量不变的原则下,凡增加一种食物应同时相应减去其他食物,以保证平衡。指导患者熟悉并灵活掌握食品热量交换表。

(7)定期测量体重,一般每周 1 次。定期监测血糖、尿糖变化,观察饮食控制效果。

(8)当患者腹泻或饮食锐减时,要警惕腹泻诱发的糖尿病急性并发症,同时也应注意有无电解质失衡,必要时给予输液以免过度脱水。

八、运动疗法护理

(一)运动的目的

运动能促进血液循环中的葡萄糖与游离脂肪酸的利用,降低血糖、甘油三酯,增加人体对胰岛素的敏感性,使胰岛素与受体的结合率增加。尤其对肥胖的糖尿病患者,运动既可减轻体重,降低血压,又能改善机体的异常代谢状况,改善血液循环与肌肉张力,增强体力,同时还能减轻患者的压力和紧张性。

(二)运动方式

最好做有氧运动,如散步、跑步、骑自行车、做广播操、游泳、爬山、打太极拳、打羽毛球、滑冰、划船等。其中步行安全简便,容易坚持,可作为首选的锻炼方式。如步行 30 min 约消耗能量0.4 J,如每日坚持步行 30 min,1 年内可减轻体重 4 kg。骑自行车每小时消耗 1.2 J,游泳每小时消耗 1.2 J,跳舞每小时消耗1.21 J,球类活动每小时消耗 1.6~2.0 J。

(三)运动时间的选择

Ⅱ型患者运动时肌肉利用葡萄糖增多、血糖明显下降,但不易出现低血糖。因此,Ⅱ型患者什么时候进行运动无严格限制。Ⅰ型患者在餐后 0.5~1.5 h 运动较为合适,可使血糖下降。

(四)注意事项

(1)在运动前,首先请医师评估糖尿病的控制情况,有无增殖性视网膜病变、肾病和心血管病变。有微血管病变的糖尿病患者,在运动时最大心率应限制在同年龄正常人最大心率的80%~85%,血压升高不要超过 26.6/13.8 kPa,晚期病变者,应限于快步走路或轻体力活动。

(2)采用适中的运动量,逐渐增加,循序渐进。

(3)不在胰岛素作用高峰时间运动,以免发生低血糖。

(4)运动肢体注射胰岛素,可使胰岛素吸收加快,应予注意。

(5)注意运动诱发的迟发性低血糖,可在运动停止后数小时发生。

(6)制订运动计划,持之以恒,不要随便中断,但要避免过度运动,反而使病情加重。

九、口服降糖药物治疗护理

口服降糖药主要有磺脲类和双胍类,是治疗大多数Ⅱ型的有效药物。

(一)磺脲类

磺脲类包括 D860、优降糖、达美康、美吡哒、格列波脲、糖适平等。

1.作用机制

主要是刺激胰岛 β 细胞释放胰岛素,还可以减少肝糖原输出,增加周围组织对糖的利用。

2.适应证与禁忌证

只适用于胰岛 β 细胞有分泌胰岛素功能者。①Ⅱ型的轻、中度患者。②单纯饮食治疗无效的Ⅱ型。③Ⅰ型和重度糖尿病、有酮症史或出现严重的并发症,以及肝、肾疾患和对磺脲类药物过敏者均不宜使用。

3.服药观察事项

(1)磺脲类药物,尤其是优降糖,用药剂量过大时,可发生低血糖反应,甚至低血糖昏迷,如果患者伴有肝、肾功能不全或同时服用一些可以延长磺脲类药物作用时间的药物,如普萘洛尔、苯妥英钠、水杨酸制剂等都可能促进低血糖反应出现。

(2)胃肠道反应,如恶心、厌食、腹泻等。出现这些不良反应时,服用制酸剂可以使症状减轻。

(3)出现较少的不良反应如变态反应,表现为皮肤红斑、荨麻疹。

(4)发生粒细胞减少,血小板减少、全血细胞减少和溶血性贫血。这些症状常出现在用药6～8周后,出现这些症状或不良反应时,应及时停药和予以相应处理。

(二)双胍类

常用药物有降糖片(二甲双胍)。降糖灵现已少用。

1.作用机制

双胍类降糖药可增加外周组织对葡萄糖的利用,减少糖原异生,使肝糖原输出下降,也可通过抑制肠道吸收葡萄糖、氨基酸、脂肪、胆固醇来发挥作用。

2.适应证

(1)主要用于治疗Ⅱ型中经饮食控制失败者。

(2)肥胖需减重但又难控制饮食者。

(3)Ⅰ型用胰岛素后血糖不稳定者可加服降糖片。

(4)已试用磺脲类药物或已加用运动治疗失效时。

3.禁忌证

(1)凡肝肾功能不好、低血容量等用此药物易引发乳酸性酸中毒。

(2)Ⅰ型糖尿病者不能单用此药。

(3)有严重糖尿病并发症。

4.服药观察事项

服用本药易发生胃肠道反应,因有效剂量与发生不良反应剂量很接近,常见胃肠症状有厌食、恶心、呕吐、腹胀、腹泻等;多发生在用药1～2 d内,易致体重下降,故消瘦者慎用。双胍类药物可抑制维生素 B_{12} 吸收,导致维生素 B_{12} 缺乏;可引起乳酸性酸中毒;长期服用可致嗜睡、头昏、倦怠、乏力。

十、胰岛素治疗护理

胰岛素能加速糖利用,抑制糖原异生以降低血糖,并改善脂肪和蛋白质代谢,目前使用的胰岛素制剂是从家畜(牛、猪)或鱼的胰腺制取,现已有人工基因重组合成的人胰岛素也常用,如诺和灵、优泌林等。因胰岛素是一种蛋白质,口服后易被消化酶破坏而失效,故需用注射法给药。

(一)适应证

①Ⅰ型患者;②重型消瘦型;③糖尿病急性并发症或有严重心、肾、眼并发症的糖尿病;④饮食控制或口服降糖药不能控制病情时;⑤外科大手术前后;⑥妊娠期、分娩期。

(二)制剂类型

可分为速(短)效、中效和长效三种。3种均可经皮下或肌内注射,而仅短效胰岛素可作静脉注射用。

(三)注意事项

(1)胰岛素的保存:长效及中效胰岛素在5℃可放置3年效价不变,而普通胰岛素(RI)在5℃放置3个月后效价稍减。一般而言,中效及长效胰岛素比 RI 稳定。胰岛素在使用时放在室温中1个月效价不会改变。胰岛素不能冰冻,温度太低可使胰岛素变性。在使用前应注意观察,如发现有异样或结成小粒的情况应弃之不用。

（2）注射胰岛素剂量需准确，用 1 mL 注射器抽吸。要注意剂量换算，有的胰岛素 1 mL 内含 40 U，也有含 80 U、100 U 的，必须分清，注意不要把 U 误认为 mL。

（3）使用时注意胰岛素的有效期，一般各种胰岛素出厂后有效期多为 1～2 年，过期胰岛素影响效价。

（4）用具和消毒：1 mL 玻璃注射器及针头用高压蒸气消毒最理想，在家庭中可采用 75％ 乙醇浸泡法，每周用水煮沸 15 min。现多采用一次性注射器、笔式胰岛素注射器等。

（5）混合胰岛素的抽吸：普通胰岛素（RI）和鱼精蛋白锌胰岛素（PZI）同时注射时要先抽 RI 后抽 PZI 并充分混匀，因为 RI 是酸性，其溶液不含酸碱缓冲液，而 PZI 则含缓冲液，若先抽 PZI 则可能使 RI 因 pH 值改变而变性，反之，如果把小量 RI 混至 PZI 中，因 PZI 有缓冲液，对 pH 的影响不大。另外 RI 与 PZI 混合后，在混合液中 RI 的含量减少，而 PZI 含量增加，这是因为 PZI 里面所含鱼精蛋白锌只有一部分和胰岛素结合，一部分没有结合，当 RI 与其混合后，没有结合的一部分能和加入的 RI 结合，使其变成 PZI。大约 1U 可结合 0.5U，也有人认为可以结合 1U。

（6）注射部位的选择与轮替：胰岛素采用皮下注射法，宜选择皮肤疏松部位，如上臂三角肌、臀大肌、股部、腹部等，若患者自己注射以股部和腹部最方便。注射部位要有计划地轮替进行（左肩→右肩→左股→右股→左臀→右臀→腹部→左肩），针眼之间应间隔 1.5～2 cm，1 周内不要在同一部位注射 2 次。以免形成局部硬结，影响药物的吸收及疗效。

（7）经常运动的部位会造成胰岛素吸收太快，应避免注射。吸收速度依注射部位而定，如普通胰岛素（RI）注射于三角肌后吸收速度快于大腿前侧，大腿、腹部注射又快于臀部。

（8）餐前 15～30 min 注射胰岛素，严格要求患者按时就餐，注射时间与进餐时间要密切配合好，防止低血糖反应的发生。

（9）各种原因引起的食欲减退、进食量少或因胃肠道疾病呕吐、腹泻，而未及时减少胰岛素用量，都可引起低血糖，因此注射前要注意患者的病情变化，询问进食情况，如有异常，及时报告医师做相应处理。

（10）如从动物胰岛素改换成人胰岛素，则应减少剂量，大约减少 1/4 剂量。

（四）不良反应观察

1.低血糖反应

低血糖反应是最常见不良反应，其反应有饥饿、头晕、软弱、心悸、出汗、脉速等，重者晕厥、昏迷、癫痫等，轻者进食饼干、糖水，重者静脉注射 50％ 葡萄糖 20～40 mL。

2.变态反应

极少数人有，如荨麻疹、血管神经性水肿、紫癜等。可用抗组织胺类药物，重者需调换胰岛素剂型，或采用脱敏疗法。

3.胰岛素性水肿

胰岛素性水肿多发生在糖尿病控制不良、糖代谢显著失调经胰岛素治疗迅速得到控制时出现。表现为下肢轻度水肿直至全身性水肿，可自然消退。处理方法主要给患者低盐饮食、限制水的摄入，必要时给予利尿剂。

4.局部反应

注射部位红肿、发痒、硬结、皮下脂肪萎缩等,多见于小儿与青年。预防可采用高纯度胰岛素制剂,注射部位轮替、胰岛素深部注射法。

十一、慢性并发症的护理

(一)感染的预防护理

糖尿病患者因三大代谢紊乱,机体抵抗力下降,易发生各种感染,因此,需采取以下护理措施。

(1)加强皮肤护理:因高血糖及 B 族维生素代谢紊乱,可致皮肤干燥、发痒;在酮症酸中毒时酮体自汗腺排出可刺激皮肤而致瘙痒。故须勤沐浴,以减轻刺痒,避免因皮肤抓伤而引起感染,皮肤干燥者可涂擦羊毛脂保护。

(2)女患者因尿糖刺激,外阴常瘙痒,必须每晚用温水清洗,尿后可用 4%硼酸液冲洗。

(3)对皮肤感觉障碍者,应避免任何刺激。避免用热水袋保暖,防止烫伤。

(4)每晚用温水泡脚,水温不宜过热,防止烫伤。穿宽松柔软鞋袜,修剪趾甲勿损伤皮肤,以免发生感染,形成糖尿病足。

(5)保持口腔卫生,坚持早晚刷牙,饭后漱口,酮症酸中毒患者口腔有烂苹果味,必须加强口腔护理。

(6)嘱患者预防呼吸系统感染,及时增减衣服,注意保暖,已有感染时,应及时治疗,预防并发肺炎。

(7)根据细菌感染的病变部位,进行针对性观察护理。如泌尿道感染时,要注意有无排尿困难、尿少、尿频、尿痛等症状,注意尿标本的收集,保持外阴部清洁;皮肤化脓感染时进行清洁换药。

(二)糖尿病肾脏病变护理

除积极控制高血糖外,主要是限制患者活动,给予低盐高蛋白饮食,对应用激素的患者,注意观察用药效果和不良反应。一旦出现肾衰,则需限制蛋白。由于肾衰竭,胰岛素灭活减弱,一些应用胰岛素治疗的患者,常因胰岛素未能及时调整而产生低血糖反应,甚至低血糖昏迷。

(三)神经病变的护理

(1)密切观察病情,及早控制高血糖,以减轻或预防神经病变。

(2)对于因周围神经损害而剧烈疼痛者除用止痛剂及大量维生素 B_1 外,要进行局部按摩和理疗,以改善血液循环。对于那些痛觉异常过敏,不能接触皮肤,甚至接触被服亦难忍受者,要注意室内保暖,用支撑架支撑被褥,以避免接触引起的剧痛,并注意安慰患者,解除其烦恼。教会患者每日检查足部,预防糖尿病足的发生。

(3)如出现五更泻或膀胱收缩无力等自主神经症状,要注意勤换内裤、被褥,做好肛周清洁护理,防止损伤肛周皮肤。

(4)对膀胱收缩无力者,鼓励患者定时自行解小便和按压下腹部尽量排出残余尿,并要训练患者白天每 2~3 h 排尿一次,以弥补排尿感缺乏造成的不足。尿潴留明显须导尿时应严格无菌技术操作,采用闭式引流,每日用 1:5000 呋喃西林液冲洗膀胱,病情允许时尽早拔尿管。

(5)颅神经损害者,依不同病变部位采取不同的措施,如面神经损害影响眼睛不能闭合时,应注意保护眼睛,定期涂眼膏、戴眼罩。第Ⅸ、Ⅹ对颅神经损害进食困难者,应鼻饲流质饮食、维持营养,并防止吸入性肺炎、口腔炎及化脓性腮腺炎的发生。

(四)糖尿病足的护理

1.原因

因糖尿病引起神经功能缺损及循环障碍,引起下肢及足部缺血、疼痛、麻木、感觉异常。40岁以上糖尿病患者或糖尿病病史10年以上者,糖尿病足的发病率明显增高。

2.糖尿病足的危险信号

(1)吸烟者,因为吸烟可使循环障碍加重。

(2)末梢神经感觉丧失及末梢动脉搏动减弱或消失者。

(3)足的畸形如高足弓爪形趾者。

(4)有足部溃疡或截肢史者。

3.护理措施

(1)每日查足部是否有水泡、裂口、擦伤以及其他异常改变。如发现有皮肤发红、肿胀或脓肿等感染征象时,应立即到医院治疗。

(2)每日晚上用温水(低于40℃)及软皂洗足,用柔软而吸水性强的毛巾,轻柔地将脚擦干。然后用羊毛脂或植物油涂抹并按摩足部皮肤,以保护皮肤的柔软性,防止干燥。

(3)如为汗脚者,可放少许滑石粉于趾间、鞋里及袜中。

(4)勿赤足行走,以免足部受伤。

(5)严禁用强烈的消毒药物如碘酒等,避免使用侵蚀性药物抹擦鸡眼和胼胝。

(6)为防止烫伤足,禁用热水袋、电热毯及其他热源温暖足部。可通过多穿袜子、穿护脚套等保暖。但不要有松紧带,以免妨碍血液循环。

(7)足部变形者应选择质地柔软、透气性好,鞋头宽大的运动鞋或软底布鞋。

(8)每日做小腿和足部运动,以改善血液循环。

(9)若趾甲干脆,可用1‰硼砂温水浸泡半小时,以软化趾甲。

(10)指导患者每日检查并按摩双脚,注意足部皮肤颜色、完整性、表面温度及感染征象等。

十二、急性并发症抢救护理

(一)酮症酸中毒的护理

(1)按糖尿病及昏迷护理常规。

(2)密切观察 T、P、R、BP、神志以及全身症状,尤其要注意呼吸的气味,深度和频度的改变。

(3)留好标本提供诊治依据:尽快留取好血糖、钾、钠、氯、CO_2结合力,肾功能、动脉血气分析、尿酮体等标本,及时送检。切勿在输液肢体抽取血标本,以免影响化验结果。

(4)患者入院后立即建立两条静脉通道,一条通道用以输入胰岛素,另一条通道主要用于大量补液及输入抗生素和碱性液体、电解质,以维持水电解质及酸碱平衡。

(5)采用小剂量胰岛素疗法,按胰岛素4~10 U/h,如24 U胰岛素加入1000 mL生理盐水中静脉滴注,调整好输液速度250 mL/h,70滴/min左右,最好使用输液泵调节。

(6)禁食,待神志清醒后改为糖尿病半流或普食。

(7)做好基础护理,预防皮肤、口腔、肺部及泌尿系感染等并发症。

(二)低血糖的护理

(1)首先了解胰岛素治疗情况,根据低血糖临床表现做出正确判断(与低血糖昏迷鉴别)。

(2)立即测定血糖浓度。

(3)休息与补糖:低血糖发作时卧床休息,轻者食用少量馒头、饼干等食物,重者(血糖低于2.7 mmol/L)立即口服或静脉注射50%葡萄糖40～60 mL。

(4)心理护理:对神志清楚者,给予精神安慰,嘱其勿紧张,主动配合治疗。

(三)高渗非酮性昏迷的护理

(1)按糖尿病及昏迷护理常规。

(2)严密观察患者神志、精神、体温、脉搏、呼吸、血压、瞳孔等变化。

(3)入院后立即采集血糖、乳酸、CO_2结合力、血 pH、K^+、Na^+、Cl^-及血、尿渗透压标本送检,并注意观察其结果,及时提供诊断治疗依据。

(4)立即建立静脉通道,做好补液护理,补液内容应依据所测得的血生化指标参数,正确选择输液种类。无血压下降者遵医嘱静脉滴注低渗盐水(0.45%～0.6%),输入时速度宜慢,慎防发生静脉内溶血及血压下降,注意观察血压、血钠、血糖情况。小剂量应用胰岛素,在血糖稳步下降的同时,严密观察患者有无低血糖的症状,一旦发现及时与医师联系进行处理。补钾时,注意液体勿渗出血管外,以免血管周围组织坏死。

(5)按昏迷护理常规,做好基础护理。

第二节　嗜铬细胞瘤的护理

嗜铬细胞瘤起源于肾上腺髓质、交感神经节或其他部位的嗜铬组织,这种瘤持续或间断地释放大量儿茶酚胺,引起持续性或阵发性高血压和多个器官功能及代谢紊乱。本病以20～50岁最多见,男女发病率无明显差异。嗜铬细胞瘤大多为良性,如及早诊治,手术切除可根治。恶性肿瘤约占10%,治疗困难,已发生转移者预后不一,重者在数月内死亡,少数可存活10年以上,5年生存率为45%。

一、病因与发病机制

发病原因尚不明确。肿瘤位于肾上腺者占80%～90%,大多为一侧性,少数为双侧性或一侧肾上腺瘤与另一侧肾上腺外瘤并存,多见于儿童和家族性患者。

肾上腺髓质的嗜铬细胞瘤可产生去甲肾上腺素和肾上腺素,以前者为主,极少数只分泌肾上腺素,家族性者以肾上腺素为主,尤其在早期、肿瘤较小时;肾上腺外的嗜铬细胞瘤,除主动脉旁嗜铬体所致者外,只产生去甲肾上腺素,不能合成肾上腺素。

嗜铬细胞瘤可产生多种肽类激素,并可引起一些不典型的症状,如面部潮红、便秘、腹泻、面色苍白、血管收缩及低血压或休克等。

二、临床表现

以心血管症状为主,兼有其他系统的表现。

(一)心血管系统表现

1.高血压

为最主要症状,有阵发性和持续性两型,持续性者亦可有阵发性加剧。

2.低血压、休克

本病可发生低血压,甚至休克;或出现高血压和低血压相交替的表现。这种患者还可发生急性腹痛、心前区痛、高热等。

3.心脏表现

大量儿茶酚胺可引起儿茶酚胺性心肌病,伴心律失常,如期前收缩、阵发性心动过速,甚至心室颤动。部分患者可发生心肌退行性变、坏死、炎性改变。

(二)代谢紊乱

1.基础代谢增高

肾上腺素可作用于中枢神经及交感神经系统控制下的代谢过程,使患者耗氧量增加。代谢亢进可引起发热、消瘦。

2.糖代谢紊乱

肝糖原分解加速及胰岛素分泌受抑制而致糖异生加强,可引起血糖过高,糖耐量减低。

3.脂代谢紊乱

脂肪分解加速、血游离脂肪酸增高。

4.电解质紊乱

少数患者可出现低钾血症、高钙血症。

(三)其他临床表现

1.消化系统

肠坏死、出血、穿孔、便秘、甚至肠扩张,且胆石症发生率较高。

2.腹部肿块

少数患者在左或右侧中上腹部可触及肿块,个别肿块可很大,扪及时应注意有可能诱发高血压。恶性嗜铬细胞瘤可转移到肝,引起肝脏肿大。

3.泌尿系统

肾功能减退、高血压发作、膀胱扩张,无痛性肉眼血尿。

4.血液系统

血容量减少,血细胞重新分布,周围血中白细胞增多,有时红细胞也可增多。

5.伴发其他疾病

嗜铬细胞瘤可伴发于一些因基因种系突变而致的遗传性疾病,如 2 型多发性内分泌腺瘤病、多发性神经纤维瘤等疾病。

三、医学检查

(一)血、尿儿茶酚胺及其代谢物测定

持续性高血压型患者尿儿茶酚胺及其代谢物香草基杏仁酸(VMA)及甲氧基肾上腺素(MN)和甲氧基去甲肾上腺素(NMN)皆升高,常在正常高限的两倍以上。阵发性者平时儿茶酚胺可不明显升高,而在发作后才高于正常,故需测定发作后血或尿儿茶酚胺。摄入可乐、咖

啡类饮料及左旋多巴、拉贝洛尔、普萘洛尔(心得安)、四环素等药物可导致假阳性结果;休克、低血糖、高颅内压可使内源性儿茶酚胺增高。

(二)胰升糖素激发试验

对于阵发性,且一直等不到发作者可做该试验。

(三)影像学检查

(1)B超作肾上腺及肾上腺外肿瘤定位检查,对直径1 cm以上者,阳性率较高。

(2)CT扫描,90%以上的肿瘤可准确定位。

(3)MRI有助于鉴别嗜铬细胞瘤和肾上腺皮质肿瘤,可用于孕妇。

(4)放射性核素标记定位。

(5)静脉导管术。

四、诊断要点

本病的早期诊断尤为重要,诊断的重要依据必须建立在24 h尿儿茶酚胺或其他代谢产物增加的基础上。对于高血压呈阵发性或持续性发作的患者,尤其是儿童和年轻人,要考虑本病的可能性。并根据家族史、临床表现、实验室检查等确定诊断。并要与其他继发性高血压及原发性高血压相鉴别。

五、治疗

(一)药物治疗

嗜铬细胞瘤手术切除前可采用α受体阻断药使血压下降,减轻心脏负担,使原来缩减的血管容量扩大。常用口服的α受体阻断药有酚苄明、哌唑嗪。

(二)手术治疗

手术治疗可根治良性的嗜铬细胞瘤,但手术切除时有一定危险性。在麻醉诱导期,手术过程中,尤其在接触肿瘤时,可出现血压急骤升高、心律失常和休克。瘤被切除后,血压一般降至90/60 mmHg。如血压低,表示血容量不足,应补充适量全血或血浆,必要时可静脉滴注适量去甲肾上腺素,但不可用缩血管药来代替补充血容量。

(三)并发症的治疗

当患者发生高血压危象时,应立即予以抢救。

(四)恶性嗜铬细胞瘤的治疗

较困难,一般对放疗和化疗不敏感,可用抗肾上腺素药作对症治疗。

六、常见护理诊断及问题

(一)组织灌注无效

与去甲肾上腺素分泌过量致持续性高血压有关。

(二)疼痛

头痛与血压升高有关。

(三)潜在并发症

高血压危象。

七、护理措施

(一)安全与舒适管理

急性发作时应绝对卧床休息,保持环境安静,光线宜偏暗,避免刺激。护理人员操作应集中进行以免过多打扰患者。高血压发作间歇期患者可适量活动,但不能剧烈活动。

(二)饮食营养

给予高热量、高蛋白质、高维生素、易消化饮食,避免饮含咖啡因的饮料。

(三)疾病监测

1.常规监测

密切观察血压变化,注意阵发性或持续性高血压,或高血压和低血压交替出现,或阵发性低血压、休克等病情变化,定时、定血压计、定体位、定人进行血压测量;观察有无头痛及头痛程度、持续时间,是否有其他伴随症状;观察患者的发病是否存在诱发因素;记录液体出入量,监测患者水、电解质变化。

2.并发症监测

如患者出现剧烈头痛、面色苍白、大汗淋漓、恶心、呕吐、视力模糊、复视等高血压危象表现,或心力衰竭、肾衰竭、高血压脑病的症状和体征。应立即通知医师,并配合抢救。

(四)高血压危象急救配合

(1)卧床休息,吸氧,抬高床头以减轻脑水肿,加用床栏以防患者因躁动而坠床。

(2)按医嘱给予酚妥拉明等急救药.

(3)持续心电图、血压监测,每 15 min 记录 1 次测量结果。

(4)因情绪激动、焦虑不安可加剧血压升高,应专人护理,及时解释病情变化,安抚患者,使其保持平静。

(5)若有心律失常、心力衰竭、高血压脑病、脑卒中和肺部感染者,协助医师处理并给予相应的护理。

(五)用药护理

α受体阻滞剂在降低血压的同时易引起直立性低血压,因此要严密观察血压变化及药物不良反应,指导患者服药后平卧 30 min,缓慢更换体位,防止意外发生。此外,患者还可能出现鼻黏膜充血、心动过速、低钠倾向等,要及时发现、及时处理;头痛剧烈者按医嘱给予镇静剂。

(六)心理护理

因本病发作突然,症状严重,患者常有恐惧感,渴望早诊早治。护士要主动关心患者,向其介绍有关疾病知识、治疗方法及注意事项。患者发作时,护士要守护在患者身边,使其具有安全感,消除恐惧心理和紧张情绪。

八、健康指导

(一)预防疾病

患者充分休息,生活有规律,避免劳累,保持情绪稳定、心情舒畅。

(二)管理疾病

告知患者当双侧肾上腺切除后,需终身应用激素替代治疗,并使患者知晓药物的作用、服药时间、剂量、过量或不足的征象、常见的不良反应。

（三）康复指导

嘱患者随身携带识别卡，以便发生紧急情况时能得到及时处理。并定期返院复诊，以便及时调整药物剂量。

第三节　皮质醇增多症的护理

皮质醇增多症又称库欣（Cushing）综合征，是由于多种原因使肾上腺皮质分泌过盛的糖皮质激素所引起的综合征。主要表现为向心性肥胖、多血质貌、皮肤紫纹、高血压等。女性多于男性，成人多于儿童。

一、病因

肾上腺皮质通常是在 ACTH 作用下分泌皮质醇，当皮质醇超过生理水平时，就反馈抑制 ACTH 的释放。本病的发生表明皮质醇或 ACTH 分泌调节失衡或肾上腺无须 ACTH 作用就能自行分泌皮质醇或是皮质醇对 ACTH 分泌不能发挥正常的抑制作用。

（一）原发性肾上腺皮质病变——原发于肾上腺的肿瘤

其中皮脂腺瘤约占 20％，皮脂腺癌约占 5％，其生长与分泌不受 ACTH 控制。

（二）垂体瘤或下丘脑-垂体功能紊乱

继发于下丘脑-垂体病者可引起肾上腺皮质增生型皮质醇增多症或库欣病（约占 70％）。

（三）异源 ACTH 综合征

由垂体以外的癌瘤产生类 ACTH 活性物质，少数可能产生类促肾上腺皮质激素释放因子（CRF）样物质，刺激肾上腺皮质增生，分泌过多的皮质类固醇。多见于肺燕麦细胞癌（约占 50％），其次是胸腺癌与胰腺癌（约占 10％）。

（四）医源性糖皮质激素增多症

由于长期大量应用糖皮质激素治疗所致。

二、临床表现

（一）体型改变

因脂肪代谢障碍造成头、颈、躯干肥胖，即水牛背；尤其是面部，由于两侧颊部脂肪堆积，造成脸部轮廓呈圆形，即满月脸；嘴唇前突微开，前齿外露，多血质面容，四肢消瘦为临床诊断提供线索。

（二）蛋白质分解过多

表现皮肤变薄，真皮弹力纤维断裂出现紫纹、肌肉消瘦、乏力、骨质疏松，容易发生骨折。

（三）水钠潴留

患者表现高血压、足踝部水肿。

（四）性腺功能障碍

表现多毛、痤疮、女性月经减少或停经或出现胡须、喉结增大等，男性可出现性欲减退、阴茎缩小、睾丸变软等。

（五）抵抗力降低

患者易发生霉菌及细菌感染，甚至出现菌血症、败血症。

（六）精神障碍

患者常有不同程度的情绪变化，如烦躁、失眠、个别患者可发生偏狂。

三、检查

（一）生化检查

（1）尿 17-羟皮质类固醇（17-OHCS）＞20 mg/24 h。

（2）小剂量地塞米松抑制试验不能被抑制。

（3）尿游离皮质醇＞110 μg/24 h。

（4）血浆皮质醇增高，节律消失。

（5）低血钾性碱中毒。

（二）肾上腺病变部位检查

腹膜后充气造影、肾上腺同位素扫描、B超或 CT 扫描等。

（三）蝶鞍部位检查

X 线蝶鞍正侧位片或断层，CT 扫描，如发现蝶鞍扩大，骨质破坏，说明垂体有占位性病变。

四、护理

（一）观察要点

（1）病情判断：皮质醇增多的临床表现如前所述，但由于病因不同，可有不同表现，应仔细观察，以提供临床诊断依据。肾上腺肿瘤所致的库欣综合征没有色素沉着，而垂体性库欣病和异源 ACTH 综合征由于血浆 ACTH 高，皮肤色素加深，且以异源 ACTH 综合征更为明显。肾上腺恶性肿瘤多见于儿童，并且多有性征改变。异源 ACTH 综合征由恶性肿瘤所致，消瘦、水肿明显，并且有严重低血钾性碱中毒。

（2）观察体型异常状态的改变。

（3）观察心率、有无高血压及心脑缺血表现。

（4）观察有无发热等各种感染症状。

（5）观察皮肤、肌肉、骨骼状态：皮肤干燥、皮下出血、痤疮、创伤化脓、四肢末梢发绀、水肿、多毛、肌力低下、乏力、疲劳感，骨质疏松与病理性骨折等。

（6）观察尿量、尿液性状改变：有无血尿、蛋白尿、尿糖。

（7）观察有无失眠、烦躁不安、抑郁、兴奋、精神异常等表现。

（8）有无电解质紊乱和糖尿病等症状。

（9）有无月经异常、性功能改变等。

（二）检查护理

皮质醇增多症的确诊、病理分类及定位诊断依赖于实验室检查。有没有皮质醇增多症存在，是什么原因引起，在做治疗之前，都需要检查清楚。

（1）筛选试验：检查有无肾上腺皮质分泌的异常，方法有：①24 h 尿 17-OHCS、17-KS、游离皮质醇测定。②血浆皮质醇测定。③皮质醇分泌节律检查：正常皮质醇分泌呈昼夜节律性改变。清晨高,午夜低。检查时可分别于 8：00、16：00、24：00 抽血测皮质醇。皮质醇增多症患者不但分泌量改变,而且节律消失,下午血皮质醇浓度等于或高于清晨血皮质醇浓度。皮质醇节律消失是该病的早期表现。④小剂量地塞米松抑制试验:(服地塞米松 0.5 mg,6 h 1 次,共 48 h)皮质醇增多症者不受小剂量地塞米松抑制。

(2)定性试验:为了进一步鉴别肾上腺皮质为增生或肿瘤、可行大剂量地塞米松抑制试验。将地塞米松增加至 2 mg,方法同小剂量法。对肾上腺皮质增生者可抑制 50％以上,而肾上腺肿瘤或异源 ACTH 综合征呈阴性结果。

(3)其他:头颅、胸、肾的 X 线照片、CT、MRI 检查、血生化指标等。

在这些检查中,除了保证方法和收集标本正确外,试验药物的服用时间、剂量的准确是试验成败的关键,护士一定要按量、按时投送药物并看患者服下全部药物,如有呕吐,要补足剂量。

(三)预防感染

(1)患者由于全身抵抗力下降,易引起细菌或真菌感染,但感染症状不明显。因此,对患者的日常生活要进行卫生指导。

(2)早期发现感染症状,如出现咽痛、发热以及尿路感染等症状,及时报告医师,及时处理。

(四)观察精神症状、防止发生意外

(1)患者多表现为精神不安、抑郁状态、失眠或兴奋状态。失眠往往是精神症状的早期表现,应予重视。护理人员需特别注意抑郁状态之后企图自杀者,患者身边不宜放置危险物品。

(2)患者情绪不稳定时,避免讲刺激性的言语,要耐心倾听其谈话。

(3)要理解患者由于肥胖等原因引起容貌、体态的变化而产生的苦闷,多给予解释、安慰。

(五)饮食护理

(1)给予高蛋白、高维生素、低钠、高钾饮食。

(2)患者每餐进食不宜过多或过少,宜均匀进餐,指导患者采用正确摄取营养平衡的饮食。

(3)并发糖尿病者,应按糖尿病饮食要求限制主食摄入量。

(六)防止外伤、骨折

(1)患者容易发生肋骨、脊柱自发性骨折,如有骨质疏松、肌力低下,容易挫伤、骨折,应关心患者日常生活活动的安全,防止受伤。

(2)本病患者皮肤菲薄,易发生皮下淤斑,注射、抽血后按压针眼时间宜长、嘱患者要穿着柔软的睡衣,不要系紧腰带;勿用力搓澡、防止碰伤。

(3)嘱患者在疲劳、倦怠时,不要勉强参加劳动,活动范围与运动量也应有所限制。指导患者遵守日常生活制度。

(七)治疗护理

1.病因治疗

对已查明的垂体或肾上腺腺瘤或腺癌给予手术和(或)放射治疗,去除病因。异位分泌 ACTH 的肿瘤亦争取定位,行手术和(或)放射治疗。

2.抑制糖皮质激素合成的药物

抑制糖皮质激素合成的药物适用于存在严重代谢紊乱(低血钾、高血糖、骨质疏松)患者作术前准备。对不能手术治疗的异位分泌 ACTH 肿瘤患者行姑息性治疗。服药剂量宜由小至大，注意药物不良反应，多于饭后服用，以减少胃肠道反应。

3.并发症的预防与护理

皮质醇增多症如果不予治疗，患者可于数年内死于感染、高血压或自杀，所以对于本病应争取早期诊断、早期治疗，防止并发症、预防感染和外伤，控制高血压及糖尿病；更应注意精神护理，防止自杀。

(八)心理护理

(1)绝大多数患者呈向心性肥胖、满月脸、水牛背等特殊状态改变，心理上不愿承受这一现实，医护人员切勿当面议论其外表。

(2)手术是治疗本病的重要手段，患者往往对手术有顾虑而焦躁不安、情绪低落、不思饮食，有的患者因手术费用高，担心预后等也可引起情绪的改变，针对以上心理状态，医护人员应向其讲解手术治疗的效果、手术成功事例及术前注意事项，以消除其顾虑，树立战胜疾病的信心。

第四节　甲状腺功能亢进症的护理

甲状腺功能亢进症(简称甲亢)是由多种病因引起的甲状腺激素分泌过多的常见内分泌病。多发生于女性，发病年龄以 20～40 岁女性为最多，临床以弥漫性甲状腺肿大、神经兴奋性增高、高代谢综合征和突眼为特征。

一、病因

甲状腺功能亢进症的病因及发病机制目前得到公认的主要与以下因素有关。

(一)自身免疫性疾病

已发现多种甲状腺自身抗体，包括有刺激性抗体和破坏性抗体，其中最重要的抗体是 TSH 受体抗体(TRAb)。TRAb 在本病患者血清阳性检出率约 90%。该抗体具有加强甲状腺细胞功能的作用。

(二)遗传因素

可见同一家族中多人患病，甚至连续几代有患病。同卵双胞胎日后患病率高达 50%。本病患者家族成员患病率明显高于普通人群。有研究表明本病有明显的易感基因存在。

(三)精神因素

精神因素可能是本病的重要诱发因素。

二、临床表现

(一)高代谢症群

怕热、多汗、体重下降、疲乏无力、皮肤温暖湿润、可有低热(体温<38 ℃)，碳水化合物、蛋白质及脂肪代谢异常。

(二)神经系统

神经过敏、烦躁多虑、多言多动、失眠、多梦、思想不集中。少数患者表现为寡言抑郁、神情淡漠、舌平伸及手举细震颤、腱反射活跃、反射时间缩短。

(三)心血管系统

心悸及心动过速,常达 100～120 次/min,休息与睡眠时心率仍快,收缩压增高,舒张压降低,脉压增大,严重者发生甲亢性心脏病:①心律失常,最常见的是心房纤颤。②心肌肥厚或心脏扩大。③心力衰竭。

(四)消化系统

食欲亢进,大便次数增多或腹泻,肝脏受损,重者出现黄疸,少数患者(以老年人多见)表现厌食,病程长者表现为恶病质。

(五)运动系统

慢性甲亢性肌病、急性甲亢性肌病、甲亢性周期性四肢麻痹、骨质稀疏。

(六)生殖系统

女性月经紊乱或闭经、不孕,男性性功能减退、乳房发育、阳痿及不育。

(七)内分泌系统

甲亢可以影响许多内分泌腺体,其中垂体-性腺异常和垂体-肾上腺异常较明显。前者表现性功能和性激素异常,后者表现色素轻度沉着和血 ACTH 及皮质醇异常。

(八)造血系统

部分患者伴有贫血,其原因主要是铁利用障碍和维生素 B_{12} 缺乏。部分患者有白细胞和血小板减少,其原因可能是自身免疫破坏。

(九)甲状腺肿大

甲状腺肿大常呈弥漫性,质较柔软、光滑,少数为结节性肿大,质较硬,可触及震颤和血管杂音(表 2-2)。

表 2-2 甲状腺肿大临床分度

分度	体征
I	甲状腺触诊可发现肿大,但视诊不明显
II	视诊即可发现肿大
III	甲状腺明显肿大,其外界超过胸锁乳突肌外缘

(十)突眼多为双侧性

1.非浸润性突眼(称良性突眼)

主要由于交感神经兴奋性增高影响眼睑和睑外肌,突眼度小于 18 mm,可出现下列眼征:

(1)凝视征:睑裂增宽,呈凝视或惊恐状。

(2)瞬目减少征:瞬目少。

(3)上睑挛缩征:上睑挛缩,而下视时,上睑不能随眼球同时下降,致使上方巩膜外露。

(4)辐辏无能征:双眼球内聚力减弱。

2.浸润性突眼(称恶性突眼)

突眼度常大于 19 mm,患者有畏光、流泪、复视、视力模糊、结膜充血水肿、灼痛、刺痛、角膜暴露,易发生溃疡,重者可失明。

三、实验室检查

(一)反映甲状腺激素水平的检查

1.血清 TT_3(总 T_3)、TT_4(总 T_4)测定

95%～98%的甲亢患者 TT_3、TT_4 增高,以 TT_3 增高更为明显。少数患者只有 TT_3 增高,TT_4 则在正常范围。

2.血清 FT_3(游离 T_3)、FT_4(游离 T_4)测定

FT_3、FT_4 是有生物活性的部分。诊断优于 TT_3、TT_4 测定。

3.基础代谢率测定

基础代谢率测定>+15%。

(二)反映垂体-甲状腺轴功能的检查

(1)血 TSH 测定:血中甲状腺激素水平增高可以抑制垂体 TSH 的分泌,因此,甲亢患者血清 TSH 水平降低。

(2)甲状腺片抑制试验有助于诊断。

(三)鉴别甲亢类型的检查

(1)甲状腺吸^{131}I率:摄取率增高、高峰前移,且不被甲状腺激素抑制试验所抑制。

(2)甲状腺微粒体抗体(TMAb),甲状腺球蛋白抗体(TGAb):桥本甲状腺炎伴甲亢患者 TGAb、TMAb 可以明显增高。

(3)甲状腺扫描:对伴有结节的甲亢患者有一定的鉴别诊断价值。

四、护理观察要点

(一)病情判断

以下情况出现提示病情严重。

(1)甲亢患者在感染或其他诱因下,可能会诱发甲亢危象,在甲亢危象前,临床常有一些征兆:①出现精神意识的异常,突然表现为烦躁或嗜睡。②体温增高超过 39 ℃。③出现恶心,呕吐或腹泻等胃肠道症状。④心率在原有基础上增加至 120 次/min 以上,应密切观察,警惕甲亢危象的发生。

(2)甲亢患者合并有甲亢性心脏病,提示病情严重,表现为心律失常、心动过速或出现心衰。

(3)患者合并甲亢性肌病,其中危害最大的是急性甲亢肌病,严重者可因呼吸肌受累致死。

(4)恶性突眼患者有眼内异物感、怕光流泪、灼痛、充血水肿常因不能闭合导致失明,会给患者带来很大痛苦,在护理工作中要细心照料。

(二)对一般甲亢患者观察要点

(1)体温、脉搏、心率(律)、呼吸改变。

(2)每日饮水量、食欲与进食量、尿量及液体量出入平衡情况。

(3)出汗、皮肤状况、大便次数、有无腹泻、脱水症状。

(4)体重变化。

(5)突眼症状改变。

(6)甲状腺肿大情况。

（7）精神、神经、肌肉症状：失眠、情绪不安、神经质、指震颤、肌无力、肌力消失等改变。

五、具体护理措施

（一）一般护理

（1）休息：①因患者常有乏力、易疲劳等症状，故需有充分的休息、避免疲劳，且休息可使机体代谢率降低。②重症甲亢及甲亢合并心功能不全、心律失常，低钾血症等必须卧床休息。③病区要保持安静，室温稍低、色调和谐，避免患者精神刺激或过度兴奋，使患者得到充分休息和睡眠。

（2）为满足机体代谢亢进的需要，给予高热量、高蛋白、高维生素饮食，并多给饮料以补充出汗等所丢失的水分，忌饮浓茶、咖啡等兴奋性饮料，禁用刺激性食物。

（3）由于代谢亢进、产热过多、皮肤潮热多汗，应加强皮肤护理。定期沐浴，勤更换内衣，尤其对多汗者要注意观察，在高热盛暑期，更要防止中暑。

（二）心理护理

（1）甲亢是与神经、精神因素有关的内分泌系统心身疾病，必须注意对躯体治疗的同时进行精神治疗。

（2）患者常有神经过敏、多虑、易激动、失眠、思想不集中、烦躁易怒，严重时可抑郁或躁狂等，任何不良刺激均可使症状加重，故医护人员应耐心、温和、体贴，建立良好的护患关系，解除患者焦虑和紧张心理，增强治愈疾病的信心。

（3）指导患者自我调节，采取自我催眠、放松训练、自我暗示等方法来恢复已丧失平衡的身心调节能力，必要时辅以镇静、安眠药。同时医护人员给予精神疏导、心理支持等综合措施，促进甲亢患者早日康复。

六、检查护理

（一）基础代谢率测定（BMR）护理

（1）测试前晚必须睡眠充足，过度紧张、易醒、失眠者可服用小剂量镇静剂。

（2）试验前晚8时起禁食，要求测试安排在清晨初醒卧床安静状态下测脉率与脉压，采用公式：BMR＝（脉率＋脉压）－111进行计算。可作为治疗效果的评估。

（二）摄^{131}I率测定护理

甲状腺具有摄取和浓集血液中无机碘作为甲状腺激素合成的原料，一般摄碘高低与甲状腺激素合成和释放功能相平行，临床由此了解甲状腺功能。

1.方法

检查前日晚餐后不再进食，检查日空腹8:00服^{131}I 2微居里，服后2、4、24 h测定其摄^{131}I放射活性值，然后计算^{131}I率。

2.临床意义

正常人2 h摄^{131}I率<15％，4 h<25％，24 h<45％，摄碘高峰在24 h，甲亢患者摄碘率增高，高峰前移。

3.注意事项

做此试验前，必须禁用下列食物和药品：①含碘较高的海产食品，如鱼虾、海带、紫菜；含碘中药，如海藻、昆布等，应停服1个月以上。②碘剂、溴剂及其他卤族药物，亦应停用1个月以上。③甲状腺制剂(甲状腺干片)应停服 1 个月。④硫脲类药物,应停用 2 周。⑤如用含碘造影剂,至少要 3 个月后才进行此项检查。

(三)甲状腺片(或 T_3)抑制试验

正常人口服甲状腺制剂可抑制垂体前叶分泌 TSH,因而使摄碘率下降。甲亢患者因下丘脑-垂体-甲状腺轴功能紊乱,服甲状腺制剂后,摄碘率不被抑制。亦可用于估计甲亢患者经药物长期治疗结束后,其复发的可能性。

1.方法

(1)服药前 1 d 做[131]I 摄取率测定。

(2)口服甲状腺制剂,如甲状腺干片 40 mg,每日 3 次,共服 2 周;或 T_3 20/μg,每日 3 次,共服 7 d。

(3)服药后再作[131]I 摄取率测定。

2.临床意义

单纯性甲状腺肿和正常人[131]I 抑制率大于 50%,甲亢患者抑制率小于 50%。

3.注意事项

(1)一般注意事项同摄[131]I 试验。

(2)老年人或冠心病者不宜做此试验。

(3)服甲状腺制剂过程中要注意观察药物反应,如有明显高代谢不良反应应停止进行。

(四)血 T_4(甲状腺素)和 T_3(三碘甲腺原氨酸)测定

二者均为甲状腺激素,T_3、T_4 测定是目前反映甲状腺功能比较敏感而又简便的方法,检查结果不受血中碘浓度的影响。由于 T_3、T_4 与血中球蛋白结合,故球蛋白高低对测定结果有影响。一般 TT_3、TT_4、FT_3、FT_4、TSH 共五项指标,采静脉血 4 mL 送检即可,不受饮食影响。

七、治疗护理

甲亢发病机制未完全明确,虽有少部病例可自行缓解,但多数病例呈进行性发展,如不及时治疗可诱发甲亢危象和其他并发症。治疗目的是:切除、破坏甲状腺组织或抑制甲状腺激素的合成和分泌,使循环中甲状腺激素维持在生理水平;控制高代谢症状,防治并发症。常用治疗方法有药物治疗、手术次全切除甲状腺、放射性碘治疗 3 种方法。

(一)抗甲状腺药物

常用硫脲类衍生物如他巴唑、甲基(或丙基)硫氧嘧啶。主要作用是阻碍甲状腺激素的合成,对已合成甲状腺激素不起作用。适用于病情较轻、甲状腺肿大不明显、甲状腺无结节的患者。用药剂量按病情轻重区别对待,治疗过程常分三个阶段。

1.症状控制阶段

症状控制阶段需 2～3 个月。

2.减量阶段

症状基本消失,心率 80 次/min 左右,体重增加,T_3、T_4 接近正常,即转为减量期,此期一般用原药量的 2/3 量,需服药 3～6 个月。

3.维持阶段

一般用原量的 1/3 量以下,常需 6～12 个月。

4.用药观察

药物治疗不良反应常有:①白细胞减少,甚至粒细胞缺乏,多发生于用药 3～8 周,故需每周复查白细胞 1 次,如 WBC$<4\times10^9$/L 需加升白细胞药,如 WBC$<3\times10^9$/L,应立即停药,如有咽痛、发烧等应立即报告医师,必要时应予以保护性隔离,防止感染,并用升白细胞药。②药物疹:可给抗组织胺药物,无效可更换抗甲状腺药物。③突眼症状可能加重。④部分患者可出现肝功能损害。

(二)普萘洛尔

为 β 受体阻滞剂,对拟交感胺和甲状腺激素相互作用所致自主神经不稳定和高代谢症状的控制均有帮助,可改善心悸、多汗、震颤等症状,为治疗甲亢的常用辅助药。有支气管哮喘史者禁用此药。

(三)甲状腺制剂

甲亢患者应用此类药物,主要是为了稳定下丘脑-垂体-甲状腺轴的功能,防止或治疗药物性甲状腺功能减退,控制突眼症状。

(四)手术治疗

1.适应证

(1)明显甲状腺肿大。

(2)结节性甲状腺肿大。

(3)药物治疗复发,或药物过敏。

(4)无放射性碘治疗条件、又不能用药治疗。

2.禁忌证

恶性突眼、青春期、老年心脏病、未经药物充分准备。

3.术后护理

密切观察有否并发症发生,观察有无局部出血、伤口感染、喉上或喉返神经损伤,甲状旁腺受损出现低钙性抽搐或甲亢危象等。

(五)放射性同位素碘治疗

1.适应证

(1)中度的弥漫性甲亢,年龄 30 岁以上。

(2)抗甲状腺药物治疗无效或不能坚持用药。

(3)有心脏病和肝肾疾病不宜手术治疗者。

2.禁忌证

(1)妊娠、哺乳期。

(2)年龄 30 岁以下。

(3)WBC 计数低于 3×10^9/L 者。

3.护理要点

(1)服^{131}I 后不宜用手按压甲状腺,要注意观察服药后反应,警惕可能发生的甲亢危象症状。

(2)服药后 2 h 勿吃固体食物,以防呕吐而丧失^{131}I。

(3)鼓励患者多饮水(2000～3000 mL/d)至少 2～3 d,以稀释尿液,排出体外。

(4)服药后 24 h 内避免咳嗽及吐痰,以免 ^{131}I 流失。

(5)服 ^{131}I 后一般要 3~4 周才见效,此期应卧床休息,如高代谢症状明显者,宜加用普萘洛尔,不宜加抗甲状腺药物。

(6)部分患者可暂时出现放射治疗反应,如头昏、乏力、恶心、食欲不振等,一般很快消除。

(7)如在治疗后(3~6 个月)出现甲减症状,给予甲状腺激素替代治疗。

八、并发症护理

(一)甲亢合并突眼

(1)对严重突眼者应加强思想工作,多关心体贴,帮助其树立治疗的信心,避免烦躁焦虑。

(2)配合全身治疗,给予低盐饮食,限制进水量。

(3)加强眼部护理,对于眼睑不能闭合者必须注意保护角膜和结膜,经常点眼药,防止干燥、外伤及感染,外出戴墨镜或用眼罩以避免强光、风沙及灰尘的刺激。睡眠时头部抬高,以减轻眼部肿胀,涂抗生素眼膏,并戴眼罩。结膜发生充血水肿时,用 0.5% 醋酸可的松滴眼,并加用冷敷。

(4)突眼异常严重者,应配合医师做好手术前准备,作眶内减压术,球后注射透明质酸酶,以溶解眶内组织的黏多糖类,减低眶内压力。

(二)甲亢性肌病

甲亢性肌病是患者常有的症状,常表现为肌无力、轻度肌萎缩、周期性瘫痪。重症肌无力和急性甲亢肌病,要注意在甲亢肌病患者中观察病情,尤其是重症肌无力或急性甲亢肌病患者,有时病情发展迅速出现呼吸肌麻痹、一旦发现,要立即通知医师,并注意保持呼吸道通畅,及时清除口腔内分泌物,给氧,必要时行气管切开。

对吞咽困难及失语者,要注意解除思想顾虑,给予流质或半流质饮食,维持必要的营养素、热量供应,可采用鼻饲或静脉高营养。

(三)甲亢危象

甲亢危象是甲亢患者的致命并发症,来势凶猛,死亡率高。其诱因主要为感染、外科手术或术前准备不充分、应激、药物治疗不充分或间断等,导致大量甲状腺激素释放入血液中,引起机体反应和代谢率极度增高所致。其治疗原则是迅速降低血中甲状腺激素的浓度,控制感染、降温等对症处理。其护理要点为主要有以下几点。

(1)严密观察病情变化,注意血压、脉搏,呼吸、心率的改变、观察神志、精神状态、腹泻、呕吐、脱水状况的改善情况。

(2)安静:嘱患者绝对卧床休息,安排在光线较暗的单人房间内。加强精神护理,解除患者精神紧张,患者处于兴奋状态,烦躁不安时可适当给予镇静剂,如安定 5~10 mg。

(3)迅速进行物理降温:头戴冰帽、大血管处放置冰袋、必要时可采用人工冬眠。

(4)备好各种抢救药品、器材。

(5)建立静脉给药途径,按医嘱应用下列药物:①丙硫氧嘧啶 600 mg(或甲巯咪唑 60 mg)口服,以抑制甲状腺激素合成。不能口服者可鼻饲灌入。②碘化钠 0.5~1 g 加入 10% 葡萄糖液内静脉滴注,以阻止甲状腺激素释放入血,亦可用卢戈液 30~60 滴口服。③降低周围组织对甲状腺激素的反应:常用普萘洛尔 20 mg,4 h 1 次;或肌内注射利血平 1 mg,每日 2 次。④拮抗甲状腺激素,应用氢化可的松 200~300 mg 静脉滴入。

(6)给予高热量饮食,鼓励患者多饮水,饮水量每日不少于 2000～3000 mL,昏迷者给予鼻饲饮食。注意水电平衡。有感染者应用有效抗生素。

(7)呼吸困难、发绀者给予半卧位、吸氧(2～4 L/min)。

(8)对谵妄、躁动者注意安全护理,可用床档,防止坠床。

(9)昏迷者防止吸入性肺炎,防止各种并发症。

第五节　甲状腺功能减退症的护理

甲状腺功能减退症(hypothyroidism)简称甲减,系由多种原因引起的 TH 合成、分泌减少或生物效应不足导致的以全身新陈代谢率降低为特征的内分泌疾病。本病如始于胎、婴儿,则称克汀病或呆小症。始于性发育前儿童,称幼年型甲减,严重者称幼年黏液性水肿。成年发病则称甲减,严重时称黏液性水肿。按病变部位分为甲状腺性、垂体性、下丘脑性和受体性甲减。

一、护理目标

(1)维持理想体重。

(2)促进正常排便。

(3)增进自我照顾能力。

(4)维护患者的安全。

(5)预防并发症。

二、护理措施

(一)给予心理疏导及支持

(1)多与患者交心、谈心,交流患者感兴趣的话题。

(2)鼓励患者参加娱乐活动,调动参加活动的积极性。

(3)安排患者听轻松、愉快的音乐,使其心情愉快。

(4)嘱患者家属多探视、关心患者,使患者感到温暖和关怀,以增强其自信心。

(5)给患者安排社交活动的时间,以减轻其孤独感。

(二)合理营养与饮食

(1)进食高蛋白、低热量、低钠饮食。

(2)注意食物的色、味、香,以促进患者的食欲。

(3)鼓励患者少量多餐,注意选择适宜的进食环境。

(三)养成正常的排便习惯

(1)鼓励患者多活动,以刺激肠蠕动、促进排便。

(2)食物中注意纤维素的补充(如蔬菜、糙米等)。

(3)指导患者进行腹部按摩,以增加肠蠕动。

(4)遵医嘱给予缓泻剂。

(四)提高自我照顾能力

(1)鼓励患者由简单完成到逐渐增加活动量。

(2)协助督促完成患者的生活护理。

（3）让患者参与活动，并提高活动的兴趣。

（4）提供安全的场所，避免碰、撞伤的发生。

（五）预防黏液性水肿性昏迷（甲减性危象）

（1）密切观察甲减性危象的症状：①严重的黏液水肿；②低血压；③脉搏减慢，呼吸减弱；④体温过低（<35 ℃）；⑤电解质紊乱，血钠低；⑥痉挛，昏迷。

（2）避免过多的刺激，如寒冷、感染、创伤。

（3）谨慎地使用药物，避免镇静药、安眠剂使用过量。

（4）甲减性危象的护理：①定时进行动脉血气分析；②注意保暖，但不宜做加温处理；③详细记录出入水量；④遵医嘱给予甲状腺激素及糖皮质激素。

第六节　腺垂体功能减退症的护理

腺垂体功能减退症是由多种病因引起一种或多种腺垂体激素减少或缺乏所致的一系列临床综合征。腺垂体功能减退症可原发于垂体病变，或继发于下丘脑病变，表现为甲状腺、肾上腺、性腺等功能减退症和（或）蝶鞍区占位性病变。由于病因多，涉及的激素种类和数量多，故临床症状变化大，但补充所缺乏激素治疗后症状可快速缓解。

一、病因与发病机制

（一）垂体瘤

成人最常见的原因，大都属于良性肿瘤。肿瘤可分为功能性和无功能性。腺瘤增大可压迫正常垂体组织，引起垂体功能减退或功能亢进，并与腺垂体功能减退症同时存在。

（二）下丘脑病变

如肿瘤、炎症、浸润性病变（如淋巴瘤、白血病等）、肉芽肿（如结节病）等，可直接破坏下丘脑神经内分泌细胞，使释放激素分泌减少。

（三）垂体缺血性坏死

妊娠期垂体呈生理性肥大，血供丰富，若围生期前置胎盘、胎盘早期剥离、胎盘滞留、子宫收缩无力等引起大出血、休克、血栓形成，可使腺垂体大部分缺血坏死和纤维化，致腺垂体功能低下，临床称为希恩综合征。糖尿病血管病变使垂体供血障碍也可导致垂体缺血性坏死。

（四）蝶鞍区手术、放疗和创伤

垂体瘤切除、术后放疗以及乳腺癌做垂体切除治疗等，均可导致垂体损伤。颅底骨折可损毁垂体柄和垂体门静脉血液供应。鼻咽癌放疗也可损坏下丘脑和垂体，引起腺垂体功能减退。

（五）感染和炎症

细菌、病毒、真菌等感染引起的脑炎、脑膜炎、流行性出血热、梅毒或疟疾等均可损伤下丘脑和垂体。

（六）糖皮质激素长期治疗

可抑制下丘脑-垂体-肾上腺皮质轴，突然停用糖皮质激素后可出现医源性腺垂体功能减退，表现为肾上腺皮质功能减退。

（七）先天遗传性

腺垂体激素合成障碍可有基因遗传缺陷，转录因子突变可见于特发性垂体单一或多激素缺乏症患者。

(八)垂体卒中

垂体瘤内突然出血,瘤体骤然增大,压迫正常垂体组织和邻近视神经束,可出现急症危象。

(九)其他

自身免疫性垂体炎、空泡蝶鞍、颞动脉炎、海绵窦处颈内动脉瘤均可引起腺垂体功能减退。

二、临床表现

垂体组织破坏达95%临床表现为重度,75%临床表现为中度,60%为轻度,50%以下者不出现功能减退症状。促性腺激素、生长激素(GH)和催乳素(PRL)缺乏为最早表现;促甲状腺激素(TSH)缺乏次之;然后可伴有促皮质素(ACTH)缺乏。希恩综合征患者往往因围生期大出血休克而有全垂体功能减退症,即垂体激素均缺乏,但无占位性病变发现。腺垂体功能减退主要表现为相应靶腺(性腺、甲状腺、肾上腺)功能减退。

(一)靶腺功能减退表现

1.性腺(卵巢、睾丸)功能减退

常最早出现。女性多数有产后大出血、休克、昏迷病史,表现为产后无乳、绝经、乳房萎缩、性欲减退、不育、性交痛、阴道炎等。查体见阴道分泌物减少,外阴、子宫和阴道萎缩,毛发脱落,尤以阴毛、腋毛为甚。成年男子表现为性欲减退、阳痿、无男性气质等,查体见肌力减弱、皮脂分泌减少、睾丸松软缩小、胡须稀少、骨质疏松等。

2.甲状腺功能减退

表现与原发性甲状腺功能减退症相似,但通常无甲状腺肿。

3.肾上腺功能减退

表现与原发性慢性肾上腺皮质功能减退症相似,所不同的是本病由于缺乏黑素细胞刺激素,故皮肤色素减退,表现为面色苍白、乳晕色素浅淡,而原发性慢性肾上腺功能减退症则表现为皮肤色素加深。

4.生长激素不足

成人一般无特殊症状,儿童出现生长障碍,表现为侏儒症。

(二)垂体内或其附近肿瘤压迫症群

最常见的为头痛及视神经交叉受损引起的偏盲甚至失明。

(三)垂体功能减退性危象

在全垂体功能减退症基础上,各种应激如感染、败血症、腹泻、呕吐、失水、饥饿、寒冷、急性心肌梗死、脑血管意外、手术、外伤、麻醉及使用镇静药、安眠药、降糖药等均可诱发垂体功能减退性危象(简称垂体危象)。临床表现为:①高热型(体温>40 ℃);②低温型(体温<30 ℃);③低血糖型;④低血压、循环虚脱型;⑤水中毒型;⑥混合型。各种类型可伴有相应的症状,突出表现为消化系统、循环系统和神经精神方面的症状,如高热、循环衰竭、休克、恶心、呕吐、头痛、神志不清、谵妄、抽搐、昏迷等严重垂危状态。

三、医学检查

(一)性腺功能测定

女性有血雌二醇水平降低,没有排卵及基础体温改变,阴道涂片未见雌激素作用的周期性改变;男性见血睾酮水平降低或正常低值,精液检查精子数量减少,形态改变,活动度差,精液量少。

(二)甲状腺功能测定

游离 T_4、血清总 T_4 均降低,而游离 T_3、总 T_3 可正常或降低。

(三)肾上腺皮质功能测定

24 h 尿 17-羟皮质类固醇及游离皮质醇排出量减少;血浆皮质醇浓度降低,但节律正常;葡萄糖耐量试验显示血糖曲线低平。

(四)腺垂体分泌激素测定

如 FSH、LH、TSH、ACTH、GH、PRL 均减少。

(五)腺垂体内分泌细胞的储备功能测定

可采用 TRH、PRL 和 LRH 兴奋试验。胰岛素低血糖激发试验忌用于老年人、冠心病、惊厥和黏液性水肿的患者。

(六)其他检查

通过 X 线、CT、MRI 无创检查来了解、辨别病变部位、大小、性质及其对邻近组织的侵犯程度。肝、骨髓和淋巴结等活检,可用于判断原发性疾病的原因。

四、诊断要点

本病诊断须根据病史、症状、体征,结合实验室检查和影像学发现进行全面分析,排除其他影响因素和疾病后才能明确。

五、治疗

(一)病因治疗

肿瘤患者可通过手术、放疗或化疗等措施缓解症状,对于鞍区占位性病变,首先必须解除压迫及破坏作用,减轻和缓解颅内高压症状;出血、休克而引起的缺血性垂体坏死,预防是关键,应加强产妇围生期的监护。

(二)靶腺激素替代治疗

需长期甚至终身维持治疗。①糖皮质激素:为预防肾上腺危象发生,应先补糖皮质激素。常用氢化可的松,20～30 mg/d,服用方法按照生理分泌节律为宜,剂量根据病情变化做相应调整。②甲状腺激素:常用左甲状腺素 50～150 μg/d,或甲状腺干粉片 40～120 mg/d。对于冠心病、老年人、骨密度低的患者,用药从最小剂量开始缓慢递增剂量,防止诱发危象。③性激素:育龄女性病情较轻者可采用人工月经周期治疗,维持第二性征和性功能;男性患者可用丙酸睾酮治疗,以改善性功能与性生活。

(三)垂体危象抢救

抢救过程中,禁用或慎用麻醉剂、镇静药、催眠药或降糖药等。

六、常见护理诊断及问题

(一)性功能障碍

与促性腺激素分泌不足有关。

(二)自我形象紊乱

与身体外观改变有关。

(三)体温过低

与继发性甲状腺功能减退有关。

（四）潜在并发症

垂体危象。

七、护理措施

（一）安全与舒适管理

根据自身体力情况安排适当的活动量，保持情绪稳定，注意生活规律，避免感染、饥饿、寒冷、手术、外伤、过劳等诱因。更换体位时注意动作易缓慢，以免发生晕厥。

（二）疾病监测

1.常规监测

观察有无视力障碍，脑神经压迫症状及颅内压增高征象。

2.并发症监测

严密观察患者生命体征、意识、瞳孔变化，一旦出现低血糖、低血压、高热或体温过低、谵妄、恶心、呕吐、抽搐甚至昏迷等垂体危象的表现，立即通知医师并配合抢救。

（三）对症护理

对于性功能障碍的患者，应安排恰当的时间与患者沟通，了解患者目前的性功能、性活动与性生活情况。向患者解释疾病及药物对性功能的影响，为患者提供信息咨询服务的途径，如专业医师、心理咨询师、性咨询门诊等。鼓励患者与配偶交流感受，共同参加性健康教育及阅读有关性健康教育的材料。女性患者若存在性交痛，推荐使用润滑剂。

（四）用药护理

向患者介绍口服药物的名称、剂量、用法、剂量不足和过量的表现；服甲状腺激素应观察心率、心律、体温及体重的变化；嘱患者避免服用镇静剂、麻醉剂等药物。应用激素替代疗法的患者，应使其认识到长期坚持按量服药的重要性和随意停药的危险性。严重水中毒浮肿明显者，应用利尿剂应注意观察药物治疗效果，加强皮肤护理，防止擦伤，皮肤干燥者涂以油剂。

（五）垂体危象护理

急救配合：立即建立静脉通路，维持输液通畅，保证药物、液体输入；保持呼吸道通畅，氧气吸入；做好对症护理，低温者可用热水袋或电热毯保暖，但要注意防止烫伤；高热者应进行降温处理，如酒精擦浴、冰敷或遵医嘱用药。加强基础护理，如口腔护理、皮肤护理，防止感染。

八、健康指导

（一）预防疾病

保持皮肤清洁，注意个人卫生，督促患者勤换衣、勤洗澡。保持口腔清洁，避免到人多拥挤的公共场所。鼓励患者活动，减少皮肤感染和皮肤完整性受损的机会；告知患者要注意休息，保持心情愉快，避免精神刺激和情绪激动。

（二）管理疾病

指导患者定期复查，发现病情加重或有变化时及时就诊。嘱患者外出时随身携带识别卡，以便发生意外时能及时救治。

（三）康复指导

遵医嘱定时、定量服用激素，勿随意停药。若需要生育者，可在医师指导下使用性激素替代疗法，以期精子（卵子）生成。

第三章　神经外科护理

第一节　颅脑损伤的护理

颅脑损伤分为头皮损伤、颅骨损伤与脑损伤,三者可单独或合并存在。其发生率仅次于四肢损伤,占全身损伤的 15％～20％,常与身体其他部位的损伤复合存在,其致残率及致死率均居首位。常见于交通、工矿等事故,自然灾害、爆炸、火器伤、坠落、跌倒以及各种锐器、钝器对头部的伤害。颅脑损伤对预后起决定性作用的是脑损伤的程度及其处理效果。

一、头皮损伤

(一)解剖生理概要

头皮分为 5 层:由外及里依次为皮肤、皮下组织、帽状腱膜、帽状腱膜下层、骨膜层。其中浅部三层紧密连接,不易分离,深部两层之间连接疏松,较易分离。各层解剖特点如下。

1.皮肤层

皮肤层厚而致密,内含大量汗腺、皮脂腺、毛囊,具有丰富的血管,外伤时易致出血。

2.皮下组织层

皮下组织层由致密的结缔组织和脂肪组织构成,前者交织成网状,内有血管、神经穿行。

3.帽状腱膜层

帽状腱膜层前连额肌,后连枕肌,两侧达颞肌筋膜,坚韧、富有张力。

4.帽状腱膜下层

帽状腱膜下层是位于帽状腱膜与骨膜之间的疏松结缔组织层,范围较广,前至眶上缘,后达上项线,其间隙内的静脉经导静脉与颅内静脉窦相通,是颅内感染和静脉窦栓塞的途径之一。

5.骨膜层

骨膜层是由致密结缔组织构成的,骨膜在颅缝处贴附紧密,其余部位贴附疏松,故骨膜下血肿易被局限。

头皮血液供应丰富,且动、静脉伴行,由颈内、外动脉的分支供血,左右各五支在颅顶汇集,各分支间有广泛的吻合支,其抗感染及愈合能力较强。

(二)分类与特点

头皮损伤是颅脑损伤中最常见的损伤,严重程度差别较大,可能是单纯损伤,也可能是合并颅骨及脑损伤。

1.头皮血肿

头皮血肿大多由钝器伤所致,按照血肿出现在头皮的层次分为以下 3 种。

(1)皮下血肿:血肿位于皮肤表层与帽状腱膜之间,因受皮下纤维隔限制,血肿体积小、张力高、压痛明显,有时因周围组织肿胀隆起,中央反而凹陷,易被误认为凹陷性颅骨骨折,需用颅骨 X 线摄片作鉴别。

(2)帽状腱膜下血肿:头部受到斜向暴力,头皮发生了剧烈滑动,撕裂该层间的导血管所致。由于该层组织疏松,出血易于扩散,严重时血肿边界可与帽状腱膜附着缘一致,覆盖整个穹隆部,蔓延至全头部,似戴一顶有波动的帽子。小儿及体弱者,可导致休克或贫血。

(3)骨膜下血肿:血肿因受到骨缝处骨膜牢固粘连的限制,多局限于某一颅骨范围内,多由颅骨骨折引起。

较小的头皮血肿,一般 1～2 周可自行吸收,无须特殊处理,早期可给予加压冷敷以减少出血和疼痛,24～48 h 后改用热敷以促进血肿吸收,切忌用力揉搓。若血肿较大,则应在严格皮肤准备和消毒下,分次穿刺抽吸后加压包扎。处理头皮血肿同时,应警惕合并颅骨损伤及脑损伤的可能。

2.头皮裂伤

头皮裂伤多为锐器或钝器打击所致,是常见的开放性头皮损伤,由于头皮血管丰富,出血较多,可引起失血性休克。处理时须着重检查有无颅骨和脑损伤。头皮裂伤较浅时,因断裂血管受头皮纤维隔的牵拉,断端不能收缩,出血量反较帽状腱膜全层裂伤者多。现场急救可局部压迫止血,争取在 24 h 内实施清创缝合。缝合前要检查伤口有无骨碎片及有无脑脊液或脑组织外溢。缝合前应剃净伤处头发,冲洗消毒伤口,实施清创缝合后,注射破伤风抗毒素。

3.头皮撕脱伤

头皮撕脱伤多因发辫受机械力牵拉,使大块头皮自帽状腱膜下层或连同骨膜一起被撕脱所致。可导致失血性或疼痛性休克。急救时,除加压包扎止血、防止休克外,应保留撕脱的头皮,避免污染,用无菌敷料包裹、隔水放置于有冰块的容器内,随伤员一同送往医院。手术应争取在伤后 6～8 h 内进行,清创植皮后,应保护植皮片不受压、不滑动,利于皮瓣成活。对于骨膜已撕脱者,在颅骨外板上多处钻孔达板障,待骨孔内肉芽组织生成后再行植皮。

二、颅骨损伤

颅骨骨折指颅骨受暴力作用致颅骨结构改变。颅骨骨折提示伤者受暴力较重,合并脑损伤概率较高。颅骨骨折不一定合并严重的脑损伤,没有骨折也可能合并脑损伤,其临床意义不在于骨折本身。颅骨骨折按骨折部位分为颅盖骨折和颅底骨折。按骨折形态分为线性骨折和凹陷性骨折。按骨折是否与外界相通分为开放性骨折与闭合性骨折。

(一)解剖生理概要

颅骨由颅盖和颅底构成,颅盖、颅底均有左右对称的骨质增厚部分,形成颅腔的坚强支架。

颅盖骨质坚实,由内、外骨板和板障构成。外板厚,内板较薄,内、外骨板表面均有骨膜覆盖,内骨膜也是硬脑膜外层,在颅骨的穹隆部,内骨膜与颅骨板结合不紧密,故颅顶部骨折时容易形成硬脑膜外血肿。

颅底骨面凹凸不平,厚薄不一,有两侧对称、大小不等的骨孔和裂隙,脑神经及血管由此出入颅腔。颅底被蝶骨嵴和岩骨嵴分为颅前窝、颅中窝和颅后窝。颅骨的气窦,如额窦、筛窦、蝶窦及乳突气房等均贴近颅底,气窦内壁与颅脑膜紧贴,颅底骨折越过气窦时,相邻硬脑膜常被撕裂,形成脑脊液外漏,易发生颅内感染。

(二)病因与发病机制

颅腔近似球体,颅骨有一定的弹性,有相当的抗压缩和抗牵张能力。颅骨受到暴力打击时,着力点局部可下陷变形,颅腔也可随之变形。当暴力强度大、受力面积小,颅骨多以局部变形为主,当受力点呈锥形内陷时,内板首先受到较大牵张力而折裂。此时若外力作用终止,则外板可弹回复位保持完整,仅造成内板骨折,骨折片可穿破硬脑膜造成局限性脑挫裂伤。如果外力继续存在,则外板也将随之折裂,形成凹陷性骨折或粉碎性骨折。当外力引起颅骨整体变形较重,受力面积又较大时,可不发生凹陷性骨折,而在较为薄弱的颞骨鳞部或颅底引发线性骨折,局部骨折线往往沿暴力作用的方向和颅骨脆弱部分延伸。当暴力直接打击在颅底平面上或暴力由脊柱上传时常引起颅底骨折。颅前窝损伤时可能累及的脑神经有嗅神经、视神经,颅中窝损伤可累及面神经、听神经,颅后窝少见。

(三)临床表现

1.颅盖骨折

(1)线性骨折:发生率最高,局部有压痛、肿胀。经颅骨 X 线摄片确诊。单纯线性骨折本身不需要特殊处理,但应警惕合并脑损伤或颅内出血,尤其是硬脑膜外血肿,有时可伴发局部骨膜下血肿。

(2)凹陷性骨折:局部可扪及局限性下陷区。若凹陷骨折位于脑重要功能区浅面,可出现偏瘫、失语、癫痫等病症。X 线摄片可见骨折片陷入颅内的深度,CT 扫描有助于骨折情况和合并脑损伤的诊断。

2.颅底骨折

多为强烈的间接暴力作用于颅底或颅盖骨折延伸到颅底所致,常为线性骨折。依骨折的部位不同可分为颅前窝、颅中窝和颅后窝骨折,临床表现各异。

(1)颅前窝骨折:骨折累及眶顶和筛骨,可有鼻出血、眶周("熊猫眼"征)及球结膜下淤血斑。若脑膜、骨膜均破裂,则合并脑脊液鼻漏,即脑脊液经额窦或筛窦由鼻孔流出。若筛板或视神经管骨折,可合并嗅神经或视神经损伤。

(2)颅中窝骨折:骨折累及蝶骨,也可有鼻出血或合并脑脊液鼻漏。若累及颞骨岩部,且脑膜、骨膜及鼓膜均破裂时,则合并脑脊液耳漏,即脑脊液经中耳由外耳道流出;若鼓膜完整,脑脊液则经咽鼓管流向鼻咽部,常被误认为是鼻漏。颅中窝骨折常合并第Ⅶ、Ⅷ脑神经损伤。若累及蝶骨和颞骨的内侧部,还可能损伤垂体或第Ⅱ、Ⅲ、Ⅳ、Ⅴ、Ⅵ脑神经。若骨折伤及颈动脉海绵窦段,可因动静脉瘘的形成而出现搏动性突眼及颅内杂音。破裂孔或颈内动脉管处的破裂,可发生致命性的鼻出血或耳出血。

(3)颅后窝骨折:骨折累及颞骨岩部后外侧时,一般在伤后 1~2 d 出现乳突部皮下淤血斑(Battle 征)。若累及枕骨基底部,可在伤后数小时出现枕下部肿胀及皮下淤血斑;枕骨大孔或岩尖后缘附近的骨折,可合并后组脑神经(第Ⅸ~Ⅻ脑神经)损伤。

(四)辅助检查

1.X 线片

可显示颅内积气,但仅 30%~50%的病例能显示骨折线。

2.CT 检查

有助于眼眶及视神经管骨折的诊断,且显示有无脑损伤。

3.尿糖试纸测定

鉴别是否为脑脊液。

(五)诊断要点

外伤史、临床表现和颅骨 X 线摄片、CT 检查基本可以明确诊断和定位,对脑脊液外漏有疑问时,可收集流出液做葡萄糖定量来测定。

(六)治疗要点

1.颅盖骨折

(1)单纯线性骨折:无须特殊处理,仅需卧床休息,对症治疗,如止痛、镇静等。但须注意有无继发颅内血肿等并发症。

(2)凹陷性骨折:若凹陷性骨折位于脑重要功能区表面,有脑受压症状或大面积骨折片下陷,直径大于 5 cm,深度超过 1 cm 时,应手术整复或摘除碎骨片。

2.颅底骨折

颅底骨折无须特殊治疗,主要观察有无脑损伤及处理脑脊液外漏、脑神经损伤等并发症。一旦出现脑脊液外漏即属开放性损伤,应使用 TAT 及抗生素预防感染,大部分漏口在伤后 1~2 周自愈。若 4 周以上仍未自愈,可行硬脑膜修补术。若骨折片压迫视神经,应尽早手术减压。

(七)护理评估

1.健康史

了解受伤过程,如暴力大小、方向、受伤时有无意识障碍及口鼻出血情况,初步判断是否伴有脑损伤。同时了解患者有无合并其他疾病。

2.目前身体状况

(1)症状和体征:了解患者目前的症状和体征可判断受伤程度和定位,观察患者有无"熊猫眼"征、Battle 征,明确有无脑脊液外漏。鉴别血性脑脊液外漏与耳鼻损伤出血时,可将流出的血性液体滴于白色滤纸上,如见血迹外围有月晕样淡红色浸润圈,可判断为脑脊液外漏。有时颅底骨折虽伤及颞骨,且骨膜及脑膜均已破裂但鼓膜尚完整时,脑脊液可经咽鼓管流至咽部而被患者咽下,故应询问患者是否有腥味液体流至咽部。

(2)辅助检查:颅骨 X 线及 CT 检查结果,确定骨折的部位和性质。

3.心理-社会状况

了解患者可因头部外伤而出现的焦虑、害怕、恐惧等心理反应,以及对骨折能否恢复正常的担心程度。同时也应了解家属对疾病的认识及心理反应。

(八)常见护理诊断及问题

1.疼痛

疼痛与损伤有关。

2.有感染的危险

感染与脑脊液外漏有关。

3.感知的改变

感知的改变与脑神经损伤有关。

4.知识缺乏

缺乏有关预防脑脊液外漏逆行感染的相关知识。

5.潜在并发症

潜在并发症为颅内出血、颅内压增高、颅内低压综合征。

(九)护理目标

(1)患者疼痛与不适程度减轻。

(2)患者生命体征平稳,无颅内感染发生。

(3)颅神经损伤症状减轻。

(4)患者能够叙述预防脑脊液外漏逆行感染的注意事项。

(5)患者病情变化能够被及时发现和处理。

(十)护理措施

1.脑脊液外漏的护理

(1)保持外耳道、鼻腔和口腔清洁,清洁时注意棉球不可过湿,以免液体逆流入颅。

(2)在鼻前庭或外耳道口松松地放置干棉球,随湿随换,同时记录 24 h 浸湿的棉球数,以估计脑脊液外漏量。

(3)避免用力咳嗽、打喷嚏、擤鼻涕及用力排便,以免颅内压骤然升降导致脑脊液逆流。

(4)脑脊液鼻漏者不可经鼻腔吸痰或放置胃管,禁止耳、鼻滴药、冲洗和堵塞,禁忌做腰穿。

(5)取头高位及患侧卧位休息,将头抬高15°至漏液停止后3~5 d,借重力作用使脑组织移至颅底硬脑膜裂缝处,促使局部粘连而封闭漏口。

(6)密切观察有无颅内感染迹象,根据医嘱预防性应用抗生素及破伤风抗毒素。

2.病情观察

观察有无颅内继发性损伤,如脑组织、脑膜、血管损伤引起的癫痫、颅内出血、继发性脑水肿、颅内压增高等。脑脊液外漏可推迟颅内压增高症状的出现,应严密观察意识、生命体征、瞳孔及肢体活动等情况,及时发现颅内压增高及脑疝的早期迹象。注意颅内低压综合征,若脑脊液外漏多,可使颅内压过低而导致颅内血管扩张,出现剧烈头痛、眩晕、呕吐、厌食、反应迟钝、脉搏细弱、血压偏低等。

(十一)护理评价

(1)患者疼痛是否缓解。

(2)患者有无颅内感染发生,脑脊液外漏是否如期愈合,护理措施是否得当。

(3)脑神经损伤症状是否减轻。

(4)患者能否叙述预防脑脊液外漏逆行感染的注意事项,遵医行为如何。

(5)患者病情变化是否被及时发现,并发症是否得到及时控制与预防和处理。

(十二)健康指导

对于颅底骨折合并脑脊液外漏者,主要是预防颅内感染,要劝告患者勿挖外耳道、抠鼻孔和擤鼻;注意预防感冒,以免咳嗽、打喷嚏;同时合理饮食,防止便秘,避免屏气、用力排便。

三、脑损伤

脑的被膜自外向内依次为硬脑膜、蛛网膜和软脑膜。硬脑膜坚韧且有光泽,由两层合成,外层兼具颅骨内膜的作用,内层较坚厚,两层之间有丰富的血管和神经。蛛网膜薄而透明,缺乏血管和神经,与硬脑膜之间有硬膜下腔,与软脑膜之间有蛛网膜下隙,充满脑脊液。脑脊液为无色透明液体,内含各种浓度不等的无机盐、葡萄糖、微量蛋白和淋巴细胞,对中枢神经系统起缓冲、保护、运输代谢产物及调节颅内压等作用。软脑膜薄且富有血管,覆盖于脑的表面并深入沟裂内。

脑损伤是指由于暴力作用使脑膜、脑组织、脑血管以及脑神经的损伤。根据伤后脑组织与外界是否相通,将脑损伤分为开放性和闭合性两类,前者多由锐器或火器直接造成,有头皮裂伤、颅骨骨折和硬脑膜破裂,常伴有脑脊液外漏;后者由头部接触较钝物体或间接暴力造成,脑膜完整,无脑脊液外漏。根据脑损伤机制及病理改变分为原发性脑损伤和继发性脑损伤,前者指暴力作用于头部时立即发生的脑损伤,且不再继续加重,主要有脑震荡、脑挫裂伤及原发性脑干损伤等;后者指受伤一定时间后出现的脑受损病变,主要有脑水肿和颅内血肿,颅内血肿往往需要开颅手术。

(一)病因与发病机制

颅脑损伤的程度和类型多种多样。引起脑损伤的外力除可直接导致颅骨变形外,也可使头颅产生加速或减速运动,致使脑组织受到压迫、牵张、滑动或负压吸附等多种应力。由于暴力作用部位不同,脑在颅腔内产生的超常运动也各异,其运动方式可以是直线性也可以是旋转性。如人体坠落时,运动的头颅撞击于地面,受伤瞬间头部产生减速运动,脑组织会因惯性力作用撞击于受力侧的颅腔内壁,造成减速性损伤。大而钝的物体向静止的头部撞击时,引起头部的加速运动而产生惯性力。当暴力过大并伴有旋转力时,可使脑组织在颅腔内产生旋转运动,不仅使脑组织表面在颅腔内摩擦、撞击引起损伤,而且在脑组织内不同结构间产生剪应力,引起更为严重的损伤。惯性力引起的脑损伤分散且广泛,常有早期昏迷的表现。由于颅前窝和颅中窝的凹凸不平,各种不同部位和方式的头部损伤,均易在额极、颞极及其底面发生惯性力的脑损伤。

(二)临床表现

1.脑震荡

脑震荡是最常见的轻度原发性脑损伤,为受伤后立即出现短暂的意识障碍,可为神志不清或完全昏迷,持续数秒或数分钟,一般不超过 30 min,较重者出现皮肤苍白、出汗、血压下降、心动徐缓、呼吸微弱、肌张力减低、各种生理反射迟钝或消失。清醒后大多不能回忆受伤当时乃至伤前一段时间内的情况,临床称为逆行性遗忘。可能会伴有头痛、头昏、恶心、呕吐等症状,短期内可自行好转。神经系统检查无阳性体征,显微镜下可见神经组织结构紊乱。

2.脑挫裂伤

脑挫裂伤是常见的原发性脑损伤。包括脑挫伤及脑裂伤,前者指脑组织遭受破坏较轻,软脑膜尚完整;后者指软脑膜、血管和脑组织同时有破裂,伴有外伤性蛛网膜下隙出血。两者常同时存在,临床上又不易区别,合称为脑挫裂伤。脑挫裂伤可单发,也可多发,好发于额极、颞极及其基底。临床表现为:

（1）意识障碍：是脑挫裂伤最突出的临床表现。伤后立即出现，其程度和持续时间与脑挫裂伤程度、范围直接相关。多数患者在半小时以上，严重者可长期持续昏迷。

（2）局灶症状和体征：受伤当时立即出现与伤灶区功能相应的神经功能障碍或体征，如运动区损伤出现锥体束征、肢体抽搐、偏瘫等；若仅伤及"哑区"，可无神经系统缺损的表现。

（3）头痛、恶心、呕吐：与颅内压增高、自主神经功能紊乱或外伤性蛛网膜下隙出血有关。后者还可出现脑膜刺激征，腰穿脑脊液检查有红细胞。

（4）颅内压增高与脑疝：因继发颅内血肿或脑水肿所致，使早期的意识障碍或偏瘫程度加重，或意识障碍好转后又加重，同时有血压升高、心率减慢、瞳孔不等大以及锥体束征等表现。

3.原发性脑干损伤

原发性脑干损伤其症状与体征在受伤当时即已出现。单独的原发性脑干损伤较少，常与弥漫性损伤共存。患者常因脑干网状结构受损、上行激活系统功能障碍而持久昏迷，昏迷程度较深。伤后早期常出现严重生命体征变化，表现为呼吸节律紊乱，心率及血压波动明显。双侧瞳孔时大时小，对光反射无常，眼球位置歪斜或同向凝视。出现病理反射、肌张力增高、去皮质强直等。

4.弥散性轴索损伤

弥散性轴索损伤属于惯性力所致的弥散性脑损伤，由于脑的扭曲变形，脑内产生剪切或牵拉作用，造成脑白质广泛性轴索损伤。病变可分布于大脑半球、胼胝体、小脑或脑干。显微镜下所见为轴突断裂结构改变。可与脑挫裂伤合并存在或继发脑水肿，使病情加重。主要表现为受伤当时立即出现的较长时间昏迷。是由广泛的轴索损害，皮层与皮层下中枢失去联系所致。若累及脑干，患者出现一侧或双侧瞳孔散大，对光反应消失，或同向凝视等。神志好转后，可因继发脑水肿而再次昏迷。

5.颅内血肿

颅内血肿是颅脑损伤中最多见、最危险却又是可逆的继发性病变。其严重性在于引起颅内压增高导致脑疝危及生命，早期发现和及时处理可改善预后。根据血肿的来源和部位可分为：硬脑膜外血肿、硬脑膜下血肿和脑内血肿。根据血肿引起颅内压增高及早期脑疝症状所需时间分为：①急性型：72 h内出现症状。②亚急性型：3 d至3周出现症状。③慢性型：3周以上才出现症状。

（1）硬脑膜外血肿：是指出血积聚于颅骨与硬脑膜之间。与颅骨损伤有密切关系，症状取决于血肿的部位及扩展的速度。①意识障碍：可以是原发性脑损伤直接导致，也可由血肿本身导致颅内压增高、脑疝引起，前者较轻，最初的昏迷时间很短，与脑疝引起昏迷之间有一段意识清醒时间。后者常发生于伤后数小时至1～2 d。经过中间清醒期，再度出现意识障碍，并渐次加重。如果原发性脑损伤较严重或血肿形成较迅速，也可不出现中间清醒期。少数患者可无原发性昏迷，而在血肿形成后出现昏迷。②颅内压增高及脑疝表现：出现头痛、恶心、呕吐剧烈、烦躁不安、淡漠、嗜睡、定向不准等症状。一般成人幕上血肿大于20 mL，幕下血肿大于10 mL，即可引起颅内压增高症状。幕上血肿者大多先经历小脑幕切迹疝，然后合并枕骨大孔疝，故严重的呼吸循环障碍常发生在意识障碍和瞳孔改变之后。幕下血肿者可直接发生枕骨大孔疝，瞳孔改变、呼吸骤停几乎同时发生。

(2)硬脑膜下血肿:硬脑膜下血肿是指出血积聚在硬脑膜下腔,是最常见的颅内血肿。急性硬脑膜下血肿症状类似硬脑膜外血肿,脑实质损伤较重,原发性昏迷时间长,中间清醒期不明显,颅内压增高与脑疝的其他征象多在伤后 1～3 d 内进行性加重。由于病情发展急重,一经确诊应尽早手术治疗。慢性硬脑膜下血肿好发于老年人,大多有轻微头部外伤史,有的患者伴有脑萎缩、血管性或出血性疾病。由于致伤外力小,出血缓慢,患者可有慢性颅内压增高表现,如头痛、恶心、呕吐和视神经盘水肿等;血肿压迫症状,如偏瘫、失语和局限性癫痫等;有时可有智力下降、记忆力减退和精神失常。

(3)脑内血肿:有 2 种类型。①浅部血肿,出血均来自脑挫裂伤灶,少数与颅骨凹陷性骨折部位相应,好发于额叶和颞叶,常与硬脑膜下和硬膜外血肿并存。②深部血肿,多见于老年人,血肿位于白质深部,脑表面可无明显挫伤。临床表现以进行性意识障碍为主,若血肿累及重要脑功能区,可出现偏瘫、失语、癫痫等局灶症状。

(三)辅助检查

一般采用 CT、MRI 检查。脑震荡无阳性发现,可显示脑挫裂伤的部位、范围、脑水肿的程度及有无脑室受压及中线结构移位等;弥散性轴索损伤 CT 扫描可见大脑皮质与髓质交界处、胼胝体、脑干、内囊区域或三脑室周围有多个点状或小片状出血灶;MRI 能提高小出血灶的检出率;硬脑膜外血肿 CT 检查表现为颅骨内板与脑表面之间有双凸镜形或弓形密度增高影,常伴颅骨骨折和颅内积气;硬脑膜下血肿 CT 检查示颅骨内板下低密度的新月形、半月形或双凸镜形影;脑内血肿 CT 检查在脑挫裂伤灶附近或脑深部白质内见到圆形或不规则高密度血肿影,周围有低密度水肿区。

(四)诊断要点

患者外伤史、意识改变、瞳孔的变化、锥体束征,以及 CT、MRI 检查可明确诊断。

1.非手术治疗

(1)脑震荡:通常无须特殊治疗。一般卧床休息 1～2 周,可完全恢复。适当给予镇痛、镇静等对症处理,禁用吗啡及哌替啶。

(2)脑挫裂伤:以非手术治疗为主。①一般处理:静卧、休息,床头抬高,宜取侧卧位;保持呼吸道通畅;维持水、电解质、酸碱平衡;应用抗生素预防感染;对症处理;严密观察病情变化。②防治脑水肿:是治疗脑挫裂伤的关键。可采用脱水、激素或过度换气等治疗对抗脑水肿、降低颅内压;吸氧、限制液体入量;冬眠低温疗法降低脑代谢率等。③促进脑功能恢复:应用营养神经药物,如 ATP、辅酶 A、细胞色素 C 等,以供应能量,改善细胞代谢,促进脑细胞功能恢复。

2.手术治疗

(1)重度脑挫裂伤:经非手术治疗无效,颅内压增高明显甚至出现脑疝迹象时,应做脑减压术或局部病灶清除术。

(2)硬脑膜外血肿:一经确诊,立即手术,清除血肿。

(3)硬脑膜下血肿:多采用颅骨钻孔冲洗引流术,术后引流 48～72 h。

(4)脑内血肿:一般经手术清除血肿。

(5)常见手术方式:开颅血肿清除术、去骨瓣减压术、钻孔探查术、脑室引流术、钻孔引流术。

(五)护理评估

1.健康史

详细了解受伤过程,如暴力大小、方向、性质、速度、患者当时有无意识障碍,其程度及持续时间,有无中间清醒期、逆行性遗忘,受伤当时有无口鼻、外耳道出血或脑脊液外漏发生,是否出现头痛、恶心、呕吐等情况;初步判断是颅伤、脑伤或是复合损伤;同时应了解现场急救情况;了解患者既往健康状况。

2.目前身体状况

评估患者的症状和体征,了解有无神经系统病征及颅内压增高征象;根据观察患者意识、瞳孔、生命体征及神经系统体征的动态变化,区分脑损伤是原发的还是继发的;结合 X 线、CT 以及 MRI 检查结果判断损伤的严重程度。

3.心理-社会状况

了解患者及家属对颅脑损伤及其术后功能恢复的心理反应,常见心理反应有焦虑、恐惧等;了解家属对患者的支持能力和程度。

(六)常见护理诊断及问题

1.清理呼吸道无效

清理呼吸道无效与脑损伤后意识障碍有关。

2.疼痛

疼痛与颅内压增高和手术切口有关。

3.营养失调/低于机体需要量

其与脑损伤后高代谢、呕吐、高热、不能进食等有关。

4.体温过高

体温过高与脑干损伤有关。

5.潜在并发症

潜在并发症为颅内压增高、脑疝及癫痫发作。

(七)护理目标

(1)患者意识逐渐恢复,生命体征平稳,呼吸道通畅。

(2)患者的疼痛减轻,舒适感增加。

(3)患者营养状态能够维持或接近正常水平。

(4)患者体温维持正常。

(5)患者颅内压增高、脑疝的早期迹象及癫痫发作能够得到及时预防、发现和处理。

(八)护理措施

1.现场急救

及时而有效的现场急救,在缓解致命性危险因素的同时(如窒息、大出血、休克等)为进一步治疗创造了有利条件,如预防或减少感染机会,提供确切的受伤经过。

(1)维持呼吸道通畅:颅脑损伤患者常有不同程度的意识障碍,失去正常的咳嗽反射和吞咽功能,呼吸道分泌物不能有效排除,舌根后坠可引起严重呼吸道梗阻。应及时清除口咽部分泌物、呕吐物,将患者侧卧或放置口咽通气道,必要时行气管切开,保持呼吸道畅通。

（2）伤口处理：单纯头皮出血，清创后加压包扎止血；开放性颅脑损伤应剪短伤口周围头发，伤口局部不冲洗、不用药；外露的脑组织周围可用消毒纱布卷保护，外加干纱布适当包扎，避免局部受压。若伤情许可宜将头部抬高以减少出血。尽早进行全身抗感染治疗及破伤风预防注射。

（3）防治休克：有休克征象者，应查明有无颅外部位损伤，如多发性骨折、内脏破裂等。患者平卧，注意保暖，及时补充血容量。

（4）做好护理记录：准确记录受伤经过、初期检查发现、急救处理经过及生命体征、意识、瞳孔、肢体活动等病情，为进一步处理提供依据。

2.病情观察

动态的病情观察是鉴别原发性与继发性脑损伤的重要手段。观察内容包括意识、瞳孔、生命体征、神经系统体征等。

（1）意识状态：意识障碍是脑损伤患者最常见的变化之一。通过意识障碍的程度可判断颅脑损伤的轻重；意识障碍出现的迟早和有无继续加重，可作为区别原发性和继发性脑损伤的重要依据。

传统意识分法：分为清醒、模糊、浅昏迷、昏迷和深昏迷五级。①意识清醒：正确回答问题，判断力和定向力正确。②意识模糊：为最轻或最早出现的意识障碍，因而也是最需要关注的，能简单回答问题，但不确切，判断力和定向力差，呈嗜睡状。③浅昏迷：意识丧失，对疼痛刺激有反应，角膜、吞咽反射和病理反射尚存在，重的意识模糊与浅昏迷的区别仅在于前者尚能保持呼之能应或呼之能睁眼这种最低限度的合作。④昏迷：指痛觉反应已经迟钝、随意运动已完全丧失的意识障碍阶段，可有鼾声、尿潴留等表现，瞳孔对光反应与角膜反射尚存在。⑤深昏迷：对痛刺激无反应，各种反射消失，呈去皮质强直状态。

Glasgow 昏迷评分法：评定睁眼、语言及运动反应，以三者积分表示意识障碍程度，最高15 分，表示意识清醒，8 分以下为昏迷，最低 3 分（表 3-1）。

表 3-1　Glasgow 昏迷评分法

睁眼反应		语言反应		运动反应	
能自行睁眼	4	回答正确	5	遵嘱活动	6
呼之能睁眼	3	回答错误	4	刺痛定位	5
刺痛能睁眼	2	语无伦次	3	躲避刺痛	4
不能睁眼	1	只能发声	2	刺痛肢屈	3
		不能发声	1	刺痛肢伸	2
				无反应	1

（2）生命体征：生命体征紊乱是脑干受损征象。为避免患者躁动影响准确性，应先测呼吸，再测脉搏，最后测血压。颅脑损伤患者以呼吸变化最为敏感和多变，注意节律、深浅。若伤后血压上升，脉搏缓慢有力，呼吸深慢，提示颅内压升高，应警惕颅内血肿或脑疝发生；伤后，与意识障碍和瞳孔变化同时出现心率减慢和血压升高，为小脑幕切迹疝；枕骨大孔疝患者可未经明显的意识障碍和瞳孔变化阶段而突然发生呼吸停止。伤后早期，由于组织创伤反应，可出现中

等程度发热;若累及间脑或脑干可导致体温调节紊乱,出现体温不升或中枢性高热。

(3)瞳孔变化:可因动眼神经、视神经以及脑干部位的损伤引起。正常瞳孔等大、圆形,在自然光线下直径 3～4 mm,直接、间接对光反应灵敏。伤后一侧瞳孔进行性散大,对侧肢体瘫痪伴意识障碍加重,提示脑受压或脑疝;伤侧瞳孔先短暂缩小继之散大,伴对侧肢体运动障碍,提示伤侧颅内血肿;双侧瞳孔散大、对光反应消失、眼球固定伴深昏迷或去皮质强直,多为原发性脑干损伤或临终表现。观察瞳孔时应排除某些药物、剧痛、惊骇等对瞳孔变化的影响。

(4)其他:观察有无脑脊液外漏、呕吐,有无剧烈头痛或烦躁不安等颅内压增高的表现或脑疝先兆。注意 CT 和 MRI 扫描结果及颅内压监测情况。

3.一般护理

(1)体位:抬高床头 15°～30°,以利脑静脉回流,减轻脑水肿。深昏迷患者取侧卧位或侧俯卧位,以利于口腔内分泌物排出。保持头与脊柱在同一直线上,头部过伸或过屈均会影响呼吸道通畅以及颈静脉回流,不利于降低颅内压。氧气吸入,做好气管插管、气管切开准备。

(2)营养与补液:及时、有效补充能量和蛋白质以减轻机体损耗。不能进食在伤后 48 h 后可行全胃肠外营养。评估患者营养状况,如体重、氮平衡、血浆蛋白、血糖、血电解质等,以便及时调整营养素供给量和配方。

(3)卧床患者基础护理:加强皮肤护理、口腔护理、排尿排便等生活护理,尤其是意识不清昏迷患者预防各种并发症的发生。

(4)根据病情做好康复护理:重型颅脑损伤患者生命体征平稳后要及早进行功能锻炼,可减少日后的并发症和后遗症,主要通过姿势治疗、按摩、被动运动、主动运动等。

4.高热患者的护理

高热可造成脑组织相对缺氧,加重脑损害,故须采取积极降温措施。常用物理降温法有冰帽,或头、颈、腋、腹股沟等处放置冰袋或冰水毛巾等。如体温过高物理降温无效或引起寒战时,需采用冬眠疗法。常用氯丙嗪、异丙嗪各 25 mg 或 50 mg 肌内注射或静脉滴注,用药 20 min 后开始物理降温。降温速度以每小时下降 1 ℃为宜,降至肛温为 32～34 ℃较为理想。可每 4～6 h 重复用药,一般维持 3～5 d。低温期间应密切观察生命体征并记录,若收缩压低于 13.3 kPa(100 mmHg),呼吸次数减少或不规则时,应及时通知医师停止冬眠疗法或更换冬眠药物。观察局部皮肤、肢体末端和耳郭处血液循环情况,以免冻伤,并防止肺炎、压疮的发生。停用冬眠疗法时,应先停物理降温,再逐渐停冬眠药物。

5.颅内压增高的护理

见本章第二节。

6.脑室引流管的护理

对有脑室引流管患者护理时应注意:①应严格无菌操作。②引流袋最高处距侧脑室的距离为10～15 cm。③注意引流速度,禁忌流速过快,避免颅内压骤降造成危险。④控制脑脊液引流量,每日不超过500 mL为宜。⑤注意观察脑脊液性状,若有大量鲜血提示脑室内出血,若为混浊则提示有感染。

(九)护理评价

(1)患者意识状态是否逐渐恢复,患者呼吸是否平稳,有无误吸发生。

（2）患者疼痛是否减轻。

（3）患者的营养状态如何，营养素供给是否得到保证。

（4）患者体温是否恢复正常。

（5）患者是否出现颅内压增高、脑疝以及癫痫发作等并发症，若出现是否得到及时发现和处理。

（十）健康指导

（1）康复训练：根据脑损伤遗留的语言、运动或智力障碍程度，制订康复训练计划，以改善患者生活自理能力以及社会适应能力。

（2）外伤性癫痫患者应定期服用抗癫痫药物，不能单独外出，以防发生意外。

（3）骨瓣去除患者应做好自我保护，防止因重物或尖锐物品碰撞患处而发生意外，尽可能取健侧卧位以防止膨出的脑组织受到压迫。3～6个月后视情况可做颅骨修补术。

第二节　颅内压增高症的护理

颅内压增高是神经外科常见临床病理综合征，是颅脑损伤、脑肿瘤、脑出血、脑积水和颅内炎症等疾病引起颅腔内容物体积增加，导致颅内压持续在 2.0 kPa 以上，并发头痛、呕吐、视神经盘水肿等相应的综合征时，称为颅内压增高。如不及时诊断和解除引起颅内压增高的病因，或采取相应的缓解措施，患者将因意识丧失、呼吸抑制等脑疝综合征而死亡。

成人颅腔是由颅骨构成的半封闭体腔，颅腔内容纳脑组织、脑脊液和血液三种内容物，当儿童颅缝闭合后或成人颅腔的容积是固定不变的，为 1400～1500 mL。颅腔内的上述 3 种内容物，使颅内保持一定的压力，称为颅内压。由于颅内的脑脊液介于颅腔壁和脑组织之间，一般以脑脊液的静水压代表颅内压力，通过侧卧位腰椎穿刺或直接脑室穿刺测量来获得该压力数值，成人的正常颅内压为 0.7～2.0 kPa，儿童的正常颅内压为 0.5～1.0 kPa。临床上颅内压还可以通过采用颅内压监护装置，进行持续地动态观察。

正常颅内压可有小范围的波动，它与血压和呼吸关系密切，在血压收缩期颅内压略有增高，舒张期颅内压稍下降；呼气时压力略增，吸气时压力稍降。颅内压的调节除部分依靠颅内的静脉血被排挤到颅外血液循环外，主要是通过脑脊液量的增减来调节。当颅内压降低时，脑脊液的分泌则增加，而吸收减少，使颅内脑脊液量增多，以维持颅内压不变。相反，当颅内压增高时，脑脊液的分泌减少而吸收增多，使颅内脑脊液量减少，从而代偿增加的颅内压。脑脊液的总量占颅腔总容积的 10%，一般允许颅内增加的临界容积约为 5%，以应付正常生理状态下颅内空间的变化，如果超过此范围，颅内压则开始增高。当颅腔内容物体积增大或颅腔容量缩减超过颅腔容积的 8%～10%，生理调节能力失调，则会产生严重的颅内压增高。

一、病因与发病机制

（一）病因

（1）颅内占位性病变：如颅内肿瘤、血肿、脓肿等，使颅内空间相对变小。

（2）脑积水：交通性或非交通性的脑积水造成脑脊液过多，是形成颅内压增高的原因。

（3）脑水肿：脑组织损伤、炎症、缺血缺氧及中毒，均可引起严重脑水肿，导致颅内压增高。

（4）脑循环血量的异常：血液中 $PaCO_2$ 上升，脑血管扩张，脑循环血量增多，导致颅内压增高。

（5）先天性畸形：如颅底凹陷征、狭颅征，使颅腔容积变小。

（6）大片凹陷性骨折：使颅腔变小。

（二）发病机制

1.影响颅内压增高的因素

（1）年龄：婴幼儿及小儿的颅缝未闭合或尚未牢固融合，或老年人由于脑萎缩，使颅内的代偿空间增多，均可使颅腔的代偿能力增加，从而缓和或延迟了病情的进展。

（2）病变的进展速度：Langlitt 1965 年用狗做颅腔内容物的体积与颅内压之间的关系的实验，得出颅内压力与体积之间的关系是指数关系，两者之间的关系可以说明一些临床现象，如当颅内占位性病变时，随着病变的缓慢增长，可以长期不出现颅内压增高症状，一旦由于代偿功能失调，颅内压急剧上升，则病情将迅速发展，往往在短期内即出现颅内高压危象或脑疝。

（3）病变部位：在颅脑中线或颅后窝的占位性病变，容易阻塞脑脊液循环通路导致颅内压增高症状；颅内大静脉窦附近的占位性病变，由于早期即可压迫静脉窦，引起颅内静脉血液的回流或脑脊液的吸收障碍，使颅内压增高症状亦可早期出现。

（4）伴发脑水肿的程度：脑寄生虫病、脑脓肿、脑结核、脑肉芽肿等由于炎症性反应均可伴有明显的脑水肿，早期即可出现颅内压增高的症状。

（5）全身系统性疾病：其他系统的严重病变如尿毒症、肝昏迷、毒血症、肺部感染、酸碱平衡失调等都可引起继发性脑水肿致颅内压增高。高热可加重颅内压增高的程度。

2.颅内压增高的后果

颅内压持续增高，可引起一系列中枢神经系统功能紊乱和病理变化。主要病理改变如下。

（1）脑血流量的降低：正常成人每分钟约有 1200 mL 血液进入颅内，并能自动调节。其公式为：

$$脑血流量（CBF）= \frac{脑灌注压（CPP）}{脑血管阻力（CVP）}$$

脑的灌注压（CPP）=平均动脉压（MAP）－颅内压（ICP），正常值为 9.3～12 kPa（70～90 mmHg），脑血管阻力为 0.16～0.33 kPa（1.2～2.5 mmHg），此时脑血管的自动调节功能良好。如因颅内压增高而引起的脑灌注压下降，可通过血管扩张，以降低血管阻力的自动调节反应，维持脑血流量的稳定。如果颅内压不断增高使脑灌注压低于 5.3 kPa（40 mmHg）时，脑血管自动调节功能失效，脑血流量随之急剧下降，就会造成脑缺血缺氧。当颅内压升至接近平均动脉压水平时，颅内血流几乎完全停止，患者就会处于严重的脑缺血缺氧状态，最终出现脑死亡。

（2）脑水肿：颅内压增高可直接影响脑的代谢和血流量，从而产生脑水肿，使脑的体积增大，进而加重颅内压增高。颅内压增高使脑血流量降低，造成脑组织缺血缺氧，加重脑水肿，进而加重颅内压增高，引发脑疝，使脑组织移位，压迫脑干，导致脑干功能衰竭（呼吸、循环衰竭）。

（3）库欣综合征：颅内压急剧升高时，患者出现血压升高（全身血管加压反应）、心跳和脉搏减慢、呼吸节律紊乱及体温升高等各项生命体征发生变化,这种变化即称库欣反应。多见于急性颅内压增高病例。

（4）胃肠功能紊乱:部分颅内压增高患者,可首先表现为胃肠功能紊乱,出现呕吐,胃,十二指肠溃疡、出血和穿孔等,这与颅内压增高引起下丘脑自主神经中枢功能紊乱有关。

（5）神经性肺水肿:有 5%～10% 的急性颅内压增高病例出现,表现为呼吸急促、痰鸣,并有大量泡沫状血性痰。这与下丘脑、延髓受压导致 α 肾上腺能神经活性增强有关。

二、临床表现

（一）头痛

头痛是颅内压增高最常见的症状之一,以早晨或晚间较重,部位多位于额部及颞部,可从颈枕部向前放射至眼眶。头痛程度可随颅内压的增高而进行性加重。当用力、咳嗽、喷嚏、弯腰或低头活动时常使头痛加重。头痛性质以胀痛和撕裂痛为多见。

（二）恶心、呕吐

头痛剧烈时,可伴有恶心和呕吐。呕吐呈喷射性,易发生于饭后。呕吐后头痛可有所缓解,患者常因此而拒食,反复呕吐可导致水、电解质紊乱和体重减轻。

（三）视神经盘水肿

视神经盘水肿因视神经受压、眼底静脉回流受阻引起,这是颅内压增高的重要客观体征之一。表现为视神经盘充血,边缘模糊不清,中央凹陷消失,视网膜静脉怒张。若视神经盘水肿长期存在,则视盘颜色苍白,视力减退,视野向心缩小,称为视神经继发性萎缩。患者常有一过性的视力模糊,即使此时颅内压增高得以解除,往往视力的恢复也并不理想,甚至继续恶化直至失明。

以上三者是颅内压增高的典型表现,称之为颅内压增高"三主征"。其中视神经盘水肿是诊断颅内压增高的重要客观体征。

（四）意识障碍及生命体征变化

颅内压增高的初期意识障碍可出现嗜睡、反应迟钝等。持续及严重的颅内压增高,会出现昏睡、昏迷,伴有瞳孔散大、对光反应消失、脑疝、去皮质强直。患者可伴有典型的生命体征变化,即血压升高,尤其是收缩压升高,脉压增大;脉搏缓慢,洪大有力;呼吸深慢等。

（五）其他症状和体征

颅内压增高还可引起一侧或双侧外展神经麻痹或复视、头晕、猝倒等。小儿颅内压增高时可有头皮静脉怒张、头颅增大、颅缝增宽或分离、前囟饱满。

三、实验室及其他检查

（一）头颅 X 线断层扫描(CT)及磁共振成像(MRI)

目前 CT 是诊断颅内占位性病变的首选辅助检查措施。在 CT 不能确诊的情况下,可进一步行 MRI 检查,以利于确诊。可见脑沟变浅,脑室、脑池缩小或脑结构变形等,通常能显示病变的位置、大小和形态。

（二）脑血管造影或数字减影血管造影

脑血管造影或数字减影血管造影主要用于疑有脑血管畸形或动脉瘤等疾病的检查。

（三）头颅 X 线摄片

颅内压增高时,可见脑回压迹增多、加深,鞍背骨质稀疏及蝶鞍扩大,颅骨的局部破坏或增生等,小儿可见颅骨骨缝分离。X 线片对于诊断颅骨骨折,垂体瘤所致蝶鞍扩大以及听神经瘤引起内听道孔扩大等具有重要价值。

（四）腰椎穿刺

腰穿可在取脑脊液检查的同时测量颅内压力。但对有明显颅内压增高症状和体征的患者禁忌腰穿,因腰穿时可能引发脑疝。

四、治疗要点

根本的治疗方法是去除颅内压增高的病因,如切除颅内肿瘤、清除血肿、控制颅内感染等。如病因未查明或一时不能解除病因者可作对症治疗。

（一）非手术治疗

1.脱水治疗

使用脱水药物以减少脑组织中的水分,从而缩小脑体积,同时限制水、钠的输入量,降低颅内压。

2.激素治疗

肾上腺皮质激素能改善毛细血管通透性,防治脑水肿。

3.冬眠低温治疗

冬眠低温治疗法可以降低脑的代谢及脑组织耗氧量,减少脑水肿的发生和发展,从而降低颅内压。

4.辅助过度换气

辅助过度换气的目的是使体内的 CO_2 排出,增加血氧分压,减少脑血流量,使颅内压相应下降。

（二）手术治疗

主要施行手术减压。

（1）开颅切除病变组织。

（2）颅骨切除术。

（3）建立脑脊液引流系统:①内引流:脑室心房分流及脑室腹腔分流。②外引流:脑室引流,脑室穿刺引流脑脊液至体外,可以暂时降低颅内压,以便进一步施行手术治疗。

五、护理评估

（一）健康史

了解有无脑外伤、颅内炎症、脑肿瘤及高血压、脑动脉硬化病史,初步判断颅内压增高的病因;评估患者有无合并其他系统疾病,有无呼吸道梗阻、便秘、剧烈咳嗽、癫痫等导致颅内压骤升的因素。

（二）目前身体状况

1.症状和体征

患者头痛的性质、程度、持续时间;有无喷射性呕吐;患者有无意识障碍、视力障碍;患者的生命体征的变化等。

2.辅助检查

CT 及 MRI 检查结果；监测患者的电解质、血气分析，评估患者有无水、电解质、酸碱平衡紊乱。

3.心理-社会状况

评估颅内压增高患者有无因头痛、呕吐等不适引起的烦躁不安、焦虑、紧张等心理反应，同时要了解患者及家属对疾病的认知程度、家庭经济状况和社会支持情况。

六、常见护理诊断及问题

(一)疼痛

疼痛与颅内压增高有关。

(二)脑组织灌注量改变

脑组织灌注量改变与颅内压增高有关。

(三)体液不足

体液不足与颅内压增高引起剧烈呕吐及应用脱水剂有关。

(四)有受伤的危险

受伤与意识障碍、视力障碍有关。

(五)潜在并发症

潜在并发症为脑疝。

七、护理目标

(1)患者主诉头痛减轻，舒适感增加。

(2)脑组织灌注正常，去除引起颅内压骤增的因素。

(3)体液保持平衡，生命体征平稳，尿比重在正常范围，无脱水症状和体征。

(4)患者无意外受伤情况的发生。

(5)患者发生脑疝征象能够被及时发现和处理。

八、护理措施

(一)一般护理

1.体位

抬高头部 15°～30°，即使患者有休克情况也不可采取垂头仰卧式。头、颈应呈一直线，利于颅内静脉回流，减轻脑水肿。

2.吸氧

持续或间断吸氧，改善脑缺氧，使脑血管收缩，降低脑血流量，减轻脑水肿。

3.控制液体摄入量

补液量应以能维持出入量的平衡为度，一般每日不超过 2000 mL，且保持尿量在 600 mL以上。注意补充电解质并调节酸碱平衡，防止水电解质紊乱。

4.病情观察

密切观察患者的意识状态、生命体征、瞳孔等变化，持续监测颅内压及其波型变化，警惕脑疝的发生。

5. 生活护理

做好口腔、皮肤的护理工作,注意饮食调整,适当限制钠盐,保护患者,防止受伤。

(二)防止颅内压骤然升高的护理

1. 保持安静

绝对卧床休息,尽量减少搬运患者次数,急需搬运时,动作要轻,头部相对固定,坐起时勿用力过猛。限制患者家属探视,避免情绪激动,以免颅内压骤然升高。

2. 避免胸膜腔内压或腹内压上升

胸膜腔内压或腹内压上升会间接导致脑血液回流受阻而产生颅内压增高。

(1)尽可能地预防患者的屏气动作,保持大便通畅。颅内压增高引起的头痛致自主神经功能紊乱,抑制规律性排便活动;恶心、呕吐及脱水药物的应用,导致患者不同程度的脱水,引起便秘。鼓励患者多吃蔬菜与水果预防便秘,对已形成便秘者可用开塞露1～2支,或用少量高渗液(如 500 g/L 甘油盐水50 mL)行低位、低压灌肠,禁止大量灌肠,以免颅内压骤然增高。

(2)保持呼吸道通畅:及时清除呼吸道分泌物和呕吐物;舌根后坠者可托起下颌或放置口咽通气道;对意识不清的患者及排痰困难者,行气管切开术。

(3)避免剧烈咳嗽:避免并及时治疗感冒、咳嗽。

(4)避免髋关节长期屈曲。

(5)指导患者翻身时行呼气动作。

(6)及时控制癫痫发作:癫痫发作可加重脑缺氧及脑水肿,应遵医嘱定时定量给予抗癫痫药物,一旦发作应及时给予抗癫痫及降颅内压处理。

(三)症状护理

1. 高热

高热可使机体代谢率增高,加重脑缺氧,此时应采取一些降低体温的护理措施。

(1)定时测量体温。

(2)减少盖被。

(3)按医嘱给予退热药。

(4)在表浅的大血管处直接用冷敷可加速降温,可在腋下及腹股沟使用冰袋。

(5)必要时给予冬眠疗法。

2. 头痛

头痛适当应用止痛剂,但禁用吗啡、哌替啶,以免抑制呼吸中枢。

3. 躁动

寻找原因给予及时处理,切忌强制约束,以免患者挣扎使颅内压增高。

(四)脱水治疗的护理

应用高渗性和利尿性脱水剂,增加水分的排除,达到降低颅内压的目的,如高渗性脱水剂20%甘露醇 250 mL,快速静脉滴注,每日 2～4 次;50%葡萄糖 60～100 mL,静脉推注,每日4～6次;同时使用利尿脱水剂,如呋塞米(速尿)20～40 mg,静脉推注。过多应用呋塞米可引起电解质紊乱、血糖升高;甘露醇最好在颅内压监测指标指导下应用,防止发生低颅压,用药期间注意观察用药反应和效果,并及时记录。

（五）激素治疗的护理

肾上腺皮质激素通过稳定血脑屏障，可预防和缓解脑水肿。常选用地塞米松 5～10 mg，静脉注射或静脉滴注，每日 1～2 次；氢化可的松 100 mg，静脉滴注，每日 1～2 次。由于激素有引起消化道应激性溃疡出血、增加感染机会等不良反应，按医嘱用药时注意观察。

九、护理评估

（1）患者是否主诉疼痛减轻。

（2）患者颅内压增高症状是否得到缓解，头痛是否减轻，意识状态是否改善。

（3）患者生命体征是否平稳，水、电解质是否平衡，尿量及尿比重是否正常。

（4）患者是否发生外伤。

（5）患者是否出现脑疝迹象，如果出现是否得到及时发现和处理。

十、健康指导

（1）饮食应清淡，不宜过多摄入钠盐。

（2）保持乐观情绪，维持稳定血压。

（3）保持大便通畅，防止便秘，避免用力排便。

（4）防止呼吸道感染，避免剧烈咳嗽。

（5）癫痫小发作时应积极治疗，防止癫痫大发作。

第三节　脑动脉瘤的护理

脑动脉瘤是局部动静脉异常改变产生的脑动静脉瘤样突起，好发于组成脑底动脉环（Willis 动脉环）的大动脉分支或分叉部。因为这些动脉位于脑底的脑池中，所以动脉瘤破裂出血引起动脉痉挛、栓塞及蛛网膜下隙出血（SAH）等症状。主要见于中年人。脑动脉瘤的病因尚未完全明了，但目前多认为与先天性缺陷、动脉粥样硬化、高血压、感染、外伤有关。临床表现为突然头痛、呕吐、意识障碍、癫痫样发作、脑膜刺激征等。以手术治疗为主，常采用动脉瘤栓塞术、开颅动脉瘤夹闭术及穿刺栓塞动脉瘤。

一、护理措施

（一）术前护理

（1）一旦确诊，患者需绝对卧床，暗化病室，减少探视，避免一切外来刺激。情绪激动、躁动不安可使血压上升，增加再出血的可能，适当给予镇静剂。

（2）密切观察生命体征及意识变化，每日监测血压 2 次，及早发现出血情况，尽早采取相应的治疗措施。

（3）胃肠道的管理：合理饮食，勿食用易导致便秘的食物；常规给予口服缓泻剂如酚酞、麻仁润肠丸，保持排便通畅，必要时给予低压缓慢灌肠。

（4）尿失禁的患者，应留置导尿管。

（5）患者避免用力打喷嚏或咳嗽，以免增加腹压，反射性地增加颅内压，引起脑动脉瘤破裂。

(6)伴发癫痫者,要注意安全,防止发作时受外伤;保持呼吸道通畅,同时给予吸氧,记录抽搐时间,遵医嘱给予抗癫痫药。

(二)术后护理

(1)监测患者生命体征,特别是意识、瞳孔的变化,尽量使血压维持在一个个体化的稳定水平,避免血压过高引起脑出血或血压过低致脑供血不足。

(2)持续低流量给氧,保持脑细胞的供氧。观察肢体活动及感觉情况,与术前对比有无改变。

(3)遵医嘱给予甘露醇及甲强龙泵入,减轻脑水肿;或泵入尼莫地平,减轻脑血管痉挛。

(4)保持引流通畅,观察引流液的色、量及性质,如短时间内出血过多,应通知医师及时处理。

(5)保持呼吸道通畅,防止肺部感染及压力性损伤的发生。

(6)避免情绪激动及剧烈活动。

(7)手术恢复期应多进高蛋白食物,加强营养,增强机体的抵抗力。

(8)减少刺激,防止癫痫发作,尽量将癫痫发作时的损伤减到最小,装好床档,备好抢救用品,防止意外发生。

(9)清醒患者床头抬高30°,利于减轻脑水肿。

(10)准确记录出入量,保证出入量平衡。

(11)减轻患者心理负担,加强沟通。

(三)健康指导

(1)定期测量血压,复查病情,及时治疗可能并存的血管病变。

(2)保持大小便通畅。

(3)其他指导。①应规律生活,避免劳累、熬夜、暴饮暴食等不利因素,保持心情舒畅,注意劳逸结合。②坚持适当锻炼。康复训练过程艰苦而漫长(一般为1～3年,长者需终生训练),需要信心、耐心、恒心,在康复医师指导下,循序渐进、持之以恒。

二、主要护理问题

(1)脑出血:与手术创伤有关。

(2)脑组织灌注异常:与脑水肿有关。

(3)有感染的危险:与手术创伤有关。

(4)睡眠型态紊乱:与疾病创伤有关。

(5)便秘:与手术后卧床有关。

(6)疼痛:与手术损伤有关。

(7)有受伤的危险:与手术可能诱发癫痫有关。

(8)活动无耐力:与术后卧床时间长有关。

第四节 脑膜瘤的护理

一、疾病概述

脑膜瘤占颅内肿瘤的 19.2％，男：女为 1：2。一般为单发，多发脑膜瘤偶尔可见，好发部位依次为矢状窦旁、大脑镰、大脑凸面，其次为蝶骨嵴、鞍结节、嗅沟、小脑脑桥角与小脑幕等部位，生长在脑室内者很少，也可见于硬膜外。其他部位偶见。依肿瘤组织学特征，将脑膜瘤分为五种类型，即内皮细胞型、成纤维细胞型、血管瘤型、化生型和恶性型。

(一)临床表现

1.慢性颅压增高症状

因肿瘤生长较慢，当肿瘤达到一定体积时才引起头痛、呕吐及视力减退等，少数呈急性发病。

2.局灶性体征

因肿瘤呈膨胀性生长，患者往往以头疼和癫痫为首发症状。根据肿瘤位置不同，还可以出现视力、视野、嗅觉或听觉障碍及肢体运动障碍等。老年患者尤以癫痫发作为首发症状多见，颅压增高症状多不明显。

(二)辅助检查

1.头颅 CT 扫描

典型的脑膜瘤，显示脑实质外圆形或类圆形高密度，或等密度肿块，边界清楚，含类脂细胞者呈低密度，周围水肿带较轻或中度，且有明显对比增强效应。瘤内可见钙化、出血或囊变，瘤基多较宽，并多与大脑镰、小脑幕或颅骨内板相连，其基底较宽，密度均匀一致，边缘清晰，瘤内可见钙化。增强后可见肿瘤明显增强，可见脑膜尾征。

2.MRI 扫描

同时进行 CT 和 MRI 的对比分析，方可得到较正确的定性诊断。

3.脑血管造影

脑血管造影可显示瘤周呈抱球状供应血管和肿瘤染色。同时造影技术也为术前栓塞供应动脉，减少术中出血提供了帮助。

(三)鉴别诊断

需同脑膜瘤鉴别的肿瘤因部位而异，幕上脑膜瘤应与胶质瘤、转移瘤鉴别，鞍区脑膜瘤应与垂体瘤鉴别，桥小脑角脑膜瘤应与听神经瘤鉴别。

(四)治疗

1.手术治疗

手术切除脑膜瘤是最有效的治疗手段，应力争全切除，对受肿瘤侵犯的脑膜和颅骨，亦应切除之，以求达到根治。

(1)手术原则：控制出血，保护脑功能，争取全切除。对无法全切除的患者，则可行肿瘤次全切除或分次手术，以免造成严重残疾或死亡。

(2)术前准备:①肿瘤血运极丰富者可术前行肿瘤供应血管栓塞以减少术中出血。②充分备血,手术开始时做好快速输血准备。③鞍区肿瘤和颅压增高明显者,术前数日酌用肾上腺皮质激素和脱水治疗。④有癫痫发作史者,需术前应用抗癫痫药物、预防癫痫发作。

(3)术后并发症。①术后再出血:术后密切观察神志瞳孔变化,定期复查头部 CT 早期处理。②术后脑水肿加重:对于影响静脉窦和粗大引流静脉的肿瘤切除后应用脱水药物和激素预防脑水肿加重。③术后肿瘤残余和复发:需定期复查并辅以立体定向放射外科治疗等防止肿瘤复发。

2.立体定向放射外科治疗

因其生长位置,有 17%~50% 的脑膜瘤做不到全切,另外还有少数恶性脑膜瘤也无法全切。肿瘤位于脑深部重要结构难以全切除者,如斜坡、海绵窦区、视丘下部或小脑幕裂孔区脑膜瘤,应同时行减压性手术,以缓冲颅压力,剩余的瘤体可采用 γ 刀治疗,亦可达到很好效果。

3.放疗或化疗

恶性脑膜瘤在手术切除后,需辅以化疗或放疗,防止肿瘤复发。

4.其他治疗

其他治疗包括激素治疗、分子生物学治疗、中医治疗等。

二、护理

(一)入院护理

(1)入院常规护理;常规安全防护教育;常规健康指导。

(2)指导患者合理饮食,保持大便通畅。

(3)指导患者肢体功能锻炼;指导患者语言功能锻炼。

(4)结合患者的个体情况,每 1~2 h 协助患者翻身,保护受压部位皮肤;如局部皮肤有压红,可缩短翻身的间隔时间,受压部位应予软枕垫高减压。

(二)术前护理

(1)每 1~2 h 巡视患者,观察患者的生命体征、意识、瞳孔、肢体活动,如有异常及时通知医生。

(2)了解患者的心理状态,向患者讲解疾病的相关知识,介绍同种疾病手术成功的例子,增强患者治疗信心,减轻焦虑、恐惧心理。

(3)根据医嘱正确采集标本,进行相关检查。

(4)术前落实相关化验、检查报告的情况,如有异常立即通知医生。

(5)根据医嘱进行治疗、处置,注意观察用药后反应。

(6)注意并发症的观察和处理。

(7)指导患者练习深呼吸及有效咳嗽;指导患者练习床上大小便。

(8)指导患者修剪指(趾)甲、剃胡须,女性患者勿化妆及涂染指(趾)甲。

(9)指导患者戒烟、戒酒。

(10)根据医嘱正确备血(复查血型),行药物过敏试验。

(11)指导患者术前 12 h 禁食,8 h 禁饮水,防止术中呕吐导致窒息;术前晚进半流食,如米粥、面条等。

(12)指导患者保证良好的睡眠,必要时遵医嘱使用镇静催眠药。

(三)手术当日护理

1.送手术前

(1)术晨为患者测量体温、脉搏、呼吸、血压;如有发热、血压过高、女性月经来潮等情况均应及时报告医生,以确定是否延期手术。

(2)协助患者取下义齿、项链、耳钉、手链、发夹等物品,并交给家属妥善保管。

(3)皮肤准备(剃除全部头发及颈部毛发、保留眉毛)后,更换清洁的病员服。

(4)遵医嘱术前用药,携带术中用物,平车护送患者入手术室。

2.术后回病房

(1)每15~30 min巡视患者,注意观察患者的生命体征、意识、瞳孔、肢体活动等,如异常及时通知医生。

(2)注意观察切口敷料有无渗血。

(3)密切观察引流液的颜色、性状、量等情况并记录,妥善固定引流管,引流袋置于头旁枕上或枕边,高度与头部创腔保持一致,保持引流管引流通畅,活动时注意引流管不要扭曲、受压,防止脱管。

(4)观察留置导尿患者尿液的颜色、性状、量,会阴护理每日2次。

(5)术后6 h内给予去枕平卧位,6 h后可床头抬高,麻醉清醒的患者可以协助床上活动,保证患者舒适。

(6)保持呼吸道通畅。

(7)若患者出现不能耐受的头痛,及时通知医生,遵医嘱给予止痛药物,并密切观察患者的生命体征、意识、瞳孔等变化。

(8)精神症状患者的护理:加强患者安全防护,上床档,需使用约束带的患者,应告知家属并取得同意,定时松解约束带,按摩受约束的部位,24 h有家属陪护,预防自杀倾向,同时做好记录。

(9)术后24 h内禁食水,可行口腔护理,每日2次。清醒患者可口唇覆盖湿纱布,保持口腔湿润。

(10)结合患者的个体情况,每1~2 h协助患者翻身,保护受压部位皮肤;如局部皮肤有压红,可缩短翻身的间隔时间,受压部位应予软枕垫高减压。

(四)术后护理

1.术后第1 d~第3 d

(1)每1~2 h巡视患者,注意观察患者的生命体征、意识、瞳孔、肢体活动等,如发现有头痛、恶心、呕吐等颅内压增高症状及时通知医生。

(2)注意观察切口敷料有无渗血。

(3)密切观察引流液的颜色、性状、量等情况并记录,妥善固定引流管,并保持引流管引流通畅,不可随意放低引流袋,以保证创腔内有一定的液体压力。若引流袋放低,会导致创腔内液体引出过多,创腔内压力下降,脑组织迅速移位,撕破大脑上静脉,从而引发颅内血肿。医生根据每日引流液的量调节引流袋的高度。

（4）观察留置导尿患者尿液的颜色、性状、量，会阴护理每日 2 次。

（5）术后引流管放置 3～4 d，引流液由血性脑脊液转为澄清脑脊液时，即可拔管，避免长时间带管形成脑脊液漏。拔除引流管后，注意观察患者的生命体征、意识、瞳孔等变化，切口敷料有无渗血、渗液及皮下积液等，如有异常及时通知医生。

（6）加强呼吸道的管理，鼓励深呼吸及有效咳嗽、咳痰，如痰液黏稠不易咳出可遵医嘱予雾化吸入，必要时吸痰。

（7）术后 24 h 如无恶心、呕吐等麻醉后反应，可遵医嘱进食，由流食逐步过渡到普食，积极预防便秘的发生。

（8）指导患者床上活动，床头摇高，逐渐坐起，逐渐过渡到床边活动（做好跌倒风险评估），家属陪同。活动时以不疲劳为宜。

（9）指导患者进行肢体功能锻炼；进行语言功能锻炼。

（10）做好生活护理，如洗脸、刷牙、喂饭、大小便等，定时协助患者翻身，保护受压部位皮肤，预防压疮的发生。

2.术后第 4 d～出院日

（1）每 1～2 h 巡视患者，注意观察患者的生命体征、意识、瞳孔、肢体活动等，如发现有头痛、恶心、呕吐等颅内压增高症状及时通知医生；注意观察切口敷料有无渗血。

（2）指导患者注意休息，病室内活动，活动时以不疲劳为宜。对高龄、活动不便、体质虚弱等可能发生跌倒的患者及时做好跌倒或坠床风险评估。

（五）出院指导

1.饮食指导

指导患者进食高热量、高蛋白、富含纤维素、维生素丰富、低脂肪、低胆固醇食物，如蛋、牛奶、瘦肉、新鲜鱼、蔬菜、水果等。

2.用药指导

有癫痫病史者遵医嘱按时、定量口服抗癫痫药物。不可突然停药、改药及增减药量，以避免加重病情。

3.康复指导

对肢体活动障碍者，户外活动须有专人陪护，防止意外发生，鼓励患者对功能障碍的肢体需经常做主动和被动运动，防止肌肉萎缩。

第五节　垂体腺瘤的护理

垂体腺瘤系发生于腺垂体的良性肿瘤。如果肿瘤增大，压迫周围组织，则出现头痛、视力减退、视野缺损、上睑下垂及眼球运动功能障碍等压迫症状。治疗一般以手术为主，也可行药物和放射治疗。手术治疗包括：开颅垂体瘤切除术和经口鼻或经单鼻蝶窦垂体瘤切除术。垂体瘤患者有发生垂体卒中的可能。垂体卒中为垂体肿瘤内突然发生出血性坏死或新鲜出血。典型症状：突然头痛，在 1～2 d 内眼外肌麻痹、视觉障碍、视野缺损及进行性意识障碍等。如发生上述情况应按抢救程序及时进行抢救。

一、护理措施

(一)术前护理

1.预防手术切口感染

为预防手术切口感染,经蝶窦垂体腺瘤切除术患者应在术前 3 d 常规口服抗生素,用复方硼酸溶液漱口,用呋麻液滴鼻,每日 4 次,每次双侧鼻腔各 2～3 滴,滴药时采用平卧仰头位,使药液充分进入鼻腔。

2.皮肤准备

经蝶窦手术患者需剪鼻毛,应动作轻稳,防止损伤鼻黏膜致鼻腔感染。近来多采用电动鼻毛修剪器,嘱患者自行予以清理,再由护士检查有无残留鼻毛,此法提高了患者的舒适度,更易于接受,亦便于护士操作。观察有无口鼻疾患,如牙龈炎、鼻腔疖肿等。如有感染存在,则改期手术。

3.物品准备

备好奶瓶(有刻度标记,并预先在奶嘴上剪好"十"字开口,以准确记录入量,便于患者吸吮)、咸菜、纯橙汁、香蕉、猕猴桃等含钾、钠高的食物。

4.术前宣教

向患者讲解有关注意事项,消除恐惧,取得配合。

(二)术后护理

(1)卧位未清醒时,取平卧位,头偏向一侧,清醒后拔除气管插管。无脑脊液鼻漏应抬高床头15°～30°。有脑脊液鼻渗/漏者,一般去枕平卧 3～7 d,具体时间由手术医师决定,床头悬挂"平卧"提示牌。

(2)患者术后返回病室时,需经口吸氧。先将氧流量调至 2～3 L/min,再将吸氧管轻轻放入患者口腔中并用胶布将管路固定于面部,防止不慎脱落。及时吸除口腔及气管插管的内分泌物,维持呼吸道通畅。

(3)生命体征的监测:麻醉清醒前后应定时测量生命体征,特别注意观察瞳孔的对光反射是否恢复。

(4)拔除气管插管指征及方法:①双侧瞳孔等大(或与术前大小相同);②瞳孔对光反射敏感;③呼之能应、可遵医嘱做简单动作;④将口腔内分泌物吸除干净;⑤术中无特殊情况;⑥拔除气管插管时,患者应取平卧位头偏向一侧,抽出气囊中的空气,嘱患者做吐物动作,顺势将插管迅速拔出(目前此项操作多在手术室恢复室完成)。

(5)伤口护理:如无脑脊液鼻漏者,术后 3 d 左右拔除鼻腔引流条,用呋麻液滴鼻,每日 4次,每次2～3 滴,防止感染。如有鼻漏,术后5～7 d 拔除鼻腔引流条。拔除鼻腔引流条后勿用棉球或纱布堵塞鼻腔。

(6)口腔护理:如经口鼻蝶窦入路手术,口腔内有伤口,应每日做口腔护理,保持口腔内的清洁。由于术后用纱条填塞鼻腔止血,患者只能张口呼吸,易造成口腔干燥、咽部疼痛不适,此时,应用湿纱布盖于口唇外,保持口腔湿润,减轻不适,必要时可遵医嘱予以雾化吸入或用金喉健喷咽部。

(7)术后并发症的护理。

脑出血:常在术后 24～48 h 内发生,当患者出现意识障碍(昏睡或烦躁)、瞳孔不等大或外形不规则、视物不清、视野缺损、血压进行性升高等症状时,提示有颅内出血可能,应及时通知医师,必要时做急诊 CT 或行急诊手术。如未及时发现或采取有效措施,将出现颅内血肿、脑疝甚至危及患者生命。

尿崩症和(或)水电解质紊乱:由于手术对神经垂体及垂体柄有影响,术后一过性尿崩发生率较高,表现为大量排尿,每小时尿量 200 mL 以上,连续 2 h 以上,此即为尿崩症。需监测每小时尿量,准确记录出入量,合理经口、经静脉补液,必要时口服抗利尿剂如醋酸去氨加压素(弥凝),或静脉泵入垂体后叶素控制尿量,保持出入量平衡。水电解质紊乱则可由手术损伤下丘脑或尿崩症致大量排尿引起,易造成低血钾等水、电解质紊乱,临床上每日晨监测血电解质情况,及时给予补充。

脑脊液鼻漏:由于术中损伤鞍隔所致,常发生于术后 3～7 d,尤其是拔除鼻腔填塞纱条后,观察患者鼻腔中有无清亮液体流出。因脑脊液含有葡萄糖,可用尿糖试纸粉色指示端检测,阳性则提示有脑脊液鼻漏(如混有血液时,也可呈现假阳性,需注意区分)。此时,患者应绝对卧床,去枕平卧 2～3 周。禁止用棉球、纱条、卫生纸填塞鼻腔,以防逆行感染。

垂体功能低下:由机体不适应激素的变化引起,常发生于术后 3～5 d。患者可出现头晕、恶心、呕吐、血压下降等症状。此时,应先查血钾浓度,与低血钾相鉴别。一般用生理盐水 100 mL＋琥珀酸氢化可的松 100 mg 静脉滴注后可缓解。

(三)健康指导

(1)出院后患者可以正常进食,勿食刺激性强的食物及咖啡、可乐、茶类。

(2)患者应适当休息,通常 1～3 个月后即可正常工作。

(3)出现味觉、嗅觉减退多为暂时的,无须特殊处理,一般自行恢复。痰中仍可能带有血丝,如果量不多,属于正常情况,不需处理。

(4)注意避免感冒,尽量少到人员密集的公共场所,如超市、电影院。

(5)如果出现下列情况要考虑肿瘤复发,及时复查。一度改善的视力视野再次障碍;肢端肥大症患者血压、血糖再次升高;库欣病或者脸色发红,皮肤紫纹不消退或者消退后再次出现,血压升高。

(6)如出院后仍需继续服用激素,应遵医嘱逐渐减少激素用量,如出现厌食、恶心、乏力等感觉,可遵医嘱酌情增加药量。甲状腺激素可遵医嘱每 2 周减量一次,在减量过程中,如果出现畏寒、心悸、心率缓慢等情况,可根据医嘱,酌情增加药量。

(7)如果出现厌食、恶心、乏力、畏寒、心悸等症状,应考虑到垂体功能低下,应及时到当地医院就诊或回手术医院复查。

(8)如果每日尿量超过 3000 mL,应考虑多尿甚至尿崩症可能。应及时去当地医院诊疗或回手术医院复查。

(9)出院后应定期复查,复查时间为术后 3 个月、半年和 1 年。

二、主要护理问题

(一)潜在并发症

(1)窒息：与术后麻醉未醒,带有气管插管有关。

(2)出血：与手术伤口有关。

(3)脑脊液鼻漏：与手术损伤鞍隔有关。

(4)垂体功能低下：与手术后一过性的激素减低有关。

(二)有体液不足的危险

与一过性尿崩有关。

(三)生活自理能力部分缺陷

与卧床及补液有关。

(四)有皮肤完整性受损的危险

与长期平卧有关。

第四章　普外科护理

第一节　急性腹膜炎的护理

一、概念

急性化脓性腹膜炎是指由化脓性细菌,包括需氧菌和厌氧菌或两者混合所引起的腹膜腔急性感染。急性化脓性腹膜炎累及整个腹腔称为急性弥漫性腹膜炎,腹膜腔炎症仅局限于病灶局部称为局限性腹膜炎,并可形成脓肿。根据腹腔内有无病变又分为原发性腹膜炎和继发性腹膜炎。腹腔内无原发病灶,而是血源性引起的,称为原发性腹膜炎,占2%。继发于腹腔内空腔脏器穿孔、损伤破裂、炎症扩散和手术污染等所引起的腹膜炎,称之为继发性腹膜炎,是急性化脓性腹膜炎中最常见的一种占98%。

二、临床表现

(一)腹痛

腹痛是最主要的症状,一般都很剧烈,不能忍受,且呈持续性,当患者深呼吸、咳嗽、转动体位时加重,故患者多不愿意改变体位。疼痛先以原发病灶处最明显,随炎症扩散可波及全腹。

(二)恶心、呕吐

恶心、呕吐为早期出现胃肠道症状。腹膜受到刺激,引起反射性恶心、呕吐,呕吐物为胃内容物。当出现麻痹性肠梗阻时,可吐出黄绿色胆汁,甚至粪质样内容物。

(三)全身症状

随着炎症发展,患者出现高热、大汗、口干、脉速、呼吸浅快等全身中毒症状,后期出现眼窝凹陷、四肢发冷、呼吸急促、脉搏细弱、血压下降、严重缺水、代谢性酸中毒及感染性休克的表现。但年老体衰或病情晚期者体温不一定升高,如脉搏加快,体温反而下降,提示病情恶化。

(四)腹部体征

腹胀明显,腹式呼吸减弱或消失。腹部有压痛、反跳痛、肌紧张,是腹膜炎的重要体征,称为腹膜刺激征。腹肌呈"木板样"多为胃十二指肠穿孔的临床表现,而老年、幼儿或极度虚弱的患者腹肌紧张可不明显,易被忽视。胃十二指肠穿孔时,腹腔可有游离气体,叩诊肝浊音界缩小或消失。腹腔内有较多积液时,移动性浊音呈阳性。

三、辅助检查

(一)血液检查

白细胞总数及中性粒细胞升高,可出现中毒性颗粒。病情危重或机体反应低下时,白细胞计数可不增高。

(二)腹部 X 线检查

立位平片,可见膈下游离气体;卧位片,在腹膜炎有肠麻痹时可见肠祥普遍胀气,肠间隙增宽及腹膜外脂肪线模糊以至消失。

(三)直肠指检

有无直肠前壁触痛、饱满,可判断有无盆腔感染或盆腔脓肿形成。

(四)B超检查

可帮助判断腹腔病变部位。

(五)腹腔穿刺

可根据抽出液性状、气味、混浊度做细菌培养、涂片,及淀粉酶测定来帮助诊断及确定病变部位和性质。

四、护理措施

急性腹膜炎的治疗分为非手术和手术两种方法。非手术疗法主要适用于:原发性腹膜炎;急性腹膜炎原因不明,病情不重,全身情况较好;炎症已有局限化趋势,症状有所好转。手术疗法主要适用于:腹腔内病变严重;腹膜炎重或腹膜炎原因不明,无局限趋势;患者一般情况差,腹腔积液多,肠麻痹重或中毒症状明显,甚至出现休克者;经短期(一般不超过12 h)非手术治疗症状及体征不缓解反而加重者。其治疗原则是:处理原发病灶,消除引起腹膜炎的病因,清理或引流腹腔,促使腹腔脓性渗出液尽早局限、吸收。

(一)术前护理

(1)病情观察:定时监测体温、脉搏、呼吸、血压,准确记录24 h出入量。观察腹部体征变化,对休克患者应监测中心静脉压及血气分析数值。

(2)禁食:尤其是胃肠道穿孔者,可减少胃肠道内容物继续溢入腹腔。

(3)胃肠减压:可减轻胃肠道内积气、积液,减少胃肠内容物继续溢入腹腔,有利或减轻腹膜的疼痛刺激,减少毒素吸收,降低肠壁张力,改善肠壁血液供给,利于炎症局限,并促进胃肠道蠕动恢复。

(4)保持水、电解质平衡:腹膜炎时,腹腔内有大量液体渗出,加之呕吐,患者不仅丧失水、电解质,也丧失了大量的血浆,应根据患者的临床表现和血生化测定、中心静脉压等监测,输入适量的晶体液和胶体液,纠正水、电解质和酸碱失衡,保持尿量每小时30 mL以上。

(5)抗感染:继发性腹膜炎常为混合感染,因此需针对性地、大剂量联合应用抗生素。

(6)对诊断不明确者,应严禁使用止痛剂,以免掩盖病情,贻误诊断和治疗。

(7)积极做好手术准备,做好患者及家属的工作,解除思想顾虑,积极配合治疗。

(二)术后护理

(1)定时监测体温、脉搏、呼吸、血压及尿量的变化。

(2)患者血压平稳后,应取半卧位,以利于腹腔引流,减轻腹胀,改善呼吸。

(3)补液与营养:由于术前大量体液丧失,患者术后又需禁食,故要注意水、电解质平衡,酸碱平衡和营养的补充。

(4)继续胃肠减压:腹膜炎患者虽经手术治疗,但腹膜的炎症尚未清除,肠蠕动尚未恢复,故应禁食,同时采用有效的胃肠减压,直至肠蠕动恢复,肛门排气后,方可拔除胃管,开始进食。

(5)引流的护理:妥善固定引流管,避免受压、扭曲,保持通畅,观察并记录引流量、颜色、气味等。如需用负压吸引者应注意负压大小,如用双套管引流者,常需用抗生素盐水冲洗,冲洗时应注意无菌操作,记录冲洗量、引流量及性状。冲洗时注意保持床铺的干燥。

（6）应用抗生素以减轻和防治腹腔残余感染。

（7）为了减少患者的不适，酌情使用止痛剂。

（8）鼓励患者早期活动，防止肠粘连。

（9）观察有无腹腔残余脓肿，如患者体温持续不退或下降后又有升高，白细胞计数升高，全身有中毒症状，及腹部局部体征的变化，大便次数增多等提示有残余脓肿，应及时报告医师处理。

（三）健康教育

（1）术后肠功能恢复后的饮食要根据不同疾病具体计划，先吃流质饮食，再过渡到半流饮食。应指导和鼓励患者吃易消化、高蛋白、高热量、高维生素的食物。

（2）向患者解释术后半卧位的意义。在病情允许的情况下，应鼓励患者尽早下床活动。

（3）出院后如突然出现腹痛加重，应及时到医院就诊。

第二节　腹股沟疝的护理

发生在腹股沟区的腹外疝统称为腹股沟疝。腹股沟疝可分为腹股沟斜疝和腹股沟直疝，以斜疝最常见，占全部腹外疝的 75%～90%。疝囊经腹壁下动脉外侧的腹股沟管内环（深环）突出，向内、向下、向前斜行经过腹股沟管，再穿出腹股沟管外环（皮下环、浅环）进入阴囊者，称为腹股沟斜疝。疝囊经腹壁下动脉内侧的直疝三角直接突出，不经内环，也不进入阴囊，称为腹股沟直疝。

腹股沟区位于下腹部前外侧壁，为左右各一的三角形区域，其上界为髂前上棘至腹直肌外侧缘的水平线，下界为腹股沟韧带，内界为腹直肌外缘。成人腹股沟管长 4～5 cm，位于腹前壁、腹股沟韧带的内上方，相当于腹内斜肌、腹横肌弓状下缘与腹股沟韧带之间的斜行裂隙，其走向由外向内、由上向下、由深向浅斜行。有两口和四壁。内口即深环，是腹横筋膜中卵圆形的裂隙；外口即浅环，是腹外斜肌腱膜下方的三角形裂隙。腹股沟管的前壁有皮肤、皮下组织和腹外斜肌筋膜，但外侧1/3部分尚有腹内斜肌覆盖；后壁有腹横筋膜和腹膜，内侧 1/3 尚有腹股沟镰；上壁有腹内斜肌、腹横肌的弓状下缘；下壁有腹股沟韧带和腔隙韧带。女性腹股沟管内有子宫圆韧带通过，男性则有精索通过。

直疝三角（Hesselbach 三角）的外侧边为腹壁下动脉，内侧边为腹直肌外侧缘，底边为腹股沟韧带。此处腹壁缺乏完整的腹肌覆盖，且腹横筋膜比周围部分薄，因此易发生疝。腹股沟直疝在此由后向前突出。

一、病因及发病机制

（一）腹股沟斜疝

有先天性和后天性因素。

（1）先天性因素：婴儿出生后，若鞘突不闭锁或闭锁不全，则与腹腔相通，当小儿啼哭、排便等腹内压力增加时，鞘突则成为先天性斜疝的疝囊。因右侧睾丸下降比左侧略晚，鞘突闭锁也较迟，故右侧斜疝多于左侧。

（2）后天性因素：腹股沟区解剖缺损、腹壁肌或筋膜发育不全，腹内压力增加时，内环处的腹膜自腹壁薄弱处向外突出形成疝囊,腹腔内器官、组织也随之进入疝囊。

(二)腹股沟直疝

直疝三角处腹壁缺乏完整的腹肌覆盖,且腹横筋膜比周围部分薄,故易发生疝。

二、临床表现

(一)腹股沟斜疝

1.易复性斜疝

腹股沟区有肿块,偶有胀痛感。肿块多呈带蒂柄的梨形,可降至阴囊或大阴唇。常在站立、行走、咳嗽或用力时出现,平卧休息或用手将肿块向腹腔内推送,肿块可向腹腔回纳并消失。以手指通过阴囊皮肤伸入外环,可感外环扩大,嘱患者咳嗽时,手指有冲击感。用手指紧压腹股沟深环,让患者起立并咳嗽等腹压增高时,疝块不再出现,移去手指,则可见疝块由外上方向内下突出。疝内容物若为肠袢,肿块柔软光滑,叩之呈鼓音,并常在肠袢回纳入腹腔时发出咕噜声;若为大网膜,则肿块坚韧,叩呈浊音,回纳缓慢。

2.难复性斜疝

除胀痛稍重外,主要特点是疝块不能完全回纳。

3.嵌顿性疝

发生于强体力劳动或用力排便等腹内压骤增时。疝块突然增大,伴有明显疼痛,平卧或用手推送不能使之回纳。肿块张力高且硬度大,有明显触痛。若嵌顿内容物为肠袢,可伴有机械性肠梗阻的临床表现。疝一旦嵌顿,自行回纳的机会较少,如不及时处理,多数患者的症状逐步加重,最后发展成为绞窄性疝。

4.绞窄性疝

临床症状多且较严重。肠袢坏死穿孔时,疼痛可因疝内压力骤降而暂时有所缓解。因此,疼痛减轻而肿块仍存在时,不可误认为是病情好转。绞窄时间较长者,可因疝内容物继发感染,侵及周围组织而引起疝外被盖组织的急性炎症,严重者可发生脓毒血症。

(二)腹股沟直疝

多见于老年人。站立时,在腹股沟内侧端、耻骨结节外上方见一半球形肿块由直疝三角突出,不进入阴囊,且无疼痛及其他症状,疝基底较宽,平卧后肿块多能自行回纳腹腔而消失,极少发生嵌顿。腹股沟直疝与腹股沟斜疝的鉴别见下表 4-1。

表 4-1　腹股沟斜疝与腹股沟直疝的鉴别

鉴别点	斜疝	直疝
发病年龄	多见于儿童及青壮年	多见于老年
突出途径	经腹股沟管突出,可进阴囊	由直疝三角突出,不进阴囊
疝块外形	椭圆或梨形,上部呈蒂柄状	半球形,基地较宽
回纳疝块后压住深环	疝块不再突出	疝块仍可突出
精索与疝囊的关系	精索在疝囊后方	精索在疝囊前外方
疝囊颈与腹壁下动脉的关系	疝囊颈在腹壁下动脉外侧	疝囊颈在腹壁下动脉内侧
嵌顿机会	较多	极少

三、处理原则

根据病史、典型临床表现,一般可明确诊断。除少数特殊情况外,腹股沟疝一般均应尽早施行手术治疗。

(一)非手术治疗

半岁以下婴幼儿可暂不手术,用绷带压住腹股沟管深环,防止疝块突出。对年老体弱或有严重疾病不能耐受手术者,可用疝带压住内环,防止腹腔内容物突出。

(二)手术治疗

手术的基本原则是关闭疝门即内环口,加强或修补腹股沟管管壁。手术方法有:①疝囊高位结扎术;②疝修补术:包括传统的疝修补术、无张力疝修补术和经腹腔镜疝修补术。

(三)嵌顿性疝和绞窄性疝的处理

嵌顿性疝原则上需紧急手术治疗,但下列情况可试行手法复位:①嵌顿时间在 3～4 h 以内,局部压痛不明显且无腹膜刺激征者;②年老体弱或伴有较严重疾病而肠祥未绞窄坏死者。绞窄性疝的内容物已坏死,应及时手术。

四、护理诊断及医护问题

(一)疼痛

这与疝块突出、嵌顿或绞窄及术后切口张力较大有关。

(二)体液不足

这与嵌顿疝或绞窄性疝引起的机械性肠梗阻有关。

(三)潜在并发症

术后阴囊水肿、切口感染、复发。

五、护理措施

(一)非手术治疗患者的护理

卧床休息,下床活动时应压住疝环口;对引起腹内压力升高的因素,如咳嗽、便秘、排尿困难等,应给予相应处理;指导患者合理饮食,保持排便通畅;吸烟者应戒烟;密切观察腹部情况,若发生明显腹痛,伴疝块突然增大,应注意是否有嵌顿疝的可能,应立即通知医师,并做好紧急手术准备。

(二)手术治疗患者的护理

1.术前护理

做好心理护理;备皮,术前晚灌肠,以防术后腹胀及排便困难;嵌顿疝伴有肠梗阻者,应禁食、胃肠减压,纠正水、电解质及酸碱平衡失调,尽早应用抗生素抗感染等。其他同非手术治疗患者的护理。

2.术后护理

(1)体位与活动:术后平卧 3 d,膝下垫一软枕,使髋关节微屈,以降低腹内压力和切口张力,有利于切口愈合和减轻切口疼痛;一般术后 3～5 d 可离床活动。

(2)饮食:术后 6～12 h,患者若无恶心、呕吐,可进流质,次日可进软食或普食。肠切除吻合术后应禁食、胃肠减压,肠功能恢复后可进流质,逐渐过渡为半流质、普食。

(3)防止腹内压力升高:避免受凉引起咳嗽,指导患者咳嗽时用手按压保护切口;鼓励患者多饮水、多吃粗纤维食物,保持大便通畅,便秘时给予通便药物。

（4）减轻疼痛:取舒适体位;必要时遵医嘱应用止痛药。

（5）并发症的预防:为避免阴囊内积血、积液及阴囊水肿,术后可用丁字带将阴囊托起,并密切观察阴囊肿胀情况;预防切口感染,合理应用抗生素;及时更换并保持切口敷料干燥;密切观察切口愈合情况,一旦发现感染征象,应尽早处理。

(三)健康教育

告知患者预防和及时治疗使腹内压升高的各种疾病,如剧烈咳嗽、便秘等;出院后应逐渐增加活动量,3个月内避免重体力劳动或提举重物;定期随诊,若有疝复发,应及早诊治。

第三节 急性阑尾炎的护理

一、概念

急性阑尾炎是外科最常见的急腹症之一,多发生于青壮年,以20~30岁为多,男性比女性发病率高。若能正确处理,绝大多数患者可以治愈,但如延误诊断治疗,可引起严重并发症,甚至造成死亡。

根据急性阑尾炎发病过程的病理解剖学变化,分为4种类型。

(一)急性单纯性阑尾炎

炎症主要侵及黏膜和黏膜下层,渐向肌层和浆膜层扩散。阑尾外观轻度肿胀,黏膜和黏膜下层充血、水肿,黏膜表面有小溃疡和出血点。浆膜轻度充血,表面可有少量纤维素性渗出物。

(二)急性化脓性阑尾炎

炎症主要侵及肌层和浆膜层。此时阑尾明显肿胀,阑尾黏膜的溃疡面加大,阑尾腔内有积脓。浆膜高度充血,有脓性渗出物。阑尾周围的腹腔内有少量混浊液。

(三)坏疽性及穿孔性阑尾炎

阑尾管壁坏死或部分坏死,呈暗紫色或黑色。如管腔梗阻又合并管壁坏死时,2/3病例可发生穿孔,穿孔后可引起急性弥漫性腹膜炎。

(四)阑尾周围脓肿

急性阑尾炎化脓坏疽时,大网膜将坏疽阑尾包裹或将穿孔后形成的弥漫性腹膜炎局限,出现炎性肿块或形成阑尾周围脓肿。急性阑尾炎与阑尾管腔堵塞、胃肠道疾病影响、细菌入侵等因素有关。

二、临床表现

(一)腹痛

典型的急性阑尾炎多起于中上腹和脐周,数小时后腹痛转移并固定于右下腹,腹痛为持续性,阵发性加剧。早期阶段是由于管腔扩张和管壁肌收缩引起的内脏神经反射性疼痛,常不能确切定位。当阑尾炎症波及浆膜层和壁腹膜时,因后者受体神经支配,痛觉敏感,定位确切,疼痛即固定于右下腹。转移性右下腹痛是阑尾炎特征性的症状。据统计70％~80％急性阑尾炎患者具有这种典型的转移性腹痛的特点。不同病理类型阑尾炎的腹痛有差异。如单纯性阑尾炎是轻度隐痛；化脓性阑尾炎呈阵发性胀痛和剧痛；坏疽性阑尾炎呈持续性剧烈腹痛；穿孔性阑尾炎因阑尾管腔压力骤减,腹痛可暂时减轻,但出现腹膜炎后,腹痛呈持续性加剧。

(二)胃肠道症状

食欲缺乏、恶心、呕吐常很早发生,但多不严重,一部分患者可有腹泻(青年人多见)或便秘(老年人多见)等。盆腔位阑尾炎时,炎症刺激直肠和膀胱,可引起里急后重和排尿痛。并发弥漫性腹膜炎时,可出现腹胀。

(三)全身症状

早期体温多正常或低热,体温在 38 ℃ 以下,患者有乏力、头痛等。化脓性阑尾炎坏疽穿孔后,体温明显升高,全身中毒症状重。如有寒战、高热、黄疸,应考虑为化脓性门静脉炎。

(四)体征

1.右下腹压痛

右下腹压痛是急性阑尾炎最重要的体征。压痛点常在脐与右髂前上棘连线中、外 1/3 交界处,也称为麦氏(Mcburney)点。随阑尾解剖位置的变异,压痛点可改变,但压痛点始终在一个固定的位置上,右下腹固定压痛是早期阑尾炎诊断的重要依据。

2.反跳痛(Blumberg 征)

用手指深压阑尾部位后迅速抬起手指,患者感到剧烈腹痛为反跳痛,表明炎症已经波及壁腹膜。

3.腹肌紧张

化脓性阑尾炎时,可出现腹肌紧张,阑尾炎坏疽穿孔时则更为明显。检查腹肌时,腹部两侧及上下应对比触诊,可准确判断有无腹肌紧张及其紧张程度。

4.结肠充气试验

用一手压住左下腹降结肠部,再用另一手反复压迫近侧结肠部,结肠内积气即可传至盲肠和阑尾部位,引起右下腹痛感者为阳性。

5.腰大肌试验

患者取左侧卧位,将右下肢向后过伸,引起右下腹痛者为阳性。提示阑尾位置靠后,炎症波及腰大肌(即后位阑尾炎)。

6.闭孔肌试验

患者取仰卧位,右髋和右膝均屈曲 90°,并将右股向内旋转,引起右下腹痛者为阳性,说明阑尾位置较低,炎症已波及闭孔肌(即低位性阑尾炎)。

7.直肠指诊

盆腔阑尾炎,直肠右前方可有触痛；盆腔脓肿者,可触及有弹性感的压缩包块。

三、辅助检查

(一)实验室检查

多数急性阑尾炎患者的白细胞数及中性粒细胞比例增高；尿常规检查可见有少量红细胞及白细胞。

(二)腹部 X 线片检查

少数患者可发现阑尾粪石。

四、护理措施

急性阑尾炎诊断明确后,如无手术禁忌,原则上应早期手术治疗,既安全,又可防止并发症的发生。非手术治疗仅适用于早期单纯性阑尾炎或有手术禁忌证者。

(一)非手术治疗的护理

(1)体位:取半卧位卧床休息。

(2)禁食:减少肠蠕动,利于炎症局限,禁食期间给静脉补液。

(3)密切观察病情变化:①腹部症状和体征的变化:观察期间如腹痛突然减轻,并有明显的腹膜刺激征,且范围扩大,提示阑尾已穿孔,应立即手术治疗。②全身情况:观察精神状态,每4～6 h测量体温、脉搏、呼吸1次,若出现寒战、高热、黄疸,可能为门静脉炎,应及时通知医师处理。③观察期间每6～12 h查血常规1次。

(4)非手术治疗期间禁用吗啡类镇痛剂,以免掩盖病情。同时禁服泻药及灌肠,以免肠蠕动加快,肠内压增高,导致阑尾穿孔或炎症扩散。

(5)使用有效的抗生素抗感染。

(6)做好术前准备:非手术治疗期间如确定患者需手术治疗,应做好术前准备。

(二)术后护理

(1)卧位:术后血压平稳后,取半卧位,使炎性液体流至盆腔,防止膈下感染。

(2)饮食:通常在排气后进食。

(3)早期活动:术后24 h可起床活动,促进肠蠕动恢复,防止肠粘连,增进血液循环,促进伤口愈合。

(4)应用抗生素:化脓性或坏疽穿孔性阑尾炎术后应选用有效抗生素。

(5)做好腹腔引流管护理:保持引流通畅,并做好观察记录。根据病情变化,可在术后48～72 h酌情拔除。

(6)术后并发症的观察与护理:①切口感染:多因手术时污染伤口、腹腔引流不畅所致,阑尾坏疽或穿孔者尤易发生。术后3～5 d体温逐渐升高,患者感觉伤口疼痛,切口周围皮肤有红肿、触痛,应及时发现并报告医师进行处理。②腹腔脓肿:由于腹腔残余感染或阑尾残端处理不当所致。常发生于术后5～7 d。表现为体温持续升高或下降后又上升,有腹痛、腹胀、腹部包块,及里急后重感。应采取半卧位,使脓液流入盆腔,减少中毒反应。同时使用抗生素,未见好转者,应及时行手术切开引流。③腹腔出血:少见,但很严重。由于阑尾动脉结扎线脱落所致。常发生于术后几小时至数日内。患者有腹痛、腹胀,并伴有面色苍白、脉速、出冷汗、血压下降等出血性休克症状。必须立即平卧,氧气吸入,并与医师联系,静脉输血、输液,必要时手术止血。④粪瘘:少见。由于阑尾残端结扎线脱落或手术时误伤肠管所致。感染较局限,患者表现为持续低热、腹痛、切口不能愈合且有粪水不断地从肠腔流至腹腔或腹壁外。应及时更换伤口敷料,应用抗生素治疗后大多能治愈。如长期不能愈合,则需手术修补。

第四节 急性肠梗阻的护理

肠腔内容物不能正常运行或通过肠道发生障碍时,称为肠梗阻,是外科常见的急腹症之一。

一、病因和分类

(一)按梗阻发生的原因分类

(1)机械性肠梗阻:最常见,是由各种原因引起的肠腔变窄、肠内容物通过障碍。主要原因:①肠腔堵塞:如寄生虫、粪块、异物等。②肠管受压:如粘连带压迫、肠扭转、嵌顿性疝等。③肠壁病变:如先天性肠道闭锁、狭窄、肿瘤等。

(2)动力性肠梗阻:较机械性肠梗阻少见。肠管本身无病变,梗阻原因是神经反射和毒素刺激引起肠壁功能紊乱,致肠内容物不能正常运行。可分为:①麻痹性肠梗阻:常见于急性弥漫性腹膜炎、腹部大手术、腹膜后血肿或感染等。②痉挛性肠梗阻:由于肠壁肌肉异常收缩所致,常见于急性肠炎或慢性铅中毒。

(3)血运性肠梗阻:较少见。由于肠系膜血管栓塞或血栓形成,使肠管血运障碍,继而发生肠麻痹,肠内容物不能通过。

(二)按肠管血运有无障碍分类

(1)单纯性肠梗阻:无肠管血运障碍。

(2)绞窄性肠梗阻:有肠管血运障碍。

(三)按梗阻发生的部位分类

高位性肠梗阻(空肠上段)和低位性肠梗阻(回肠末段和结肠)。

(四)按梗阻的程度分类

完全性肠梗阻(肠内容物完全不能通过)和不完全性肠梗阻(肠内容物部分可通过)。

(五)按梗阻病情的缓急分类

急性肠梗阻和慢性肠梗阻。

二、病理生理

(一)肠管局部的病理生理变化

(1)肠蠕动增强:单纯性机械性肠梗阻,梗阻以上的肠蠕动增强,以克服肠内容物通过的障碍。

(2)肠管膨胀:肠腔内积气、积液所致,

(3)肠壁充血水肿、血运障碍,严重时可导致坏死和穿孔。

(二)全身性病理生理变化

(1)体液丢失和电解质、酸碱平衡失调。

(2)全身性感染和毒血症,甚至发生感染中毒性休克。

(3)呼吸和循环功能障碍。

三、临床表现

(一)症状

1.腹痛

单纯性机械性肠梗阻的特点是阵发性腹部绞痛;绞窄性肠梗阻表现为持续性剧烈腹痛伴阵发性加剧;麻痹性肠梗阻呈持续性胀痛。

2.呕吐

早期常为反射性,呕吐胃内容物,随后因梗阻部位不同,呕吐的性质各异。高位肠梗阻呕吐出现早且频繁,呕吐物主要为胃液、十二指肠液、胆汁;低位肠梗阻呕吐出现晚,呕吐物常为粪样物;若呕吐物为血性或棕褐色,常提示肠管有血运障碍;麻痹性肠梗阻呕吐多为溢出性。

3.腹胀

高位肠梗阻,腹胀不明显;低位肠梗阻及麻痹性肠梗阻则腹胀明显。

4.停止肛门排气排便

完全性肠梗阻时,患者多停止排气、排便,但在梗阻早期,梗阻以下肠管内尚存的气体或粪便仍可排出。

(二)体征

1.腹部

(1)视诊:单纯性机械性肠梗阻可见腹胀、肠型和异常蠕动波,肠扭转时腹胀多不对称;

(2)触诊:单纯性肠梗阻可有轻度压痛但无腹膜刺激征,绞窄性肠梗阻可有固定压痛和腹膜刺激征;

(3)叩诊:绞窄性肠梗阻时腹腔有渗液,可有移动性浊音;

(4)听诊:机械性肠梗阻肠鸣音亢进,可闻及气过水声或金属音,麻痹性肠梗阻肠鸣音减弱或消失。

2.全身

单纯性肠梗阻早期多无明显全身性改变,梗阻晚期可有口唇干燥、眼窝凹陷、皮肤弹性差、尿少等脱水征。严重脱水或绞窄性肠梗阻时,可出现脉搏细速、血压下降、面色苍白、四肢发冷等中毒和休克征象。

(三)辅助检查

(1)实验室检查:肠梗阻晚期,血红蛋白和血细胞比容升高,并有水、电解质及酸碱平衡失调。绞窄性肠梗阻时,白细胞计数和中性粒细胞比例明显升高。

(2)X线检查:一般在肠梗阻发生 4～6 h后,立位或侧卧位 X线片可见肠胀气及多个液气平面。

四、治疗原则

(一)一般治疗

(1)禁食。

(2)胃肠减压:是治疗肠梗阻的重要措施之一。通过胃肠减压,吸出胃肠道内的气体和液体,从而减轻腹胀、降低肠腔内压力,改善肠壁血运,减少肠腔内的细菌和毒素。

(3)纠正水、电解质及酸碱平衡失调。

(4)防治感染和中毒。

（5）其他：对症治疗。

（二）解除梗阻

解除梗阻分为非手术治疗和手术治疗两大类。

五、常见几种肠梗阻

（一）粘连性肠梗阻

粘连性肠梗阻是肠粘连或肠管被粘连带压迫所致的肠梗阻，较为常见。主要由于腹部手术、炎症、创伤、出血、异物等所致。以小肠梗阻为多见，多为单纯性不完全性梗阻。粘连性肠梗阻多采取非手术治疗，如无效或发生绞窄性肠梗阻时应及时手术治疗。

（二）肠扭转

指一段肠管沿其系膜长轴旋转而形成的闭襻性肠梗阻，常发生于小肠，其次是乙状结肠。①小肠扭转：多见于青壮年，常在饱餐后立即进行剧烈活动时发病。表现为突发腹部绞痛，呈持续性伴阵发性加剧，呕吐频繁，腹胀不明显。②乙状结肠扭转：多见于老年人，常有便秘习惯，表现为腹部绞痛，明显腹胀，呕吐不明显。肠扭转是较严重的机械性肠梗阻，可在短时间内发生肠绞窄、坏死，一经诊断，应急症手术治疗。

（三）肠套叠

指一段肠管套入与其相连的肠管内，以回结肠型（回肠末端套入结肠）最多见。肠套叠多见于2岁以下婴幼儿。典型表现为阵发性腹痛、果酱样血便和腊肠样肿块（多位于右上腹），右下腹触诊有空虚感。X线或钡剂灌肠显示空气或钡剂在结肠内受阻，梗阻端的钡剂影像呈"杯口状"或"弹簧状"阴影。早期肠套叠可试行空气灌肠复位，无效者或病期超过48 h，怀疑有肠坏死或肠穿孔者，应行手术治疗。

（四）蛔虫性肠梗阻

由于蛔虫聚集成团并刺激肠管痉挛致肠腔堵塞，多见于2～10岁儿童，驱虫不当常为诱因。主要表现为阵发性脐部周围腹痛，伴呕吐，腹胀不明显。部分患者腹部可触及变形、变位的条索状团块。少数患者可并发肠扭转或肠壁坏死穿孔，蛔虫进入腹腔引起腹膜炎。单纯性蛔虫堵塞多采用非手术治疗，包括解痉挛止痛、禁食、酌情胃肠减压、输液、口服植物油驱虫等，若无效或并发肠扭转、腹膜炎时，应行手术取虫。

六、护理

（一）护理诊断/问题

1.疼痛

与肠内容物不能正常运行或通过障碍有关。

2.体液不足

与呕吐、禁食、胃肠减压、肠腔积液有关。

3.潜在并发症

肠坏死、腹腔感染、休克。

（二）护理措施

1.非手术治疗的护理

（1）饮食：禁食，梗阻缓解12 h后可进少量流质饮食，忌甜食和牛奶；48 h后可进半流食。

（2）胃肠减压，做好相关护理。

（3）体位：生命体征稳定者可取半卧位。

（4）解痉挛、止痛：若无肠绞窄或肠麻痹，可用阿托品解除痉挛、缓解疼痛，禁用吗啡类止痛药，以免掩盖病情。

（5）输液：纠正水、电解质和酸碱失衡，记录 24 h 出入液量。

（6）防治感染和中毒：遵照医嘱应用抗生素。

（7）严密观察病情变化：出现下列情况时应考虑有绞窄性肠梗阻的可能，应及早采取手术治疗：①腹痛发作急骤，为持续性剧烈疼痛，或在阵发性加重之间仍有持续性腹痛，肠鸣音可不亢进；②早期出现休克；③呕吐早、剧烈而频繁；④腹胀不对称，腹部有局部隆起或触及有压痛的包块；⑤明显的腹膜刺激征，体温升高、脉快、白细胞计数和中性粒细胞比例增高；⑥呕吐物、胃肠减压抽出液、肛门排出物为血性或腹腔穿刺抽出血性液；⑦腹部 X 线检查可见孤立、固定的肠袢；⑧经积极非手术治疗后症状、体征无明显改善者。

2.**手术前后的护理**

（1）术前准备：除上述非手术护理措施外，按腹部外科常规行术前准备。

（2）术后护理：①病情观察，观察患者生命体征、腹部症状和体征的变化，伤口敷料及引流情况，及早发现术后并发症；②卧位：麻醉清醒、血压平稳后取半卧位；③禁食、胃肠减压，待排气后，逐步恢复饮食；④防止感染：遵照医嘱应用抗生素；⑤鼓励患者早期活动。

第五节　肝脓肿的护理

一、细菌性肝脓肿患者的护理

当全身性细菌感染，特别是腹腔内感染时，细菌侵入肝脏，如果患者抵抗力弱，可发生细菌性肝脓肿。细菌可以从下列途径进入肝脏：①胆道：细菌沿着胆管上行，是引起细菌性肝脓肿的主要原因。包括胆石、胆囊炎、胆道蛔虫、其他原因所致胆管狭窄与阻塞等。②肝动脉：体内任何部位的化脓性病变，细菌可经肝动脉进入肝脏。如败血症、化脓性骨髓炎、痈、疔等。③门静脉：已较少见，如坏疽性阑尾炎、细菌性痢疾等，细菌可经门静脉入肝。④肝开放性损伤：细菌可直接经伤口进入肝，引起感染而形成脓肿。细菌性肝脓肿的致病菌多为大肠埃希菌、金黄色葡萄球菌、厌氧链球菌等。肝脓肿可以是单个脓肿，也可以是多个小脓肿，数个小脓肿可以融合成为一个大脓肿。

（一）护理评估

1.**健康史**

注意询问有无胆道感染和胆道疾病、全身其他部位的化脓性感染特别是肠道的化脓性感染、肝脏外伤病史。是否有肝脓肿病史，是否进行过系统治疗。

2.**身体状况**

通常继发于某种感染性先驱疾病，起病急，主要症状为骤起寒战、高热、肝区疼痛和肝大。体温可高达 39～40 ℃，多表现为弛张热，伴有大汗、恶心、呕吐、食欲缺乏。肝区疼痛多为持续性钝痛或胀痛，有时可伴有右肩牵涉痛，右下胸及肝区叩击痛，增大的肝有压痛。肝前下缘比较表浅的脓肿,可有右上腹肌紧张和局部明显触痛。巨大的肝脓肿可使右季肋区呈饱满状态,甚至可见局限性隆起,局部皮肤可出现凹陷性水肿。严重时或并发胆道梗阻者,可出现黄疸。

3.心理-社会状况

细菌性肝脓肿起病急剧,症状重,如果治疗不彻底容易反复发作转为慢性,并且细菌性肝脓肿极易引起严重的全身性感染,导致感染性休克,患者产生焦虑。

4.辅助检查

(1)血液检查:化验检查白细胞计数及中性粒细胞增多,有时出现贫血。肝功能检查可出现不同程度的损害和低蛋白血症。

(2)X线胸腹部检查:右叶脓肿可见右膈肌升高,运动受限;肝影增大或局限性隆起;有时伴有反应性胸膜炎或胸腔积液。

(3)B超:在肝内可显示液平段,可明确其部位和大小,阳性诊断率在96%以上,为首选的检查方法。必要时可作CT检查。

(4)诊断性穿刺:抽出脓液即可证实本病。

(5)细菌培养:脓液细菌培养有助于明确致病菌,选择敏感的抗生素,并与阿米巴性肝脓肿相鉴别。

5.治疗要点

(1)全身支持疗法:给予充分营养,纠正水和电解质及酸碱平衡失调,必要时少量多次输血和血浆以纠正低蛋白血症,增强机体抵抗力。

(2)抗生素治疗:应使用大剂量抗生素。由于肝脓肿的致病菌以大肠杆菌、金黄色葡萄球菌和厌氧性细菌最为常见,在未确定病原菌之前,可首选对此类细菌有效的抗生素,然后根据细菌培养和抗生素敏感试验结果选用有效的抗生素。

(3)经皮肝穿刺脓肿置管引流术:适用于单个较大的脓肿。在B超声引导下进行穿刺。

(4)手术治疗:对于较大的单个脓肿,估计有穿破可能,或已经穿破胸腹腔;胆源性肝脓肿;位于肝左外叶脓肿,穿刺易污染腹腔;慢性肝脓肿,应施行经腹切开引流。病程长的慢性局限性厚壁脓肿,也可行肝叶切除或部分肝切除术。多发性小脓肿不宜行手术治疗,但对其中较大的脓肿,也可行切开引流。

(二)常见护理诊断及问题

1.营养失调

低于机体需要量,与高代谢消耗或慢性消耗病程有关。

2.体温过高

其与感染有关。

3.急性疼痛

其与感染及脓肿内压力过高有关。

4.潜在并发症

急性腹膜炎、上消化道出血、感染性休克。

(三)护理目标

患者能维持适当营养,维持体温正常,疼痛减轻;无急性腹膜炎休克等并发症发生。

(四)护理措施

1.术前护理

(1)病情观察,配合抢救中毒性休克。

(2)高热护理:保持病室空气新鲜、通风、温湿度合适,物理降温。衣着适量,及时更换汗湿衣。

(3)维持适当营养:对于非手术治疗和术前的患者,给予高蛋白、高热量饮食,纠正水、电解质平衡失调和低蛋白血症。

(4)遵医嘱正确应用抗生素。

2.术后护理

(1)经皮肝穿刺脓肿置管引流术术后护理:术前做术区皮肤准备,协助医师进行穿刺部位的准确定位。术后向医师询问术中情况及术后有无特殊观察和护理要求。患者返回病房后,观察引流管固定是否牢固,引流液性状,引流管道是否密闭。术后第 2 d 或数日开始进行脓腔冲洗,冲洗液选用等渗盐水(或遵医嘱加用抗生素)。冲洗时速度缓慢,压力不宜过高,估算注入液与引出液的量。每次冲洗结束后,可遵医嘱向脓腔内注入抗生素。待到引流出或冲洗出的液体变清澈,B 超检查脓腔直径小于 2 cm 即可拔管。

(2)切开引流术术后护理:切开引流术术后护理遵循腹部手术术后护理的一般要求。除此之外,每日用生理盐水冲洗脓腔,记录引流液量,少于 10 mL 或脓腔容积小于 15 mL,即考虑拔除引流管,改凡士林纱布引流,致脓腔闭合。

3.健康指导

为了预防肝脓肿疾病的发生,应教育人们积极预防和治疗胆道疾病,及时处理身体其他部位的化脓性感染。告知患者应用抗生素和放置引流管的目的和注意事项,取得患者的信任和配合。术后患者应加强营养和提高抵抗力,定期复查。

(五)护理评价

患者是否能维持适当营养,体温是否正常;疼痛是否减轻,有无急性腹膜炎、上消化道出血、感染性休克等并发症发生。

二、阿米巴性肝脓肿患者的护理

阿米巴性肝脓肿(amebic liver abscess)是阿米巴肠病的并发症,阿米巴原虫从结肠溃疡处经门静脉血液或淋巴管侵入肝内并发脓肿。常见于肝右叶顶部,多数为单发性。原虫产生溶组织酶,导致肝细胞坏死、液化组织和血液、渗液组成脓肿。

(一)护理评估

1.健康史

注意询问有无阿米巴痢疾病史。

2.身体状况

阿米巴性肝脓肿有着跟细菌性肝脓肿相似的表现,两者的区别详见表4-2。

表 4-2　细菌性肝脓肿与阿米巴性肝脓肿的鉴别

鉴别要点	细菌性肝脓肿	阿米巴性肝脓肿
病史	继发于胆道感染或其他化脓性疾病	继发于阿米巴痢疾后
症状	病情急骤严重,全身中毒症状明显,有寒战、高热	起病较缓慢,病程较长,可有高热,或不规则发热、盗汗
血液化验	白细胞计数及中性粒细胞可明显增加。血液细菌培养可阳性	白细胞计数可增加,如无继发细菌感染液细菌培养阴性。血清学阿米巴抗体检查阳性
粪便检查	无特殊表现	部分患者可找到阿米巴滋养体或结肠溃面(乙状结肠镜检)黏液或刮取涂片可找阿米巴滋养体或包囊
脓液	多为黄白色脓液,涂片和培养可发现细菌	大多为棕褐色脓液,无臭味,镜检有时可到阿米巴滋养体。若无混合感染,涂片和培养无细菌
诊断性治疗	抗阿米巴药物治疗无效	抗阿米巴药物治疗有好转
脓肿	较小,常为多发性	较大,多为单发,多见于肝右叶

3.心理-社会状况

由于病程长,忍受较重的痛苦,担忧预后或经济拮据等原因,患者常有焦虑、悲伤或恐惧反应。

4.辅助检查

基本同细菌性肝脓肿。

5.治疗要点

阿米巴性肝脓肿以非手术治疗为主。应用抗阿米巴药物,加强支持疗法纠正低蛋白、贫血等,无效者穿刺置管闭式引流或手术切开引流,多可获得良好的疗效。

(二)常见护理诊断及问题

(1)营养失调:低于机体需要量,与高代谢消耗或慢性消耗病程有关。

(2)急性疼痛:与脓肿内压力过高有关。

(3)潜在并发症:合并细菌感染。

(三)护理措施

1.非手术疗法和术前护理

(1)加强支持疗法:给予高蛋白、高热量和高维生素饮食必要时少量多次输新鲜血、补充丙种球蛋白,增强抵抗力。

(2)正确使用抗阿米巴药物,注意观察药物的不良反应。

2.术后护理

除继续做好非手术疗法护理外,重点做好引流的护理。宜用无菌水封瓶闭式引流,每日更换消毒瓶,接口处保持无菌,防止继发细菌感染。如继发细菌感染需使用抗生素。

第六节　胆囊结石的护理

一、概述

胆囊结石是指原发于胆囊的结石,是胆石症中最多的一种疾病。近年来随着卫生条件的改善及饮食结构的变化,胆囊结石的发病率呈升高趋势,已高于胆管结石。胆囊结石以女性多见,男女之比为(1∶3)～(1∶4);其以胆固醇结石或以胆固醇为主要成分的混合性结石为主。少数结石可经胆囊管排入胆总管,大多数存留于胆囊内,且结石越聚越大,可呈多颗小米粒状,在胆囊内可存在数百粒小结石,也可呈单个巨大结石;有些终身无症状而在尸检中发现(静止性胆囊结石),大多数反复发作腹痛症状,一般小结石容易嵌入胆囊管发生阻塞引起胆绞痛症状,发生急性胆囊炎。

二、诊断

(一)症状

1.胆绞痛

胆绞痛是胆囊结石并发急性胆囊炎时的典型表现,多在进油腻食物后胆囊收缩,结合移位并嵌顿于胆囊颈部,胆囊压力升高后强力收缩而发生绞痛。小结石通过胆囊管或胆总管时可发生典型的胆绞痛,疼痛位于右上腹,呈阵发性,可向右肩背部放射,伴恶心、呕吐,呕吐物为胃内容物,吐后症状并不减轻。存留在胆囊内的大结石堵塞胆囊腔时并不引起典型的胆绞痛,故胆绞痛常反映结石在胆管内的移动。急性发作特别是坏疽性胆囊炎时还可出现高热、畏寒等显著的感染症状,严重病例由于炎性渗出或胆囊穿孔可引起局限性腹膜炎,从而出现腹膜刺激症状。胆囊结石一般无黄疸,但30%的患者因伴有胆管炎或肿大的胆囊压迫胆管,肝细胞损害时也可有一过性黄疸。

2.胃肠道症状

大多数慢性胆囊炎患者有不同程度的胃肠道功能紊乱,表现为右上腹隐痛不适、厌油、进食后上腹饱胀感,常被误认为"胃病"。有近半数的患者早期无症状,称为静止性胆囊结石,此类患者在长期随访中仍有部分出现腹痛等症状。

(二)体征

1.一般情况

无症状期间患者大多一般情况良好,少数急性胆囊炎患者在发作期可有黄疸,症状重时可有感染中毒症状。

2.腹部情况

如无急性发作,患者腹部常无明显异常体征,部分患者右上腹可有深压痛;急性胆囊炎患者可有右上腹饱满、呼吸运动受限、右上腹触痛及肌紧张等局限性腹膜炎体征,Murphy征阳性。有1/3～1/2的急性胆囊炎患者,在右上腹可扪及肿大的胆囊或由胆囊与大网膜粘连形成的炎性肿块。

（三）检查

1.化验检查

胆囊结石合并急性胆囊炎有血液白细胞升高，少数患者谷丙氨转酶也升高。

2.B 超检查

B 超检查简单易行，价格低廉，且不受胆囊大小、功能、胆管梗阻或结石含钙多少的影响，诊断正确率可达 96％以上，是首选的检查手段。典型声像特征是胆囊腔内有强回声光团并伴声影，改变体位时光团可移动。

3.胆囊造影

能显示胆囊的大小及形态并了解胆囊收缩功能，但易受胃肠道功能、肝功能及胆囊管梗阻的影响，应用很少。

4.X 线检查

腹部 X 线片对胆囊结石的显示率为 10％～15％。

5.十二指肠引流

有无胆汁可确定是否有胆囊管梗阻，胆汁中出现胆固醇结晶提示结石存在，但此项检查目前已很少用。

6.CT、MRI、ERCP、PTC 检查

在 B 超不能确诊或者怀疑有肝内胆管、肝外胆管结石或胆囊结石术后多年复发又疑有胆管结石者，可酌情选用其中某一项或几项诊断方法。

（四）诊断要点

1.症状

20％～40％的胆囊结石可终生无症状，称"静止性胆囊结石"。有症状的胆囊结石的主要临床表现：进食后，特别是进油腻食物后，出现上腹部或右上腹部隐痛不适、饱胀，伴嗳气、呃逆等。

2.胆绞痛

胆囊结石的典型表现，疼痛位于上腹部或右上腹部，呈阵发性，可向肩胛部和背部放射，可伴恶心、呕吐。

3.Mirizzi 综合征

持续嵌顿和压迫胆囊壶腹部和颈部的较大结石，可引起胆总管狭窄或胆囊管瘘，及反复发作的胆囊炎、胆管炎及梗阻性黄疸，称"Mirizzi 综合征"。

4.Murphy 征

右上腹部局限性压痛、肌紧张，阳性。

5.B 超检查

胆囊暗区有一个或多个强回声光团，并伴声影。

（五）鉴别诊断

1.肾绞痛

胆绞痛需与肾绞痛相鉴别，后者疼痛部位在腰部，疼痛向外生殖器放射，伴有血尿，可有尿路刺激症状。

2.胆囊非结石性疾病

胆囊良、恶性肿瘤、胆囊息肉样病变等，B超、CT等影像学检查可提供鉴别线索。

3.胆总管结石

可表现为高热、黄疸、腹痛，超声等影像学检查可以鉴别，但有时胆囊结石可与胆总管结石并存。

4.消化性溃疡性穿孔

多有溃疡病史，腹痛发作突然并很快波及全腹，腹壁呈板状强直，腹部X线片可见膈下游离气体。较小的十二指肠穿孔，或穿孔后很快被网膜包裹，形成一个局限性炎性病灶时，易与急性胆囊炎混淆。

5.内科疾患

一些内科疾病如肾盂肾炎、右侧胸膜炎、肺炎等，亦可发生右上腹疼痛症状，若注意分析不难获得正确的诊断。

三、治疗

(一)一般治疗

饮食宜清淡，防止急性发作，对无症状的胆囊结石应定期随诊；伴急性炎症者宜进食，注意维持水、电解质平衡，并静脉应用抗生素。

(二)药物治疗

溶石疗法服用鹅去氧胆酸或熊去氧胆酸对胆固醇结石有一定溶解效果，主要用于胆固醇结石。但此种药物有肝毒性，服药时间长，反应大，价格贵，停药后结石易复发。其适应证为：胆囊结石直径在2 cm以下；结石为含钙少的X线能够透过的结石；胆囊管通畅；患者的肝脏功能正常，无明显的慢性腹泻史。目前多主张采取熊去氧胆酸单用或与鹅去氧胆酸合用，不主张单用鹅去氧胆酸。鹅去氧胆酸总量为15 mg/(kg·d)，分次口服。熊去氧胆酸为8～10 mg/(kg·d)，分餐后或晚餐后2次口服。疗程1～2年。

(三)手术治疗

对于无症状的静止胆囊结石，一般认为无须施行手术切除胆囊。但有下列情况时，应进行手术治疗：①胆囊造影胆囊不显影；②结石直径超过2～3 cm；③并发糖尿病且在糖尿病已控制时；④老年人或有心肺功能障碍者。

腹腔镜胆囊切除术适于无上腹创伤及手术史者，无急性胆管炎、胰腺炎和腹膜炎及腹腔脓肿的患者。对并发胆总管结石的患者应同时行胆总管探查术。

1.术前准备

择期胆囊切除术后引起死亡的最常见原因是心血管疾病。这强调了详细询问病史发现心绞痛和仔细进行心电图检查注意有无心肌缺血或以往心肌梗死证据的重要性。此外还应寻找脑血管疾病特别是一过性缺血发作的症状。若病史阳性或有问题时应做非侵入性颈动脉血流检查。此时对择期胆囊切除术应当延期，按照指征在冠状动脉架桥或颈动脉重新恢复血管流通后施行。除心血管病外，引起择期胆囊切除术后的死亡原因是肝脏疾病，主要是肝硬化。除术中出血外，还可发生肝功能衰竭和败血症。自从在特别挑选的患者中应用预防性措施以来，择期胆囊切除术后感染中毒性并发症的发生率已有显著下降。慢性胆囊炎患者胆汁内的细菌滋生率占 10%～15%；而在急性胆囊炎消退期患者中则高达 50%。细菌菌种为肠道菌如大肠杆菌、产气克雷白杆菌和粪链球菌，其次也可见到产气荚膜杆菌、类杆菌和变形杆菌等。胆管内细菌的发生率随年龄而增长，故主张年龄在 60 岁以上、曾有过急性胆囊炎发作刚恢复的患者，术前应预防性使用抗生素。

2.手术治疗

对有症状胆石症已成定论的治疗是腹腔镜胆囊切除术。虽然此技术的常规应用时间尚短，但是其结果十分突出，以致仅在不能施行腹腔镜手术或手术不安全时，才选用开腹胆囊切除术，包括无法安全地进入腹腔完成气腹，或者由于腹内粘连，或者解剖异常不能安全地暴露胆囊等。外科医师在遇到胆囊和胆管解剖不清及遇到止血或胆汁渗漏而不能满意地控制时，应当及时中转开腹。目前，中转开腹率在 5% 以下。

(四)其他治疗

体外震波碎石适用于胆囊内胆固醇结石，直径不超过 3 cm，且胆囊具收缩功能。治疗后部分患者可发生急性胆囊炎或结石碎片进入胆总管而引起胆绞痛和急性胆管炎，此外碎石后仍不能防止结石的复发。因并发症多，疗效差，现已基本不用。

四、护理措施

(一)术前护理

1.饮食

指导患者选用低脂肪、高蛋白质、高糖饮食。因为脂肪饮食可促进胆囊收缩排出胆汁，加剧疼痛。

2.术前用药

严重的胆石症发作性疼痛可使用镇痛剂和解痉剂，但应避免使用吗啡，因吗啡有收缩胆总管的作用，可加重病情。

3.病情观察

应注意观察胆石症急性发作患者的体温、脉搏、呼吸、血压、尿量及腹痛情况，及时发现有无感染性休克征兆。注意患者皮肤有无黄染及粪便颜色变化，以确定有无胆管梗阻。

(二)术后护理

1.症状观察及护理

定时监测患者生命体征的变化，注意有无血压下降、体温升高及尿量减少等全身中毒症状，及时补充液体，保持出入量平衡。

2.T 形管护理

胆总管切开放置 T 形管的目的是引流胆汁，使胆管减压：①T 形管应妥善固定，防止扭曲、脱落；②保持 T 形管无菌，每日更换引流袋，下地活动时引流袋应低于胆囊水平，避免胆汁回流；③观察并记录每日胆汁引流量、颜色及性质，防止胆汁淤积引起感染；④拔管：如果 T 形管引流通畅，胆汁色淡黄、清澄、无沉渣且无腹痛无发热等症状，术后 10～14 d 可夹闭管道。开始每日夹闭 2～3 h，无不适可逐渐延长时间，直至全日夹管。在此过程中要观察患者有无体温增高、腹痛、恶心、呕吐及黄疸等。经 T 形管造影显示胆管通畅后，再引流 2～3 d，及时排出造影剂。经观察无特殊反应，可拔除 T 形管。

3.健康指导

进少油腻、高维生素、低脂饮食。烹调方式以蒸煮为宜,少吃油炸类的食物。适当体育锻炼,提高机体抵抗力。

第七节 胆囊炎的护理

胆囊炎是最常见的胆囊疾病,常与胆石症同时存在。女性多于男性。胆囊炎分为急性和慢性两种。

一、临床表现

急性胆囊炎可出现右上腹撑胀疼痛,体位改变和呼吸时疼痛加剧,右肩或后背部放射性疼痛,高热、寒战,并可有恶心、呕吐。慢性胆囊炎,常出现消化不良,上腹不适或钝疼,可有恶心、腹胀及嗳气,进食油腻食物后加剧。

胆囊炎并发胆石症者,结石嵌顿时,可引起穿孔,导致腹膜炎,疼痛加重,甚至出现中毒性休克或衰竭。胆囊炎胆石症可加重或诱发冠心病,引起心肌缺血性改变。专家认为:胆囊结石是诱发胆囊癌的重要因素之一。胆囊炎胆石症常可引起胰腺炎,由胆管疾病引起的急性胰腺炎约占50%。

二、治疗原则

(1)无症状的胆囊结石根据结石大小数目,胆囊壁病变确定是否手术及手术时机。应择期行胆囊切除术,有条件医院应用腹腔镜行胆囊切除术。

(2)有症状的胆囊结石用开放法或腹腔镜方法。

(3)胆囊结石伴有并发症时,如急性、胆囊积液或积脓,急性胆石性胰腺炎胆管结石或胆管炎,应即刻行胆囊切除术。

三、护理措施

(一)术前护理

(1)按一般外科术前常规护理。

(2)低脂饮食。

(3)急性期应给予静脉输液,以纠正电解质紊乱,输血或血浆,以改善全身情况。

(4)患者如有中毒性休克表现,应先补足血容量,用升压药等纠正休克,待病情好转后手术治疗。

(5)黄疸严重者,有皮肤瘙痒,做好皮肤护理,防止瘙痒时皮肤破损,出现皮肤感染,同时注意黄疸患者,由于胆管内胆盐缺乏,维生素 K 吸收障碍,容易引起凝血功能障碍,术前应注射维生素 K。出现高热者,按高热护理常规护理。

(6)协助医师做好各项检查,如肝功能、心电图、凝血酶原时间测定、超声波、胆囊造影等,肝功能损害严重者应给予保肝治疗。

(7)需做胆总管与胆管吻合术时,应做胆管准备。

(8)手术前1d晚餐禁食,术晨按医嘱留置胃管,抽尽胃液。

(二)术后护理

(1)按一般外科手术后护理常规及麻醉后护理常规护理。

(2)血压平稳后改为半坐卧位,以利于引流。

(3)禁食期间,给予静脉输液。维持水电解质平衡。

(4)停留胃管,保持胃管通畅,观察引流液性质并记录量,术后2～3 d肠蠕动恢复正常,可拔除胃管,进食流质,以后逐渐改为低脂半流,注意患者进食后反应。

(5)注意腹部伤口渗液,如渗液多应及时更换敷料。

(6)停留T形管引流,保持胆管引流管通畅,并记录24 h引流量及性质。

(7)引流管停留时间长,引流量多者,要注意患者饮食及消化功能,食欲差者,可口服去氧胆酸、胰酶片或中药。

(8)胆总管内有残存结石或泥沙样结石,术后两周可行T形管冲洗。

(9)防止T形管脱落,除手术时要固定牢靠外,应将T形管用别针固定于腹带上。

(10)防止逆行感染。T形管引流所接的消毒引流瓶(袋)每周更换两次,更换引流袋要在无菌操作下进行。腹壁引流伤口每日更换敷料一次。

(11)注意水电解质平衡,注意有无低钾、低钠症状出现,注意黄疸消退情况。

(12)拔T形管指征及注意事项:一般术后10～14 d,患者无发热、无腹痛、大便颜色正常,黄疸消退,胆汁引流量逐日减少至50 mL以下,胆汁颜色正常,呈金黄色、澄清时,用低浓度的胆影葡胺做T形管造影,以了解胆管远端是否通畅,如通畅可试行钳夹T形管或提高T形管距离腋后线10～20 mL,如有上腹胀痛、发热、黄疸加深等情况出现,说明胆管下端仍有梗阻,应即开放引流管,继续引流,如钳夹T形管48 h后无任何不适,方可拔管。拔管后1～2 d可有少量胆汁溢出,应及时更换敷料,如有大量胆汁外溢应报告医师处理。拔管后还应观察患者食欲及腹胀、腹痛、黄疸、体温和大便情况。

第五章　泌尿外科护理

第一节　肾损伤的护理

一、概述

肾脏隐藏于腹膜后,一般受损伤机会很少,但肾脏为一实质性器官,结构比较脆弱,外力强度稍大即可造成肾脏的创伤。肾损伤大多为闭合性损伤,占 60%～70%,可由直接暴力,如腰、腹部受硬物撞击或车辆撞击,肾受到沉重打击或被推向肋缘而发生损伤;肋骨和腰椎骨折时,骨折片可刺伤肾,间接暴力,如从高处落下、足跟或臀部着地时发生对冲力,可引起肾或肾蒂伤。开放性损伤多见于战时和意外事故,常伴有胸腹部创伤,在临床上按其损伤的严重程度可分为肾挫伤、肾部分裂伤、肾全层裂伤、肾蒂损伤、病理性肾破裂等类型。

二、诊断

(一)症状

1.血尿

损伤后血尿是肾损伤的重要表现,多为肉眼血尿,血尿的轻重程度与肾脏损伤严重程度不一定一致。

2.疼痛

局限于上腹部及腰部,若血块阻塞输尿管,则可引起绞痛。

3.肿块

因出血和尿外渗引起腰部不规则的弥散性胀大的肿块,常伴肌强直。

4.休克

面色苍白,心率加快,血压降低,烦躁不安等。

5.高热

由于血、尿外渗后引起肾周感染所致。

(二)体征

1.一般情况

患者可有腰痛或上腹部疼痛、发热。大出血时可有血流动力学不稳定的表现,如面色苍白、四肢发凉等。

2.专科体检

上腹部及腰部压痛,腹部包块。刀伤或穿透伤累及肾脏时,伤口可流出大量鲜血。出血量与肾脏损伤程度以及是否伴有其他脏器或血管损伤有关。

(三)检查

1.实验室检查

尿中含大量红细胞。血红蛋白与血细胞比容持续降低提示有活动性出血。血白细胞数增多应注意是否存在感染灶。

2.特殊检查

早期积极的影像学检查可以发现肾损伤部位、程度、有无尿外渗或肾血管损伤以及对侧肾情况。根据病情轻重,除需紧急手术外,有选择地应用以下检查。

(1)B超检查:能提示肾损害的程度,包膜下和肾周血肿及尿外渗情况。为无创检查,病情重时更有实用意义,并有助于了解对侧肾情况。

(2)CT扫描:可清晰显示肾皮质裂伤、尿外渗和血肿范围,显示无活力的肾组织,并可了解与周围组织和腹腔内其他脏器的关系,为首选检查。

(3)排泄性尿路造影:使用大剂量造影剂行静脉推注造影,可发现造影剂排泄减少,肾、腰大肌影消失,脊柱侧凸以及造影剂外渗等。可评价肾损伤的范围和程度。

(4)动脉造影:适宜于尿路造影未能提供肾损伤的部位和程度,尤其是伤侧肾未显影,选择性肾动脉造影可显示肾动脉和肾实质损伤情况。若伤侧肾动脉完全梗阻,表示为创伤性血栓形成,宜紧急施行手术。有持久性血尿者,动脉造影可以了解有无肾动静脉瘘或创伤性肾动脉瘤,但系有创检查,已少用。

(5)逆行肾盂造影:易招致感染,不宜应用。

(四)诊断要点

一般都有创伤史,可有腰痛、血尿、腰部肿块等症状体征,出血严重时出现休克。定时查血、尿常规,根据血、尿指标,血红蛋白变化评估伤情。检查首选。肾脏超声,快速并且无创伤,对于评价肾脏损伤程度有意义,CT检查可以进一步显示肾实质损伤、肾脏出血及肾蒂损伤情况。条件允许时行静脉肾盂造影检查。

(五)鉴别诊断

1.腹腔脏器损伤

主要为肝、脾损伤,有时可与肾损伤同时发生。表现为出血、休克等危急症状,有明显的腹膜刺激症状。腹腔穿刺可抽出血性液体。尿液检查无红细胞;超声检查肾脏无异常发现;静脉尿路造影(IVU)示肾盂、肾盏形态正常,无造影剂外溢情况。

2.肾梗死

表现为突发性腰痛、血尿、血压升高;IVU示肾显影迟缓或不显影。逆行肾盂造影可发现肾被膜下血肿征象。肾梗死患者往往有心血管疾患或肾动脉硬化病史,血清乳酸脱氢酶及碱性磷酸酶升高。

3.自发性肾破裂

突然出现腰痛及血尿病状。体检示腰腹部有明显压痛及肌紧张,可触及边缘不清的囊性肿块。IVU检查示肾盂、肾盏变形和造影剂外溢。B超检查示肾集合系统紊乱,肾周围有液性暗区。一般无明显的创伤史,既往多有肾肿瘤、肾结核、肾积水等病史。

三、治疗

肾损伤的处理与损伤程度直接相关。轻微肾挫伤经短期休息可以康复,多数肾挫裂伤可用保守治疗,仅少数需手术治疗。

(一)紧急治疗

有大出血、休克的患者需迅速给以抢救措施,观察生命体征,进行输血、复苏,同时明确有无并发其他器官损伤,做好手术探查的准备。

(二)保守治疗

(1)绝对卧床休息2～4周,病情稳定,血尿消失后才可以允许患者离床活动。通常损伤后4～6周肾挫裂伤才趋于愈合,过早过多离床活动,有可能再度出血。恢复后2～3个月不宜参加体力劳动或竞技运动。

(2)密切观察,定时测量血压、脉搏、呼吸、体温,注意腰、腹部肿块范围有无增大。观察每次排出的尿液颜色深浅的变化。定期检测血红蛋白和血细胞比容。

(3)及时补充血容量和热量,维持水、电解质平衡,保持足够尿量。必要时输血。

(4)应用广谱抗生素以预防感染。

(5)使用止痛剂、镇静剂和止血药物。

(三)手术治疗

1.开放性肾损伤

几乎所有这类损伤的患者都要施行手术探查,特别是枪伤或从前面腹壁进入的锐器伤,需经腹部切口进行手术,清创、缝合及引流并探查腹部脏器有无损伤。

2.闭合性肾损伤

一旦确定为严重肾裂伤、肾碎裂及肾蒂损伤需尽早经腹入路施行手术。若肾损伤患者在保守治疗期间发生以下情况,需施行手术治疗:①经积极抗休克后生命体征仍未见改善,提示有内出血;②血尿逐渐加重,血红蛋白和血细胞比容继续降低;③腰、腹部肿块明显增大;④有腹腔脏器损伤可能。

手术方法:经腹部切口施行手术,先探查并处理腹腔损伤脏器,再切开后腹膜,显露肾静脉、肾动脉,并阻断之,而后切开肾周围筋膜和肾脂肪囊,探查患肾。先阻断肾蒂血管,并切开肾周围筋膜,快速清除血肿,依具体情况决定做肾修补、部分肾切除术或肾切除。必须注意,在未控制肾动脉之前切开肾周围筋膜,往往难以控制出血,而被迫施行肾切除。只有在肾严重碎裂或肾血管撕裂,无法修复,而对侧肾良好时,才施行肾切除。肾实质破损不大时,可在清创与止血后,用脂肪或网膜组织填入肾包膜缝合处,完成一期缝合,既消除了无效腔,又减少了血肿引起继发性感染的机会。肾动脉损伤性血栓形成一旦被确诊即应手术取栓,并可行血管置换术,以挽救肾功能。

(四)并发症及其处理

常由血或尿外渗以及继发性感染等引起。腹膜后囊肿或肾周脓肿可切开引流。输尿管狭窄、肾积水需施行成形术或肾切除术。恶性高血压要做血管修复或肾切除术。动静脉瘘和假性肾动脉瘤应予以修补,如在肾实质内则可行部分肾切除术。持久性血尿可施行选择性肾动脉造影及栓塞术。

四、病情观察

(1)观察生命体征,如:体温、血压、脉搏、呼吸、神智反应。

(2)专科变化,腹部或腰腹部有无肿块及大小变化,血尿程度。

(3)重要生命脏器,心、肺、肝、脾等脏器及骨骼系统有无合并伤。

五、注意事项

(一)医患沟通

(1)如拟保守治疗,应告知患者及家属仍有做手术的可能性及肾损伤后的远期并发症。

(2)做开放手术,应告知可能切肾的方案,如做保肾手术,则有继续出血、尿外渗的可能。

(3)手术探查决定做肾切除时,应再次告知家属,并告知术后肾功能失代偿或需做肾代替治疗的可能。如合并腹腔或其他部位脏器损伤,手术时要一期处理,亦应告知家属并签字。

(4)交代病情时要立足于当前患者病情,对于病情变化不做肯定与否定的预测。

(二)经验指导

(1)对于肾损伤的患者应留院观察或住院 1 d,必须每半小时至 1 h 监测 1 次血压、心率、呼吸,记录每小时尿量。并做好血型分析及备血。

(2)对于肾损伤病情明确者,生命体征不稳时,可重复做腹腔穿刺及 CT、B 超影像学检查。

(3)手术后要观察腹部情况,伤口有无渗血,敷料有无潮湿,为防止切口裂开,可使用腹带保护。

(4)肾切除患者要计算每日出入量,了解肾功能变化。

(5)确保引流管无扭曲,密切观察引流量、颜色的变化。

(6)腹部创伤合并。肾损伤的比例不是很高,临床工作中易忽视。血尿是肾创伤的重要表现,但与病情严重程度不成比例;输尿管有血块堵塞、肾蒂损伤或低血压休克时可无血尿出现。

六、护理

(一)护理评估

1.健康史

详细了解受伤的原因、部位、受伤的经过,以往的健康状况等。

2.身体状况

(1)血尿:是肾损伤的主要症状。肾挫伤时血尿轻微,肾部分裂伤或肾全层裂伤时,可出现大量肉眼血尿。当血块堵塞输尿管、肾盂或输尿管断裂、肾蒂血管断裂时,血尿可不明显,甚至无血尿。

(2)疼痛:肾包膜张力增加、肾周围软组织损伤,可引起患侧腰、腹部疼痛;血液、尿液渗入腹腔或伴有腹部器官损伤时,可出现全腹痛和腹膜刺激征;血块通过输尿管时,可发生肾绞痛。

(3)腰、腹部包块:血液、尿液渗入肾周围组织,可使局部肿胀形成包块,可有触痛。

(4)休克:严重的肾损伤,尤其是合并其他器官损伤时,易引起休克。

(5)发热:肾损伤后,由于创伤性炎症反应,伤区血液、渗出液及其他组织的分解产物吸收引起发热,多为低热;由于血肿、尿外渗继发感染引起的发热多为高热。

3.心理状况

由于突发的暴力致伤,或因损伤出现大量肉眼血尿、疼痛、腰腹部包块等表现时,患者常有恐惧、焦虑等心理状态的改变。

4.辅助检查

(1)尿常规检查:了解尿中有无大量红细胞。

(2)B超检查:能提示肾损害的程度,包膜下和肾周血肿及尿外渗情况。

(3)X线片检查:肾区阴影增大,提示有肾周围血肿的可能。

(4)CT检查:可清晰显示肾皮质裂伤、尿外渗和血肿范围。

(5)排泄性尿路造影:可评价肾损伤的范围和程度。

(6)肾动脉造影:可显示肾动脉和肾实质损伤的情况。

(二)常见护理诊断及问题

1.不舒适

其与疼痛等有关。

2.恐惧/焦虑

其与损伤后出现血尿等有关。

3.有感染的危险

其与损伤后免疫力降低有关。

4.体温过高

其与损伤后的组织产物吸收和血肿、尿外渗继发感染等有关。

(三)护理目标

(1)疼痛不适感减轻或消失。

(2)情绪稳定,能安静休息。

(3)患者发生感染和休克的危险性降低,未发生感染和休克。

(4)体温正常。

(四)护理措施

1.非手术治疗及手术前患者的护理

(1)嘱患者绝对卧床休息 2～4 周,待伤情稳定、血尿消失 1 周后方可离床活动,以防再出血。

(2)迅速建立静脉输液通路,及时输血、输液,维持水、电解质及酸碱平衡,防治休克。

(3)急救护理:有大出血、休克的患者需配合医生迅速进行抢救及护理。

(4)心理护理:对恐惧不安的患者,给予心理疏导、安慰、体贴和关怀。

(5)伤情观察:患者的生命体征;血尿的变化;腰、腹部包块大小的变化;腹膜刺激征的变化。

(6)配合医生做好影像学检查前的准备工作。

(7)做好必要的术前常规准备,以便随时中转手术。

2.手术后患者的护理

(1)卧床休息:肾切除术后需卧床休息 2～3 d,肾修补术、肾部分切除术或肾周引流术后需卧床休息2～4 周。

(2)饮食:禁食 24 h,适当补液,肠功能恢复后进流质饮食,并逐渐过渡到普通饮食,但要注意少食易胀气的食物,以减轻腹胀。鼓励患者适当多饮水。

(3)伤口护理:保持伤口清洁干燥,注意无菌操作,注意观察有无渗血、渗尿,应用抗菌药物,预防感染。

3.健康指导

(1)向患者介绍康复的基本知识,卧床的意义以及观察血尿、腰腹部包块的意义。

(2)告诉患者恢复后3个月内不宜参加重体力劳动或竞技运动;肾切除术后患者,应注意保护对侧肾,尽量不要应用对肾有损害的药物。

(3)定期到医院复诊。

第二节 膀胱损伤的护理

膀胱空虚时位于骨盆深处,不易受损,膀胱充盈延伸至下腹部,且壁薄,在外力作用下可发生膀胱损伤。

一、病因及病理

(一)根据病因分类

1.开放性损伤

由弹片、子弹或其锐器贯通所致,易合并有其他脏器损伤,如直肠、阴道损伤,形成腹壁尿瘘、膀胱直肠瘘或膀胱阴道瘘。

2.闭合性挫伤

当膀胱充盈时,腹部受撞击、挤压、骨盆骨折片刺破膀胱壁等。

3.医源性膀胱损伤

见于经尿道作膀胱器械检查或治疗下腹部手术等。

(二)根据损伤程度分类

1.膀胱挫伤

膀胱挫伤仅伤及黏膜或肌层,膀胱壁未穿破,局部出血或形成血肿,可出现血尿。

2.膀胱破裂

分腹膜内型与腹膜外型两类。

(1)腹膜内型:膀胱壁破裂伴腹膜破裂,与腹腔相通,尿液流入腹腔,引起腹膜炎。多见于膀胱后壁和顶部损伤。有病变的膀胱(如膀胱结核)过度膨胀,可发生自发性破裂。

(2)腹膜外型:膀胱壁破裂,但所覆盖的腹膜完整。尿液外渗到膀胱周围组织及耻骨后间隙,沿骨盆筋膜到盆底或沿输尿管周围疏松组织蔓延到肾区。

二、临床表现

膀胱壁轻度挫伤仅有下腹部疼痛和少量终末血尿,短期自行消失;膀胱破裂时,不同病理类型而有其特殊临床表现。

(一)休克

骨盆骨折所致剧痛、大出血,膀胱破裂引起尿外渗及腹膜炎,伤势严重者常发生休克。

(二)腹痛

腹膜外破裂时,尿外渗及血肿引起下腹部疼痛、压痛及肌紧张,直肠指检可触及肿物和触痛;腹膜内破裂时,引起急性腹膜炎症状,并有移动性浊音。

（三）血尿和排尿困难

有尿意，但不能排尿或仅排出少量血尿。当血块堵塞尿道或尿外渗到膀胱周围、腹腔内，则无尿液自尿道排出。

（四）尿瘘

开放性损伤，可引起体表伤口漏尿；如与直肠、阴道相通，则经肛门、阴道漏尿。闭合性损伤在尿外渗感染后破溃，可形成尿瘘。

三、诊断

（一）病史及体格检查

有明显外伤史及上述典型的临床表现。

（二）导尿试验

导尿管能顺利插入膀胱，但只能引流出少量尿液；经导尿管注入生理盐水 200 mL，5 min 后吸出，如液体进出量差异很大，提示膀胱破裂。

（三）X 线检查

腹部 X 线片可发现骨盆或其他骨折。膀胱造影自导尿管注入造影剂 300 mL，拍摄注入造影剂和排出造影剂后膀胱造影片，如造影剂有外漏，则为膀胱破裂。

（四）B 超

可观察到膀胱壁连续性是否中断，在超声监视下经导尿管注入生理盐水，有时可见膀胱破裂口有液体流动征象。

四、治疗

膀胱破裂的处理原则：①完全的尿路改道；②膀胱周围及其他尿外渗部位充分引流；③关闭膀胱壁缺损。

（一）紧急处理

对严重损伤、出血导致休克者，积极抗休克治疗如输血、输液、镇静、止痛、止血。膀胱破裂时尽早应用抗生素预防感染。

（二）保守治疗

膀胱挫伤或早期较小的膀胱破裂，膀胱造影仅有少量造影剂外漏，可留置导尿管 7～10 d，保持导尿管通畅，应用抗生素预防感染，破口可自愈。

（三）手术治疗

较重的膀胱破裂，需尽早手术清除外渗尿液，修补膀胱裂口，在腹膜外做耻骨上膀胱造瘘，充分引流膀胱内尿液。

五、护理

（一）护理评估

1.健康史

主要是详细了解受伤的原因、部位和受伤的经过，致伤物的性质，受伤当时膀胱是否充盈等。

2.身体状况

（1）血尿和排尿困难：膀胱轻度挫伤时，患者仅有少量血尿，短期内即可自行消失；损伤严重时,可有大量血尿;当有血块堵塞尿道或尿外渗到膀胱周围和(或)腹腔内时,则出现排尿困难或仅流出少量血尿。

(2)腹部疼痛:腹膜外型膀胱破裂时,下腹部疼痛,耻骨上有压痛和腹肌紧张;腹膜内型膀胱破裂时,疼痛由下腹部扩展至全腹部,可出现急性腹膜炎的症状。

(3)休克:骨盆骨折所致的疼痛、大出血、膀胱破裂引起的尿外渗和急性腹膜炎,可导致休克。

(4)尿瘘:膀胱破裂与体表伤口相通时,可引起伤口漏尿;与直肠、阴道相通时,则可引起膀胱直肠瘘、膀胱阴道瘘。闭合性损伤在尿外渗感染后破溃,也可以形成尿瘘。

3.心理状况

因损伤后出现血尿、排尿困难,患者常有恐惧、焦虑等心理反应。

4.辅助检查

(1)导尿试验:导尿管虽可以顺利插入膀胱,但仅能引流出少量血尿,甚至无尿液流出,为鉴别是否尿道损伤,此时经导尿管注入无菌等渗盐水 200 mL,片刻后吸出。若液体进出量差异很大,则提示膀胱破裂。

(2)X 线检查:①腹部 X 线片:可以发现骨盆或其他部位骨折。②膀胱造影:自导尿管注入 15% 泛影葡胺 300 mL。摄片,可以发现造影剂漏至膀胱外,排出造影剂后再摄片,更能显示遗留于膀胱外的造影剂。腹膜内型膀胱破裂时,可注入空气造影,若空气进入腹膜腔,于膈下见到游离气体,则为腹膜内破裂。同时,空气造影还可减少造影剂对腹膜的刺激,减少并发症的发生。

(二)常见护理诊断及问题

1.疼痛

其与局部组织损伤、血肿、尿液外渗等有关。

2.恐惧/焦虑

其与损伤后出现血尿和(或)排尿困难有关。

3.排尿异常

其与膀胱破裂、尿液外渗等有关。

4.有感染的危险

其与损伤后出现血尿、尿液外渗、留置各种引流管等有关。

(三)护理目标

(1)疼痛减轻或消失。

(2)情绪稳定,能安静休息。

(3)恢复正常排尿。

(4)使患者发生感染的危险性降低或未发生感染。

(四)护理措施

1.非手术治疗及手术前患者的护理

(1)解除疼痛:按医嘱给予镇静止痛治疗。

(2)心理护理:主动与患者交谈,帮助患者解除恐惧、焦虑,使患者能安静休息。

(3)观察有无休克。

(4)保持导尿管引流通畅,观察并记录引流液的量和性状。

(5)按医嘱及早应用抗生素,防治感染。

2.手术后患者的护理

(1)体位:麻醉作用消失且血压平稳后,可取半卧位,以利于呼吸和引流。

(2)观察伤情:①生命体征;②腹部症状和体征;③各种引流管的引流情况;④手术切口及创面愈合情况。

(3)预防感染:严格无菌操作,用消毒棉球擦拭尿道口及导尿管周围,合理应用抗生素等。

(4)留置导尿管的护理:妥善固定导尿管及连接管,冲洗膀胱,并保持导尿管的通畅;观察引流液的量和性状;每日用消毒棉球擦洗尿道外口及尿道外口处的导尿管2次。

(5)耻骨上膀胱造口管的护理:①保持造口管引流通畅,避免引流管扭曲、受压或堵塞。②保护造口周围皮肤,保持清洁干燥。③暂时性膀胱造口,一般留置1~2周,拔管前须先夹管,观察能否自行排尿,排尿通畅方可拔除造口管;若同时留置的有导尿管,应先拔除导尿管,然后再考虑拔除膀胱造口管。

(6)尿外渗切开引流的护理:对有尿外渗多处切开引流的患者,应观察引流液的量和性状,敷料浸湿或污染应及时更换。

(7)鼓励患者适当多饮水。

3.健康指导

(1)向患者介绍本病康复的基本知识。

(2)向患者解释适当多饮水的意义。

(3)向戴有膀胱造口管的患者介绍其护理知识。

第三节 尿道损伤的护理

较为常见,多发生在男性。男性尿道较长,以尿生殖膈为界,分为前后两部分,前尿道包括球部和阴茎部,后尿道包括前列腺部和膜部。前尿道损伤多发生在球部,后尿道损伤多在膜部。

一、病因及病理

(一)根据损伤病因分类

(1)开放性损伤:因子弹、弹片、锐器伤所致,常伴有阴茎、阴囊、会阴部贯通伤。

(2)闭合性损伤:会阴部骑跨伤,将尿道挤向耻骨联合下方,引起尿道球部损伤。骨盆骨折可引起尿生殖膈移位,产生剪力,使膜部尿道撕裂或撕断。经尿道器械操作不当可引起球部膜部交界处尿道损伤。

(二)根据损伤程度分类

(1)尿道挫伤:尿道内层损伤,阴茎筋膜完整,仅有水肿和出血,可以自愈。

(2)尿道裂伤:尿道壁部分全层断裂,引起尿道周围血肿和尿外渗,愈合后可引起尿道狭窄。

（3）尿道断裂：尿道完全断裂时，断部退缩、分离，血肿和尿外渗明显，可发生尿潴留。

尿外渗的范围以生殖膈为分界，前尿道损伤时，尿外渗范围在阴茎、会阴、下腹壁和阴囊的皮下；后尿道前列腺部损伤时，尿外渗主要在前列腺和膀胱周围，外阴部不明显。

二、临床表现

（一）休克

骨盆骨折所致尿道损伤，一般较严重，常因合并大出血，引起创伤性、失血性休克。

（二）疼痛

尿道球部损伤时会阴部肿胀、疼痛、排尿时加重。后尿道损伤时，下腹部疼痛、局部压痛、肌紧张，伴骨盆骨折者，移动时加剧。

（三）排尿困难

尿道挫伤时因局部水肿或疼痛性括约肌痉挛，出现排尿困难。尿道断裂时，不能排尿，发生急性尿潴留。

（四）尿道出血

前尿道损伤即使不排尿时尿道外口也可见血液滴出；后尿道损伤尿道口无流血或仅少量血液流出。

（五）尿外渗及血肿

尿生殖膈撕裂时，会阴、阴囊部出现血肿及尿外渗，并发感染时则出现全身中毒症状。

三、诊断

（一）病史及体格检查

有明显外伤史及上述典型的临床表现。

（二）导尿

轻缓插入导尿管，如顺利进入膀胱，说明尿道是连续而完整的。若一次插入困难，不应勉强反复试插，以免加重损伤及感染，尿道损伤并骨盆骨折时一般不易插入导尿管。

（三）X线片检查

可显示骨盆骨折情况，必要时从尿道注入造影剂 20 mL，确定尿道损伤部位、程度及造影剂有无外渗，了解尿液外渗情况。

四、治疗

（一）紧急处理

损伤严重伴失血性休克者，及时采取输血、输液等抗休克措施。骨盆骨折患者须平卧，勿随意搬动，以免加重损伤。尿潴留不宜导尿或未能立即手术者，可行耻骨上膀胱穿刺，吸出膀胱内尿液。

（二）保守治疗

尿道挫伤及轻度损伤，症状较轻、尿道连续性存在而无排尿困难者；排尿困难或不能排尿、插入导尿管成功者，留置尿管1～2周。使用抗生素预防感染，一般无须特殊处理。

（三）手术治疗

1.前尿道裂伤导尿失败或尿道断裂

行经会阴尿道修补或断端吻合术，并留置导尿管2～3周。病情严重、会阴或阴囊形成大血肿及尿外渗者,施行耻骨上膀胱穿刺造瘘术,3 个月后再修补尿道,并在尿外渗区做多个皮肤切口,深达浅筋膜下,以引流外渗尿液。

2.骨盆骨折致后尿道损伤

病情稳定后,作耻骨上高位膀胱造瘘术。一般在 3 周内能恢复排尿;如不能恢复排尿,则留置造瘘管 3 个月,二期施行解除尿道狭窄的手术。

3.并发症处理

为预防尿道狭窄,待患者拔除导尿管后,需定期做尿道扩张术。对于晚期发生的尿道狭窄,可用腔内技术行经尿道切开或切除狭窄部的瘢痕组织,或于伤后 3 个月经会阴部切口切除瘢痕组织,做尿道端端吻合术。后尿道合并肠损伤,应立即修补,并作暂时性结肠造瘘。如并发尿道直肠瘘,应待 3~6 个月后再施行修补手术。

五、护理

(一)护理评估

1.健康史

搜集病史资料时,要注意询问受伤的原因、受伤时的姿势,是否有骑跨伤、骨盆骨折或经尿道的器械检查治疗史。

2.身体状况

(1)尿道出血:前尿道损伤后,即使在不排尿时也可见尿道外口滴血或流血;后尿道损伤后,尿道外口不流血或仅流出少量血液;排尿时,可出现血尿。

(2)疼痛:前尿道损伤时,受伤处疼痛,有时可放射到尿道外口,排尿时疼痛加重;后尿道损伤时,疼痛位于下腹部,在移动时出现或加重。

(3)排尿困难与尿潴留:尿道挫裂伤时,因损伤和疼痛导致尿道括约肌痉挛,发生排尿困难;尿道断裂时,可引起尿潴留。

(4)局部血肿和瘀斑:骑跨伤或骨盆骨折造成尿生殖膈撕裂时,可发生会阴、阴囊部肿胀、瘀斑和血肿。

(5)尿液外渗:前尿道损伤时,尿液外渗至会阴、阴囊、阴茎部位,有时向上扩展至腹壁,造成这些部位肿胀;后尿道损伤时,尿液外渗至耻骨后间隙和膀胱周围。

(6)直肠指检:尿道膜部完全断裂后,可触及前列腺尖端浮动;若指套上染有血迹,提示可能合并直肠损伤。

(7)休克:骨盆骨折合并后尿道损伤,常有休克表现。

3.心理状况

可因尿道出血、疼痛、排尿困难等而出现焦虑,有的患者担心发生性功能障碍而加重焦虑,甚至出现恐惧。

4.辅助检查

(1)尿常规检查:了解有无血尿和脓尿。

(2)试插导尿管:若导尿管插入顺利,说明尿道连续,提示可能为尿道部分挫裂伤;一旦插入导尿管,即应留置导尿 1 周,以引流尿液并支撑尿道;若插入困难,多提示尿道严重断裂伤,不能反复试插,以免加重损伤和导致感染。

（3）X线片检查：平片可了解骨盆骨折情况；尿道造影可显示尿道损伤的部位和程度。

（4）B超检查：可了解尿液外渗情况。

（二）常见护理诊断及问题

1.疼痛

其与损伤、尿液外渗等有关。

2.焦虑

其与尿道出血、排尿障碍以及担心预后等有关。

3.排尿异常

其与创伤、疼痛、尿道损伤等有关。

4.有感染的危险

其与尿道损伤、尿外渗等有关。

（三）护理目标

（1）疼痛减轻或缓解。

（2）解除焦虑，情绪稳定。

（3）解除尿潴留，恢复正常排尿。

（4）降低感染发生率或未发生感染。

（四）护理措施

1.轻症患者的护理

主要是多饮水及预防感染。

2.急重症患者的护理

（1）抗休克：安置患者于平卧位，尽快建立静脉输液通路，及时输液，严密观察生命征。

（2）解除尿潴留：配合医生试插导尿管，若能插入，即应留置导尿管；若导尿管插入困难，应配合医生于耻骨上行膀胱穿刺排尿或做膀胱造口术。

3.饮食护理

能经口进食的患者，鼓励其适当多饮水，进高热量、高蛋白、富含维生素的饮食。

4.心理护理

对有心理问题的患者，进行心理疏导，帮助其树立战胜疾病的信心。

5.留置导尿管的护理

同膀胱损伤的护理。

6.耻骨上膀胱造口管的护理

同膀胱损伤的护理。

7.尿液外渗切开引流的护理

同膀胱损伤的护理。

8.健康指导

（1）向患者及其亲属介绍康复的有关知识。

（2）嘱患者适当多饮水，以增加尿量，稀释尿液，预防泌尿系统感染和结石的形成。

（3）嘱尿道狭窄患者，出院后仍应坚持定期到医院行尿道扩张术。

第四节 泌尿系结石的护理

泌尿系结石又称尿石症,是泌尿外科的最常见疾病之一。男性多于女性,约 3∶1。由于结石形成机制未完全阐明,有多种学说,肾钙化斑、过饱和结晶、结石基质、晶体抑制物质、异质促进成核学说是结石形成的基本学说,常常是多种因素相互作用所致。目前仍没有十分理想的预防方法,故复发率高。我国尿石症多见于南方地区,北方相对少见。上尿路结石发病率明显高于下尿路结石。近 10 多年来尿路结石的治疗方法有很大改进,90%左右的结石可采用非手术治疗。

一、临床表现

(一)肾及输尿管结石

肾及输尿管结石好发于男性青壮年。多在肾盂内形成,少数形成于梗阻的输尿管内,亦称上尿路结石。主要表现为与结石活动有关的血尿和疼痛,其表现与结石的大小、部位、损伤、感染及梗阻程度有关。

1.疼痛

较大的结石不易活动,则引起腰腹部无痛或钝痛;较小的结石,易于活动,刺激肾盂、输尿管,引起平滑肌痉挛,出现剧烈的肾绞痛,表现为突然发作的腰部剧烈绞痛,向同侧下腹部、外阴及大腿内侧放射,伴恶心、呕吐,肾区叩击痛明显;输尿管末端结石常引起膀胱刺激症状。

2.血尿

患者常在活动或肾绞痛后出现血尿,表现轻重不一,多为镜下血尿。部分上尿路结石者以活动后镜下血尿为唯一症状。如果结石引起尿路完全性梗阻或固定不动,则可能不出现血尿。

3.其他

结石梗阻引起肾积水时,可触及增大的肾脏,双侧梗阻,引起肾功能慢性损害,重者可导致慢性肾衰竭。当结石并发急性尿路感染时,腰痛加重,伴寒战、发热和尿路刺激症状。

(二)膀胱结石

膀胱结石有原发性与继发性两种。原发性膀胱结石较多见于男孩,与营养不良和低蛋白饮食有关;继发性膀胱结石常见于良性前列腺增生,膀胱憩室,神经源性膀胱,异物或肾、输尿管结石排入膀胱。

1.尿流中断

为膀胱结石的典型表现。排尿过程中因结石阻塞尿道内口而产生尿流中断,可出现向阴茎头放射性疼痛,小儿常出现搓揉阴茎的现象。改变体位后结石退出尿道内口,尿液又可继续排出。

2.尿痛

结石较大或合并感染时可出现尿痛,以排尿终末期明显。

3.膀胱刺激征

继发感染时可出现膀胱刺激症状。

4.血尿

结石与膀胱黏膜发生摩擦可导致血尿,以终末血尿最明显。

(三)尿道结石

绝大多数尿道结石来自肾和膀胱。有尿道狭窄、尿道憩室及异物存在时亦可引起尿道结石。常见于男性,多数尿道结石位于前尿道。

典型症状为排尿困难,点滴状排尿,伴尿痛,严重者可发生急性尿潴留及会阴部剧烈疼痛。

二、诊断

(一)肾及输尿管结石

1.病史及体格检查

出现疼痛、血尿等典型临床表现,查体肾区有叩击痛,应首先考虑尿路结石。

2.实验室检查

尿常规检查可见有镜下血尿,有时可见较多的白细胞、脓球或结晶,感染性尿结石患者尿细菌培养呈阳性。当怀疑患者尿路结石与代谢状态有关时,应测定血、尿的钙、磷、尿酸、草酸等检查,必要时作钙负荷试验,此外,还应行肾功能检查。

3.影像学检查

(1)B超检查:能发现平片不显影的小结石和透X线结石,还能显示肾结构改变和肾积水程度,了解肾实质厚度及肾功能等情况。

(2)X线检查:①X线片:95%以上的结石能在尿路平片中显影,但应与胆囊结石、肠系膜淋巴结钙化、静脉结石相鉴别,需加拍侧位片。结石过小、钙化程度不高或相对纯的尿酸结石,常不显影。②排泄性尿路造影:显示结石所致的尿路形态和肾功能改变,有无引起结石的尿路局部因素,发现X线片下不显影的尿酸结石。③逆行肾盂造影:当其他方法不能确诊时行逆行肾盂造影帮助诊断。④CT扫描可发现尿路平片、排泄性尿路造影、超声不能显示的或较小的输尿管中下段结石。此外,疑有甲状旁腺功能亢进者,应做骨摄片。

(3)反射性核素肾显影:判断泌尿系梗阻程度和双肾功能受损情况;评价患肾治疗前后肾功能恢复情况。

4.内镜检查

包括肾镜、输尿管镜和膀胱镜检查。当B超、影像学检查均不能确诊或需在内镜下直接治疗时,采用该方法。

(二)膀胱结石

(1)有排尿过程中尿流中断、血尿等典型临床表现,应首先考虑膀胱结石。

(2)X线片能显示绝大多数结石。

(3)B超检查能显示结石声影。

(4)膀胱镜检查用于X线片、B超不能确诊时,可直接观察结石及膀胱病变,并能为治疗方法的选择提供依据。

(三)尿道结石

前尿道结石可沿尿道扪及。后尿道结石经直肠指检可触及。B超和X线检查有助于明确诊断。

三、治疗

（一）肾及输尿管结石

根据结石的大小、数目、位置、肾功能和全身情况，结合不同的病因、有无梗阻和感染的程度综合考虑治疗方案。

1.保守治疗

适用于肾绞痛，结石直径＜0.6 cm、表面光滑、无尿路梗阻的患者，主要应用止痛、抗感染、扩张输尿管、利尿、调节饮食及中草药等综合治疗措施，促使结石排出。

（1）解痉、止痛：发生肾绞痛时采用阿托品、哌替啶肌内注射。还可给予山莨菪碱（654-2），硝苯地平，吲哚美辛，黄体酮，双氯芬酸钠栓剂塞肛，针刺和耳针等方法缓解疼痛。

（2）大量饮水：增加尿量，促进结石排出，减少晶体沉积，保持每日尿量在 2000 mL 以上，尤其是睡前饮水，保持夜间尿液呈稀释状态。

（3）饮食调节：少食含钙及草酸成分丰富的食物，多吃含纤维素丰富的食物。

（4）控制感染：可根据尿细菌培养结果选用敏感性强的抗菌药物。

（5）调节尿液 pH：对尿酸和胱氨酸结石可以服用碱化尿液药物，如枸橼酸钾、重碳酸氢钠。口服氯化铵使尿液酸化，有利于防止感染性结石生长。

（6）中西医结合治疗：包括中药排石治疗，多饮水，西药解痉止痛和利尿，采用针刺疗法止痛。

2.体外冲击波碎石

体外冲击波碎石是将冲击波在体外聚焦后，作用于经 X 线片或 B 超定位的结石，将其击碎排出，最适宜于直径小于2.5 cm的结石。除结石远端尿路有狭窄、结石诱发癌变、非结石梗阻引起的肾损害、急性尿路感染、严重心脑血管疾病、安置心脏起搏器者、血肌酐≥265 μmol/L、肺功能不全、出血性疾病或妊娠等以外，均可采用此方法治疗。但结石直径＞3 cm 者不宜首选此方法。应限制每次冲击波的能量和冲击波次数，以减少副损伤，2 次碎石的间隔最短不少于 7 d。

3.手术治疗

随着腔内泌尿外科和 ESWL 的迅猛发展，绝大多数上尿路结石不必行开放性手术，手术治疗前必须作排泄性尿路造影以了解肾功能，合并感染者先行抗感染治疗。同时合并梗阻因素时需在取石的同时解除梗阻，输尿管结石手术前需再做尿路平片进行最后定位。

（1）非开放手术治疗：①输尿管镜取石或碎石术（URL）：适用于输尿管中下段结石、X 线片不显影结石及因肥胖、结石硬、在同一部位停留时间过长而不适宜用 ESWL 治疗者，可应用输尿管镜在直视下取出、套出或经超声、液电、激光、气压弹道等将结石击碎后取出。②经皮肾镜取石或碎石术（PCNL）：适用于直径大于 2.5 cm 的肾盂结石及部分肾盏结石，可多次进行取石，还可与 ESWL 联合治疗复杂性肾结石。先用细针由腰部穿刺至肾盂，经反复扩张皮肤至肾内通道，插入肾镜，在直视下取出肾及输尿管上段结石。凝血机制障碍、脊柱畸形者等为禁忌证。

（2）腹腔镜输尿管切开取石术：20 世纪 90 年代，微创技术迅速发展，腹腔镜施行输尿管切开取石术得到迅速推广应用，包括经腹腔和经后腹腔两种手术途径。适用于输尿管结石＞2

cm,原考虑开放手术或经 ESWL、输尿管镜手术治疗失败者。

（3）开放手术治疗：过去大多数尿石症采用开放手术取石，但是手术给患者造成的创伤较大，尤其是有的复杂性肾结石一次不易取净，有的复发率高，重复取石的手术难度较大，危险性增加，甚至有发生肾衰竭和失肾的可能。由于腔内泌尿外科及 ESWL 技术的普遍开展，大多数上尿路结石不需应用开放手术。目前开放手术适用于结石直径大于 1 cm，经非手术治疗无效，合并梗阻和感染，甚至癌变者。手术方法有输尿管切开取石、肾盂切开取石、肾窦肾盂切开取石、肾实质切开取石、无萎缩性肾切开取石、肾部分切除术。如肾结石引起癌变、并发严重感染积脓，肾功能丧失，而对侧肾功能正常者可行肾切除术。

双侧上尿路结石手术治疗原则：①双侧输尿管结石：一般先处理梗阻严重侧，若患者一般情况好，可同时行双侧输尿管取石。②一侧肾结石而对侧输尿管结石：先处理输尿管结石。③双侧肾结石：在尽可能保留肾的前提下，先处理安全易取出的一侧，若梗阻严重，全身情况差可以先行肾造瘘，待病情改善后再处理结石。④双侧上尿路结石或孤立肾上尿路结石引起梗阻导致无尿时，诊断明确，若全身情况允许，应及时手术；若病情严重不能耐受手术，也可先行输尿管插管引流，如插管引流失败，则改行经皮肾造瘘。目的是引流尿液，改善肾功能，待病情好转再选择合适的治疗方法。

（二）膀胱结石

一般采用手术治疗。膀胱感染严重时，应抗感染治疗；若排尿困难，则先留置导尿管，以利于引流尿液及控制感染，并同时治疗病因。

1.经尿道膀胱镜取石或碎石

大多数结石应用碎石钳机械碎石，并将碎石取出，适用于直径<3 cm 的膀胱结石者。较大结石需采用液电、超声激光或气压弹道碎石。

2.耻骨上膀胱切开取石术

结石过大、过硬采用液电、超声激光或气压弹道碎石失败者或合并膀胱憩室病变，小儿及膀胱感染严重者，应施行耻骨上膀胱切开取石。

（三）尿道结石

结石位于尿道舟状窝，可向尿道注入无菌液状石蜡，尔后用力排尿、轻轻推压挤出或用小钳子取出。前尿道结石采用阴茎根部阻滞麻醉下，压迫结石近端尿道，防止结石后退，注入无菌液状石蜡，再向尿道远端轻轻挤出，尽量不做尿道切开取石。后尿道结石可用尿道探子将结石轻轻推入膀胱后，按膀胱结石处理，尽量不做尿道切开取石以防止尿道狭窄。

四、护理

（一）护理评估

1.健康史

主要是了解有无泌尿系梗阻、感染和异物史，有无肾绞痛史、血尿史、排石史，有无甲状旁腺功能亢进、痛风、遗传性疾病或长期卧床等病史。

2.身体状况

（1）肾和输尿管结石：①疼痛：肾盂内的大结石和肾盏内结石比较固定，往往无明显症状，仅在人体活动后出现上腹或腰部钝痛。较小的肾盂结石及输尿管结石活动度大,并易嵌顿于输尿管狭窄处,引起平滑肌痉挛,以致发生剧烈的肾绞痛。其表现为阵发性剧痛,可放射至同侧下腹部、外生殖器及大腿内侧,疼痛持续的时间长短不等,可伴有面色苍白、出冷汗、恶心和呕吐等。发作期间肾区叩击痛明显,沿输尿管走行部位可有深压痛。②血尿:患者活动或绞痛发作后可出现血尿,多为镜下血尿。③感染:合并急性感染时,腰痛加重,并可出现寒战、高热、膀胱刺激征和脓尿等表现。④肾积水严重时,可在上腹部扪及包块。⑤双侧或孤立肾结石可造成肾功能损害,完全性梗阻时可出现肾衰竭的表现。⑥输尿管末端结石可出现膀胱刺激症状。

(2)膀胱结石:可出现膀胱刺激症状和排尿困难。典型表现是排尿突然中断,蹦跳或改变体位后又能继续排尿,可出现血尿,并发感染时可有脓尿。

(3)尿道结石:典型表现为排尿困难,尿液呈点滴状排出,常伴尿痛。严重者可发生急性尿潴留及会阴部剧痛。前尿道结石沿尿道可扪及,后尿道结石经直肠指检可扪及。

3.心理状况

因疼痛和排尿异常引起患者烦躁、焦虑等。

4.辅助检查

(1)实验室检查:尿常规检查可见镜下或肉眼血尿,有时可见较多的白细胞或结晶。当怀疑结石的形成与代谢有关时,应测定血、尿中的钙、磷、尿酸、草酸、肌酐水平等,另外还应做肾功能检查。

(2)影像学检查:①X线检查:是评估泌尿系统结石最重要的方法,不仅可明确临床诊断,而且还有助于确定治疗方法。常用的X线检查方法有:泌尿系平片,可显示绝大多数泌尿系结石,但结石过小或钙化程度不高等情况下,X线片不显示或显示不清楚;排泄性尿路造影,可进一步了解结石所处的位置,并可评价有无因结石所致的尿路形态和肾的形态改变及其改变程度,了解平片上的阴影是否在泌尿系统内,还可查出透X线的结石;逆行肾盂造影仅在其他方法不能确定结石的部位或结石以下尿路病变不明时被采用。②B超检查:能发现泌尿系X线片不能显示的小结石和透X线的结石,还能显示肾积水及肾积水引起的肾结构改变,如肾影增大、肾实质萎缩等。③放射性核素检查:可用于评价治疗前、后肾功能改变的情况及单双侧肾功能情况,若双侧尿路梗阻,可了解哪一侧肾功能较好。

(3)内镜检查:包括肾镜、输尿管镜和膀胱镜检查,多在X线检查不能明确诊断时,通过内镜既可明确诊断又可进行治疗。

(二)常见护理诊断及问题

1.疼痛

与结石刺激输尿管、感染、梗阻等有关。

2.排尿异常

与结石梗阻、感染有关。

3.有感染的危险

与尿路梗阻、黏膜损伤、术后伤口及各种引流管的污染等有关。

4.知识缺乏

缺乏有关病因、治疗及预防的相关知识。

5.焦虑

与疼痛和排尿异常有关。

(三)护理目标

(1)疼痛减轻或消失。

(2)恢复正常排尿。

(3)感染的危险性下降或不发生感染。

(4)患者能说出泌尿系结石的病因、治疗措施和预防结石复发的方法。

(5)烦躁、焦虑解除,情绪稳定。

(四)护理措施

1.非手术治疗患者的护理

(1)疼痛的护理:肾绞痛发作期间应卧床休息,安排适当卧位,可给予软枕支托,局部热敷,有利于缓解疼痛;疼痛较重者,可遵医嘱注射哌替啶、阿托品、黄体酮等解痉止痛,也可应用吲哚美辛栓剂塞入肛门内(纳肛)止痛;疼痛严重者,可给予静脉滴注解痉止痛药。膀胱结石患者排尿困难合并疼痛时,可指导患者变换体位,如侧卧排尿,可缓解病情。

(2)促进排石的护理:①鼓励患者多饮水,保持每日尿量在 2000～3000 mL 以上,可减少泌尿系结石形成的机会,并可促进小结石排出,还可预防或有助于治疗泌尿系感染。②指导患者适当运动,在患者能承受的情况下适当做一些跳跃式的活动,促进输尿管蠕动和结石下移。③遵医嘱使用利尿药、解痉药和排石药。④观察排石效果,告诉患者每次排尿时均要注意有无结石排出,最好过滤尿液,若有结石排出应予以保留,以便分析其成分。

(3)饮食调节:根据结石成分、饮食习惯和生活条件适当调整饮食,如草酸盐结石,不宜进食马铃薯、菠菜等含草酸丰富的食物;尿酸盐结石不宜食用动物内脏及豆类等高嘌呤类食物;含钙结石应限制含钙丰富的食物,多食含纤维素丰富的食物。

(4)预防或控制感染:遵医嘱正确使用抗生素,注意在各项护理操作中严格遵守无菌操作原则。

2.体外冲击波碎石患者的护理

(1)碎石前患者的护理:①心理护理:向患者介绍碎石过程,说明该方法具有简单、安全、有效、可重复治疗等优点,但在碎石过程中有一定的噪声,不必紧张和恐慌。②说明定位的重要性,争取患者的主动配合,避免碎石过程中随意移动或改变体位。③应告诉患者碎石后可能会出现局部疼痛、血尿等,届时不要惊慌。④检查心、肝、肾等重要器官功能和凝血功能。⑤胃肠道准备:碎石前 3 d 内禁食肉、蛋、奶、麦乳精等易产气的食物;碎石前 1 d 服缓泻药或灌肠;碎石日晨禁饮食。

(2)碎石后患者的护理:①饮食:若患者无异常反应可正常饮食,鼓励患者多饮水,以增加尿量促进结石排出。必要时,遵医嘱应用排石药物。②体位:若患者无异常情况,可适当活动,以增加输尿管蠕动,促进结石排出,仅少数有并发症的患者需卧床休息;肾下盏结石可采取头低脚高位,并叩击背部,以促进排石。巨大肾结石碎石后因短时间内大量碎石充填输尿管而发生堵塞,可形成所谓的"石街",进一步发展可影响肾功能。因此,较大结石应分次碎石。另外,碎石后可采取患侧在下的侧卧位,并适当活动,以利结石随尿流排出。③观察并记录排尿情况,评估尿路有否梗阻,并观察尿液中碎石排出情况。一般碎石颗粒需 4～6 周才能排完。④碎石后出现常见并发症患者的护理,常见的并发症有肾绞痛、血尿等,一般无须特殊处理。必要时,遵医嘱应用解痉止痛药、止血药等;若血尿很严重,应及时向医师反映,并协助处理。若出现"石街"梗阻的表现,在预防感染的同时,应协助医师进行经直肠或阴道按摩。必要时,配合医师做好再次碎石、输尿管镜取石或开放性手术取石的有关护理。⑤两次体外冲击波碎石治疗的间隔时间不得少于 1 周。⑥定期进行 X 线检查,以了解结石排出情况。

3.手术治疗患者的护理

(1)手术前患者的护理:①心理护理:向患者及亲属介绍手术的相关知识,多关心、体贴患者,以消除患者的恐惧心理。②协助检查患者重要器官功能和凝血功能。③做好手术前其他各项常规准备。

(2)手术后患者的护理:①开放性手术后患者的护理:应注意维持呼吸道通畅,因为肾和上段输尿管手术常取 12 肋缘下切口或经 11 肋床切口,当深呼吸时,切口处疼痛加重,以至于影响呼吸状态,可导致肺不张或呼吸系统其他并发症。术后可适当给予止痛药,鼓励和指导患者做深呼吸运动和有效咳嗽,帮助患者翻身、叩背等。观察尿液排出情况,术后每小时尿量应在 50 mL 以上,若少于 30 mL,注意是否发生了肾功能障碍,应及时向医师反映。但应注意,尿量是包括由肾造口管、输尿管支架引流管、膀胱造口管、导尿管等引流管引流出的尿液和渗湿敷料估计量的总和。观察尿液的颜色,刚刚手术后患者的尿液可带有血色,但应逐渐变浅。若未变浅反而加深,甚至呈鲜红色血尿时,应及时向医师反映,并协助处理。护士要注意维持各引流管通畅。施行肾和上段输尿管切开取石术,往往需要安放肾周引流管、肾造口管或输尿管支架引流管,施行膀胱切开取石术往往需要安放膀胱造口管、留置气囊导尿管等,护士必须了解各引流管安放的部位及目的,保持各引流管的通畅和适当的固定。引流袋的放置要低于肾或膀胱,直立位时应低于髋部,以免逆流。肾盂造口管一般需置管 10 d 以上。拔管前应先夹管 1～2 d,无异常表现后再经造口管行肾盂造影,证实上尿路通畅后方可拔管。拔管后,瘘口用凡士林纱条填塞,外盖敷料并固定。患者应向健侧卧位,瘘口向上,以防漏尿。膀胱切开取石术后患者的护理,基本上同膀胱损伤手术后患者的护理。②非开放性手术后患者的护理:经内镜取石或碎石术后,患者几乎都有血尿,应卧床休息,多饮水,遵医嘱适当应用止血药、抗生素等药物;做好各种引流管的护理;观察病情,除术后常规观察的项目外,还应注意有无出血、穿孔、感染、输尿管狭窄等并发症的发生。

4.健康指导

(1)向患者及其亲属讲解泌尿系结石的相关知识,使患者了解泌尿系结石的病因、病理、身体表现、诊治原则及预防知识,增强患者康复的信心,在诊治和护理过程中得到患者的主动配合。

(2)鼓励和指导患者多饮水,以增加尿量,稀释尿液,预防结石形成,应保持每日尿量在 2000 mL 以上。

(3)预防骨质脱钙,有甲状旁腺功能亢进者应积极治疗;注意适当活动,长期卧床的患者可进行床上活动,以减少尿钙排出。

(4)指导患者根据结石的成分合理安排饮食。

(5)告诉患者出院后还应定期到医院复查,以了解排石治疗后的结石碎块排出情况,或治疗后有无复发。

第五节　肾癌的护理

肾肿瘤多为恶性:成人以肾癌多见,男女比例为 2∶1,高发年龄为:50～70 岁。小儿以肾母细胞瘤最常见,占小儿恶性实体肿瘤的 8％～24％,也是最常见的小儿腹部肿瘤。

一、病因

肾肿瘤的病因至今不明。肾癌有一定的家族遗传倾向,与吸烟量及开始吸烟的年龄相关,研究认为男性吸烟相对危险性增加 1.1～2.3 倍。喝咖啡会增加女性肾癌的机会。

二、病理生理

肾癌来自肾小管上皮细胞,呈圆形,外有假包膜,切面黄色。有时呈多囊性,可有出血、坏死和钙化。肾癌局限时恶性程度低,穿破假包膜后经血液或淋巴转移。癌细胞可直接侵入肾静脉、腔静脉形成癌栓,也可转移到肺、脑、骨、肝等。

三、临床表现

(一)血尿

无明显原因的间歇性、无痛性肉眼血尿是常见症状,提示肿瘤已侵入肾盏、肾盂。肾盂癌早期出现血尿。肾母细胞瘤血尿不明显。

(二)疼痛

腰部钝痛或隐痛,血块堵塞输尿管时发生绞痛。

(三)肿块

肾癌常在腹部或腰部发现肿块,质地较硬,活动度较差。发生于体弱婴幼儿的腹部巨大肿块是肾母细胞瘤的特点。

(四)肾外表现

常见的有低热、高血压、高血钙、血沉快、贫血、消瘦等。

四、辅助检查

(一)实验室检查

镜下或肉眼血尿,尿三杯试验有助于确定出血部位。

(二)影像学检查

(1)X 线:可见不规则增大的肾形。造影可见肾盏、肾盂呈不规则变形、狭窄。

(2)B 超:可发现早期无症状癌性肿块,可鉴别占位病变的性质。

(3)CT、MRI、肾动脉造影:有助于早期诊断和鉴别诊断。

五、诊断要点

(一)临床表现

出现血尿、疼痛、肿块三大症状表明肾癌进入晚期,一旦出现无痛肉眼血尿就应想到肾癌。

婴幼儿腹部进行性增大肿块应高度怀疑肾母细胞瘤。

(二)辅助检查

对高度可疑患者,酌情选择影像学检查,如 X 线、B 超、CT、MRI 等以确定诊断。

六、治疗要点

(一)手术治疗

肾癌行根治性肾切除,包括患侧肾、肾周围筋膜及脂肪和肾门淋巴结。肾盂癌切除患肾、患侧输尿管及输尿管开口部位的膀胱。肾母细胞瘤经腹部行患肾切除术。

(二)术后辅助治疗

放疗和化疗对肾癌效果不佳,免疫疗法对肾转移癌有一定效果。肾母细胞瘤术后配合化疗和放疗可显著提高生存率。

七、护理评估

(一)健康史

评估年龄、性别与职业,有无长期吸烟史,有无家族遗传史。

(二)目前的身体状况

(1)症状体征:有无间歇性无痛性全程肉眼血尿,有无腹部进行性增大的肿块,有无腰部疼痛。

(2)辅助检查:包括特殊检查结果及有关手术耐受性检查。

(三)心理-社会状况

了解患者和家属对病情严重程度、对拟行手术方式的认知程度和心理承受能力。对预后的担心程度,家庭和社会对患者的心理和经济上的支持程度。

八、常见的常见护理诊断及问题

(一)恐惧/焦虑

恐惧/焦虑与对癌症的惧怕,对手术及并发症的担忧有关。

(二)疼痛

疼痛与肾包膜张力增大、血块堵塞输尿管有关。

(三)营养失调:低于机体需要量

营养失调与长期血尿、癌肿消耗、手术创伤有关。

(四)有感染的危险

感染与手术切口、置管引流有关。

(五)潜在并发症

潜在并发症为出血。

九、护理目标

(1)患者恐惧/焦虑感减轻。

(2)患者的疼痛被有效控制。

(3)患者营养状况得到改善。

(4)患者感染的危险性下降或未感染。

(5)患者术后未出血。

十、护理措施

(一)术前护理

(1)病情观察:癌症晚期,卧床休息,观察记录排尿情况、血尿情况。观察疼痛性质,出现绞痛时,有效止痛处理。

(2)饮食护理:鼓励多饮水,以稀释尿液。给予高热量、高蛋白易消化饮食,纠正贫血。

(3)术前准备:常规术前准备,了解重要脏器功能。

(4)心理护理:肾癌一旦出现典型表现多已进入晚期,患者绝望、恐惧,对治疗失去信心。耐心解释,细心护理,精心疏导,消除不良心理或行为。

(二)术后护理

(1)一般护理:取半卧位,卧床5~7 d,防止过早活动导致出血。肛门排气后进食,鼓励多饮水,静脉营养。切口疼痛者酌情止痛。

(2)术后观察:观察血压、脉搏和呼吸。记录24 h尿量、颜色。检测尿常规,了解健侧肾功能。

(3)预防感染:遵医嘱应用抗生素。保持敷料干燥,及时换药。定时翻身、叩背、雾化稀释痰液以利于咳痰,防止肺部感染。

(4)引流管护理:监测引流液的性质、颜色和量。常规引流管的护理,避免压迫、折叠。一般术后2~3 d无引流物排出时拔除。

十一、护理评价

(1)患者恐惧/焦虑是否减轻。

(2)患者的疼痛是否有效控制。

(3)患者营养状况是否得到改善。

(4)患者有无感染征象,切口有无感染。

(5)患者术后是否发生出血。

十二、健康指导

(1)指导患者及时进行化疗、放疗,定期查血、尿常规,出现骨髓抑制,暂停治疗。

(2)指导患者定期复查肺、肝、肾等易转移脏器。

第六节 膀胱癌的护理

膀胱癌在我国发病率居泌尿系统肿瘤首位。本病男多于女,约为4:1,平均发病年龄为65岁。大多数患者的肿瘤仅局限于膀胱,只有少于15%的病例出现远处转移。

一、病因及病理

膀胱癌病因复杂,真正的发病原因尚不完全清楚,可能与下列因素有关:①外源性致癌物质:β-萘胺和联苯胺类化合物对致癌有关,吸烟也是导致膀胱癌的重要因素之一。②内源性致癌物质:色胺酸和烟酸代谢异常,其中间产物邻羟氨基酚类物质,能直接影响细胞的 RNA 和DNA 的合成,具有致癌性能。③其他致癌因素:埃及血吸虫病、膀胱黏膜白斑病、腺性膀胱炎、结石、长期尿潴留、某些病毒感染等也是诱发膀胱癌的病因之一。

膀胱癌大多来源于上皮细胞,占 95％以上,而其中 90％以上为移行细胞癌。膀胱癌在病理改变上根据细胞大小、形态、染色深浅、核改变、分裂象等分为 3 级。Ⅰ级为高分化乳头状癌,低度恶性;Ⅱ级为中分化乳头状癌,中度恶性;Ⅲ级为低分化乳头状癌,属高度恶性。

膀胱癌最多分布在膀胱侧壁及后壁,其次为三角区和顶部。膀胱癌的扩散主要是向深部浸润,继则发生远处转移。转移途径以髂淋巴结、腹主动脉淋巴结为主,晚期少数患者可经血流转移至肺、骨、肝等器官。膀胱癌的转移发生较晚、扩散较慢。

二、临床表现

(一)血尿

绝大多数膀胱癌患者的首发症状是间歇性无痛性肉眼血尿,若肿瘤位于三角区或其附近,血尿常为终末出现。

(二)膀胱刺激症状

肿瘤坏死、溃疡、合并炎症以及形成感染时,患者可出现尿频、尿急、尿痛等膀胱刺激症状。

(三)其他

肿瘤较大影响膀胱容量、肿瘤发生在膀胱颈部、出血严重形成血凝块等影响尿流排出时,可引起排尿困难甚至尿潴留。膀胱肿瘤位于输尿管口附近,影响上尿路尿液排空时,可造成患侧肾积水。晚期膀胱肿瘤患者有贫血、水肿、下腹部肿块等症状。

三、辅助检查

(一)实验室检查

尿液脱落细胞检查,可查见肿瘤细胞,该检查方法简便,可做血尿患者的初步筛选。但如果肿瘤细胞分化良好者,常难与正常移行细胞相鉴别,故检出的阳性率不高。

(二)影像学检查

B 超、CT 扫描、静脉肾盂造影等对全面了解本病及排除上尿路有无肿瘤等都有一定价值。

(三)膀胱镜检查

对本病临床诊断具有决定性意义,绝大多数病例通过该项检查,可直接看到肿瘤生长的部位、大小、数目,并可根据肿瘤表面形态,初步估计其恶性程度,进行活检以明确诊断。

四、处理原则

出现无痛性肉眼血尿,特别是终末血尿者,首先应考虑膀胱肿瘤的可能。经膀胱镜活检可进行病理分级和分期,以决定手术方式选择。治疗原则是以手术治疗为主的综合治疗。

(一)手术治疗

根据肿瘤的病理并结合肿瘤生长部位、患者全身情况选择手术方法。常用的手术有经尿道肿瘤切除术、膀胱部分切除术、根治性膀胱全切除术等。其中,膀胱全切除术是膀胱浸润性癌的基本治疗方法,膀胱切除后需进行尿流改道。一般采用非可控性回肠膀胱术或结肠膀胱术等,对年轻患者可选择可控性尿流改道术,以提高术后患者生活质量。

(二)非手术治疗

1.放射治疗

用 ^{60}Co 或电子加速器治疗,对肿瘤切除后预防复发及晚期癌肿控制病情发展有一定帮助。

2.化疗

化疗分全身化疗和局部化疗两种,局部化疗又有经髂内动脉内灌注和经膀胱内灌注等方法。目前较普遍的化疗用药还是多经膀胱内灌注。

3.免疫治疗

卡介苗(BCG)膀胱内灌注对预防肿瘤复发有明显疗效,干扰素、白介素等全身应用及膀胱内灌注对预防肿瘤术后复发亦有较好作用。

五、护理评估

(一)健康史

了解患者年龄、性别、职业,有无其他伴随疾病。

(二)身体状况

了解血尿程度,肿瘤的位置、大小、数量及浸润程度、癌细胞分化程度;了解重要器官功能状况,有无转移灶的表现及恶性病质;了解术后引流及切口愈合情况,了解膀胱全切后输尿管皮肤造口、回肠膀胱或可控膀胱术后有无尿瘘、感染。

(三)心理-社会状况

了解患者及家属对病情、拟采取的手术方式、手术并发症、排尿形态改变的认知程度,心理和家庭经济承受能力等。了解患者及家属对健康教育等知识的掌握情况。

六、常见护理诊断及问题

(1)恐惧或焦虑:与对癌症的恐惧、害怕手术有关。

(2)营养失调,低于机体需要量:与长期血尿、癌肿消耗、手术创伤有关。

(3)自我形象紊乱:与膀胱全切除尿流改道、造瘘口或引流装置的存在、不能主动排尿有关。

(4)潜在并发症:出血、感染。

七、护理目标

(1)患者恐惧或焦虑减轻。

(2)患者保持良好的营养状态。

(3)患者能接受自我形象改变的现实。

(4)患者未发生出血、感染等并发症。

八、护理措施

(一)减轻焦虑和恐惧

根据患者的具体情况,做耐心的心理疏导,以消除其恐惧、焦虑、绝望的心理。膀胱癌属中等恶性,一般出现血尿立即就诊的大多数尚属早期,及时手术疗效较好,五年生存率非常高。

(二)改善营养状态

病程长、体质差、晚期肿瘤出现明显血尿者,应卧床休息。给予易消化、营养丰富的饮食,纠正贫血、改善全身营养状况。

(三)帮助患者接受自我形象改变

向患者解释尿流改道的必要性,全膀胱癌切除术虽然改变了正常的排尿生理,但是可避免复发,延长寿命而且有助于治疗的彻底性。

(四)并发症的预防和护理

1.预防感染

准备做膀胱全切除、肠道代膀胱术的患者,按肠切除术准备,以减少术中污染。术后定时测体温及血白细胞变化,保持切口清洁干燥,定时翻身、叩背咳痰,若痰液黏稠给予雾化吸入,预防感染发生。

2.出血

全膀胱切除手术创伤大,应严密观察生命体征及引流物性状。若血压下降、脉搏加快、引流管内引出鲜血,则提示有出血,及时通知医师并保证输血、输液通畅。

(五)尿流改道护理

输尿管末端皮肤造口和回肠膀胱腹壁造口应保持造口处清洁,敷料渗湿后应及时更换,保证内支撑引流管固定牢靠且引流通畅。回肠膀胱或可控膀胱因肠黏膜分泌黏液,易堵塞引流管,注意及时挤压将黏液排出,有储尿囊者可用生理盐水每 4 h 冲洗 1 次。

(六)健康教育

1.康复指导

适当锻炼,加强营养;禁止吸烟,避免接触联苯胺类致癌物质。

2.自我护理

尿流改道术后腹部佩戴接尿器者,注意避免集尿器的边缘压迫造瘘口。保持清洁,定时更换尿袋。可控膀胱术后,开始每 2～3 h 导尿 1 次,逐渐延长间隔时间至每 3～4 h 导尿 1 次,定期用生理盐水或开水冲洗储尿囊,清除黏液及沉淀物。

3.术后坚持膀胱内灌注化疗药物

膀胱保留术后患者能憋尿者,遵医嘱行膀胱灌注免疫抑制剂 BCG(卡介苗)或抗癌药,可预防或推迟肿瘤复发。每周灌注 1 次,共 6 次,以后每 2 周 1 次、每月 1 次、每 2 个月 1 次,持续终身。灌注方法:插导尿管排空膀胱尿,将用蒸馏水或等渗盐水稀释的药液灌入膀胱后,取俯、仰、左、右侧卧位,每 30 min 轮换体位 1 次,共 2 h。

4.定期复查

浸润性膀胱癌术后定期全身各系统检查,及早发现转移病灶;放疗、化疗期间,定期常规查血、尿,一旦出现骨髓抑制,应暂停治疗;膀胱癌保留膀胱的术后患者,定期膀胱镜复查。

九、护理评价

(1)患者的恐惧或焦虑是否减轻。

(2)患者营养状况有无改善,体重有无增加。

(3)患者能否接受自我形象紊乱的现实,主动配合治疗和护理。

(4)患者有无血尿、感染并发症,若发生,是否得到及时发现和处理。

第六章 骨外科护理

第一节 骨与关节感染的护理

一、化脓性骨髓炎

化脓性骨髓炎是骨膜、骨密质、骨松质及骨髓受到化脓性细菌感染而引起的炎症。是一种常见病,好发于儿童,有急性和慢性之分。

(一)急性骨髓炎

急性骨髓炎是由化脓性致病菌引起的骨膜、骨、骨髓的急性化脓性感染,好发于儿童。最常见的致病菌是金黄色葡萄球菌,其次为乙型溶血性链球菌。其感染途径有:身体其他部位的化脓性病灶中的细菌经血液循环播散至骨骼,称急性血源性骨髓炎;开放性骨折伤口发生感染,致病菌直接侵入骨髓,称为外源性急性骨髓炎。以急性血源性骨髓炎最常见。

1.护理评估

(1)健康史。

病因:急性骨髓炎发病前大多有身体其他部位的原发性感染病灶,如痈、扁桃体炎、咽喉炎等。当原发性病灶处理不当或不及时,加上机体抵抗力下降,化脓性致病菌即可侵入血液循环引发本病。

病理:骨质破坏、坏死和骨修复反应同时并存是其特点。早期以骨质破坏和坏死为主,晚期以新生骨形成为主。长管状骨的干骺端是骨髓炎的好发部位,因此处血供丰富且血流缓慢,大量致病菌随血流侵入骨组织后首先滞留于此,生长繁殖产生毒素引起炎性反应导致骨组织发生坏死,进而形成局限性骨脓肿。脓肿形成后的张力可使脓液沿哈佛管蔓延进入骨膜下间隙将骨膜掀起形成骨膜下脓肿,致外层骨密质失去骨膜血供而缺血坏死,脓液穿破骨膜流向软组织筋膜间隙则形成深部脓肿。脓肿也可穿破皮肤排出体外,形成窦道。脓液尚可进入骨髓腔,破坏骨髓组织、骨松质及内层骨密质的血液供应,形成大片死骨。在死骨形成的同时,病灶周围的骨膜因炎性充血和脓液刺激而产生新骨,包围在骨干外周,成为"骨性包壳",将死骨、脓液和炎性肉芽组织包裹,形成感染的骨性无效腔,此时病程转为慢性骨髓炎。

(2)身体状况。

症状:起病急骤,有寒战、高热,体温可达39℃以上,脉搏加快,患肢有持续性、进行性加重的疼痛。儿童可表现为烦躁不安、呕吐与惊厥,重者可发生昏迷及感染性休克。

体征:患肢主动与被动活动受限。局部皮肤温度升高、发红、肿胀、干骺端有局限性深压痛。数日后若肿胀疼痛加剧,提示该处形成骨膜下脓肿。当脓肿穿破骨膜,形成软组织深部脓肿时,骨髓腔内压力减低,疼痛反而减轻,但局部皮肤红、肿、热、压痛更为明显。当脓肿穿破皮肤脓液排出体外时,疼痛可进一步减轻或消失,体温亦逐渐下降,随后局部逐渐瘢痕愈合,或形成窦道经久不愈转为慢性骨髓炎。发病1～2周后,由于骨骼破坏,有发生病理性骨折的可能。

辅助检查:①实验室检查。白细胞计数和中性粒细胞比例增高;红细胞沉降率加快;血细菌培养可为阳性。②影像学检查。早期 X 射线无特殊表现。发病两周后,可见干骺区散在性虫蛀样破坏,并向髓腔扩散,可有死骨形成;CT 检查可较早发现骨膜下脓肿;发病 48 h 后,核素骨显像可有阳性结果;MRI 检查对早期诊断有重要意义,可在病变早期发现小于 1 cm 的骨骺内脓肿。③局部分层穿刺可抽得脓液,行涂片检查、细菌培养及药物过敏试验,有助于明确诊断。

(3)心理及社会状况:急性骨髓炎患者大多起病较急,病情重,患者和家属常有焦虑、恐惧等心理反应,缺乏有关疾病的知识和认知,故应了解他们的心理状况,评估患者对疾病、拟治疗方案和预后的认识,以及患者对医院环境的适应情况。

(4)治疗与效果:早期诊断,早期治疗对及时控制感染、防止死骨形成及转为慢性骨髓炎具有重要意义。可局部理疗热敷,全身性使用抗生素,必要时手术钻孔开窗减压。

2.常见护理诊断及问题

(1)体温过高:与急性感染有关。

(2)疼痛:与局部炎症有关。

(3)自理缺陷:与肢体肿胀、疼痛及功能障碍有关。

(4)皮肤完整性受损:与脓肿穿透皮肤,形成窦道有关。

(5)营养失调:摄入量低于机体需要量与体温过高,能量消耗增加有关。

(6)有外伤的危险:与发生病理性骨折有关。

(7)焦虑:与起病突然、疼痛、担心功能障碍等有关。

3.护理目标

(1)维持体温正常。

(2)减轻疼痛。

(3)协助患者做好生活护理。

(4)保持引流通畅,促进窦道愈合。

(5)维持营养及体液平衡,满足机体需要量。

(6)避免病理性骨折发生。

(7)患者焦虑心情缓解或消失。

4.护理措施

(1)病情观察:①急性骨髓炎易出现脓毒症和感染性休克,对危重患者应密切注意神志、体温、心率、呼吸、脉搏、血压、尿量等生命体征变化。②注意病变局部炎症变化,明显加重或有骨膜下积脓时应及时钻孔或开窗引流。③注意邻近关节有无红、肿、热、痛、积液或其他感染扩散的迹象出现。④大剂量联合应用抗生素时应注意药物的配伍禁忌,药物的浓度和静脉滴注的速度,以及药物的毒副作用。

(2)对症护理:①患者应卧床休息,鼓励多饮水,给予高能量、高蛋白、富含维生素的流质或半流饮食。②发热患者给予补液,维持水、电解质和酸碱平衡。③高热患者及时应用物理方法或药物降温。④疼痛患者遵医嘱给予药物止痛。⑤遵照医嘱合理使用抗生素。⑥给予心理支持,减轻患者焦虑心情。

(3)局部护理:①抬高患肢以利静脉回流,减轻肿胀和疼痛。②限制患肢活动,局部用石膏托或皮牵引妥善固定,以减轻疼痛和预防病理性骨折。③保护患肢,尽量减少物理刺激,搬运时动作要轻,以免诱发病理性骨折。

(4)术后护理:①密切观察生命体征变化。②做好引流管持续冲洗及负压引流,保持引流通畅。冲洗期间,密切观察并记录冲洗液的量,引流物的颜色、量及性状等。③及时更换敷料,促进切口或创面愈合。④练习肌肉的等长收缩,预防肢体畸形。

5.效果评价

(1)体温是否维持在正常范围,疼痛是否减轻,感染是否得到控制。

(2)营养状况是否良好,水电解质及酸碱平衡是否正常。

(3)骨质是否完好,有无病理性骨折发生。

(4)引流是否通畅,手术切口或创面是否得到修复。

(5)患肢功能是否正常。

(6)基本生活需要是否得到满足。

(7)焦虑、恐惧程度是否减轻。

6.健康教育

(1)向患者及家属解释长期彻底治疗的必要性,并强调出院后继续服用抗生素的重要性,保证出院后的继续抗感染治疗。

(2)指导伤口的护理及饮食调节,注意高蛋白、高热量、高维生素、易消化食物的摄入,以增强机体免疫力,促进伤口愈合。

(3)指导患者有计划地进行功能锻炼,日常活动时注意预防意外伤害及病理性骨折的发生。

(二)慢性骨髓炎

1.护理评估

(1)健康史。

病因:慢性骨髓炎大多数因急性骨髓炎治疗不及时、不彻底发展而来,少数患者因致病菌毒性低,发病时即表现为慢性骨髓炎。

病理:急性骨髓炎感染期可因血运障碍有死骨形成,同时骨膜受炎症刺激又生成大量新骨,将死骨、脓液及坏死组织完全包围形成无效腔,从而使感染局限和慢性化。无效腔内的死骨、脓液和坏死组织可陆续经窦道排出。由于炎症的反复刺激,窦道周围的组织呈瘢痕增生,局部血液循环障碍,使窦道经久不愈。有时小块死骨自行吸收消散或经窦道排出后,窦道可暂时闭合;但若慢性炎症未彻底控制,当机体抵抗力下降或局部受伤时,急性炎症可再次发作,常有多次反复。窦道口周围皮肤长期受炎性分泌物的刺激可发生癌变。

(2)身体状况。

症状和体征:静止期可无症状。患肢局部增粗、变形。幼年发作者,由于骨骺破坏,生长发育受影响,肢体呈现短缩或内、外翻畸形。周围皮肤菲薄,色泽较暗,稍有损伤即易形成慢性溃疡。患处常可见到窦道,窦道口肉芽组织增生,常有少量臭味脓液断续流出,有时有死骨排出。

死骨排净后,窦道可暂时闭合,周围皮肤有紫褐色样色素沉着或湿疹样皮炎。急性发作时,局部皮肤有红、肿、热及明显压痛,原已闭合的窦道口开放,排出大量脓液和死骨。全身可出现衰弱、贫血等慢性中毒表现。

辅助检查:①X线检查。可见骨骼失去正常形态,骨膜下有新生骨形成,骨质硬化,骨髓腔不规则,大小不等的死骨形成,周围有空隙。②CT及MRI检查。可显示出脓腔与小型死骨。③窦道造影。有窦道的患者可经窦道插管注入造影剂以显示脓腔。

(3)心理及社会状况:慢性骨髓炎患者因病程长,反复发作,加上疼痛,行动不便或遗留有残疾等而感到失望、悲观,故应评估患者及其家属对疾病的认识以及对患者的支持程度。

(4)治疗与效果:以手术治疗为主。原则是清除死骨、炎性肉芽组织和消灭无效腔。手术方法较多,常用的术式是病灶清除术及无效腔灭除术,可根据病情加以选择。急性发作期和手术前后可酌情使用抗生素。

2.常见护理诊断及问题

(1)营养失调:摄入量低于机体需要量;与慢性消耗有关。

(2)体温过高:与炎症急性发作有关。

(3)皮肤完整性受损:与炎症、窦道、溃疡有关。

(4)有废用综合征的危险:与炎症反复发作,活动受限,患肢功能障碍有关。

(5)有外伤的危险:与骨质破坏,疏松容易发生病理性骨折有关。

(6)焦虑:与炎症迁延不愈,引起功能障碍有关。

(7)知识缺乏:对疾病的治疗、预后及自我康复的锻炼方法缺乏相应的知识。

3.护理目标

(1)支持疗法,纠正患者营养状况。

(2)维持正常体温。

(3)保持窦道以及周围皮肤清洁,促进创面愈合。

(4)协助患者活动,防止肌肉萎缩。

(5)避免患处产生应力,防止病理性骨折。

(6)心理安慰,消除患者焦虑。

(7)使患者了解疾病的有关知识,掌握自我康复锻炼的方法。

4.护理措施

(1)改善营养状况,鼓励患者进食高蛋白、高热量、高维生素饮食,如牛奶、鸡蛋、肉类等。

(2)合理应用抗生素,注意浓度和滴注速度,观察用药后的不良反应和毒性反应,及时做窦道分泌物培养、血培养及药物过敏试验,选用有效的抗生素。

(3)患者应卧床休息,抬高患肢,肢体置于功能位,限制活动,以减轻疼痛,防止关节畸形及病理性骨折,必须移动患肢时,应给予协助,避免患处产生应力。

(4)术前护理:①解释病情,讲明手术的目的、方式及术后注意事项,使患者配合好手术治疗。②常规皮肤准备,窦道口周围皮肤要保持清洁,手术区备皮要彻底。

(5)术后护理:①患者采取患肢抬高的卧位。②术后注意伤口的护理,及时更换敷料。③做好伤口药物灌注、冲洗、负压引流,并注意观察引流液的量、颜色、性质等。④保持引流通畅,防止引流液逆流,这是保证手术成功的关键。多采取输液器滴入冲洗液和负压引流。术后24 h内,渗血较多,应快速滴入冲洗液,以免血块堵塞冲洗管。冲洗液一般选用细菌敏感的抗生素配制而成,每日用量依病情而定。⑤伤口行药物灌注,持续冲洗时间根据无效腔的大小而异,一般为2~4周。当体温正常,伤口无炎症现象,引流出的液体清晰时应考虑拔管。先拔除滴入管,引流管继续引流1~2 d后再拔除。

5.效果评价

(1)患者营养状况是否良好。

(2)体温是否维持正常。

(3)局部皮肤创面、窦道及手术切口是否愈合良好。

(4)患肢功能是否得到完全恢复。

(5)有无病理性骨折发生。

(6)患者是否对慢性骨髓炎的有关知识有所了解。

(7)焦虑情绪是否消除。

6.健康教育

(1)加强患肢功能锻炼,最大限度恢复肢体功能。

(2)提醒患者加强自我保护意识,避免康复期意外伤害及病理性骨折。

(3)定期复查,病情变化时及时就诊。

二、化脓性关节炎

关节的化脓性感染称为化脓性关节炎。好发于髋关节和膝关节,常为单发。多见于小儿,尤其是营养不良的小儿更易发病。男性多于女性。

(一)护理评估

1.健康史

化脓性关节炎患者在发病前大多有身体其他部位的化脓性感染病史,或者有骨关节损伤史,尤其是开放性损伤,或者因某些治疗(如局部封闭疗法)进行关节穿刺时无菌操作不当而引发此病。

(1)病因:多由身体其他部位或临近关节部位化脓性病灶的细菌通过血液循环播散或直接蔓延至关节腔。此外,开放性关节损伤后继发感染也是致病因素之一。约85%的致病菌为金黄色葡萄球菌,其次分别为白色葡萄球菌、肺炎球菌及大肠埃希菌等。

(2)病理:根据病变的发展过程一般可分为3个阶段。

浆液性渗出期:滑膜呈炎性充血、水肿,关节腔有白细胞浸润及浆液渗出物,内含大量白细胞。此期关节软骨尚未被破坏,其病理改变呈可逆性,若能及时正确治疗,渗出物可完全消散吸收,关节功能可完全恢复正常。

浆液纤维素性渗出期:随炎症逐渐加重,渗出物增多、浑浊,内含大量白细胞及纤维蛋白。白细胞释放溶酶体类物质破坏软骨基质;纤维蛋白的沉积造成关节粘连和软骨破坏,此期治疗后关节功能不能完全恢复,可遗留不同程度的关节功能障碍。

脓性渗出期:关节腔内的渗出液转为脓性,炎症侵入软骨下骨质,滑膜和关节软骨被破坏。关节囊和关节周围组织发生蜂窝织炎,最终导致关节重度粘连和挛缩,甚至呈纤维化或骨性强直,即使治愈也将遗留重度关节功能障碍。

2.身体状况

(1)症状:起病急骤,全身不适,乏力,食欲不振,寒战高热,体温可达39 ℃以上。可出现谵妄与昏迷,小儿多见惊厥。病变关节处疼痛剧烈。

(2)体征:病变关节功能障碍。浅表关节可见红、肿、热、痛及关节积液表现。浮髌试验可为阳性。关节常自发处于半屈曲位,以松弛关节囊,增大关节腔的容量,缓解疼痛。深部关节,如髋关节,因周围肌肉、皮下组织较厚,局部红、肿、热不明显,关节常处于屈曲、外展、外旋位。患者可因疼痛拒绝对患肢进行检查。

(3)辅助检查。①实验室检查:血白细胞计数和中性粒细胞计数比例增高。红细胞沉降率增快,关节腔穿刺可抽得渗出液,浆液性渗出较清亮,纤维蛋白性渗出较浑浊,黄白色的浑浊液体为脓液,镜下可见大量脓细胞。抽出液细菌培养可获阳性结果,寒战高热抽血培养亦可检出致病菌。②X线检查:早期可见关节周围软组织肿胀、关节间隙增宽,继之见骨质疏松,后期关节间隙变窄或消失,关节面毛糙,可见骨质破坏或增生,甚至出现关节挛缩畸形或骨性强直。

3.心理及社会状况

化脓性关节炎病情急重,有遗留残疾的可能,患者及家属往往感到焦虑、恐惧,故应了解患者及家属对本病治疗、护理从预后的了解及认知程度,评估其心理承受能力及对医院环境的适应情况。

4.治疗与效果

早期诊断、早期治疗,可避免遗留严重并发症。其治疗原则为:①早期、联合、足量、全身性应用抗生素,可结合关节腔内穿刺给药。②表浅关节如膝关节可穿刺置管冲洗引流。③关节腔内有脓性渗出时应适当牵引、固定及适度舒张运动,防止发生关节粘连或挛缩影响功能。④必要时手术治疗,常用术式为关节引流术和关节矫形术。

(二)常见护理诊断及问题

(1)疼痛:与炎症有关。

(2)体温过高:与局部感染或有细菌、毒素进入血液有关。

(3)有关节功能丧失的危险:与关节粘连、骨性强直有关。

(4)自理缺陷:与关节肿胀、疼痛有关。

(5)焦虑:与疼痛、担心遗留关节功能障碍等有关。

(6)知识缺乏:缺乏对本病治疗、护理及预后的有关知识。

(三)护理目标

(1)疼痛与不适得到缓解。

(2)体温维持在正常范围。

(3)最大限度恢复肢体功能。

(4)根据自理缺陷程度,协助患者做好生活护理。

(5)心理支持,消除患者焦虑情绪。

(6)使患者获得对本病治疗、护理及预后的有关知识。

(四)护理措施

(1)卧床休息:急性期患者应适当抬高患肢,保持患肢于功能位,以减轻疼痛,并可预防关节畸形及病理性脱位。

(2)功能锻炼:为防止肌肉萎缩或减轻关节内的粘连,急性期患肢可做等长收缩和舒张运动,炎症消退后关节未明显破坏者,可进行关节伸屈功能锻炼。

(3)注意牵引或石膏固定患者的护理。

(4)关节内置管冲洗引流时,应记录每日的冲洗量、引流量,引流液的色泽及浑浊程度。

(5)遵医嘱合理使用抗生素。

(6)给予患者心理安慰,协助其做好生活护理,并向其宣教对本病治疗、护理及预后的有关知识。

(五)效果评价

(1)疼痛是否缓解。

(2)体温是否正常。

(3)关节功能是否恢复,有无关节畸形。

(4)基本生活需求是否得到满足。

(5)焦虑是否得到缓解或消除。

(6)患者是否获得了有关本病的相关知识。

(六)健康教育

(1)鼓励患者出院后坚持关节功能锻炼,最大限度恢复关节功能。

(2)指导患者合理进行关节功能锻炼,避免关节损伤及遗留功能障碍。

(3)康复期内提高自我保护意识,防止意外伤害。

三、骨与关节结核

骨与关节结核属于继发病变,绝大多数继发于呼吸系统结核,少数继发于其他系统的原发结核病灶。近年来发病率有上升趋势,男性稍多于女性,发病年龄以青壮年居多,30岁以下患者占80%以上。

(一)护理评估

1.健康史

(1)病因:骨与关节结核是一种继发病变,发病前90%的患者有患肺结核的病史,其他少数患者患有消化道或淋巴结核。当患者抵抗力低下时,结核杆菌即可由原发病灶进入血流,经血液循环侵入骨质、骨膜而发生骨与关节结核。发病部位以脊柱最多见,约占发病率的50%,以腰椎结核居多,其次是膝关节、髋关节、肘关节和肩关节。

(2)病理:骨关节结核有3种类型,即单纯骨结核、单纯关节结核和全关节结核。早期病灶多为单纯骨结核或单纯关节结核,经治疗后病灶可消失,关节功能可部分或全部得到恢复。全关节结核多由前两者未经治疗转变而来,此时局部症状及全身表现均较前明显,虽经治疗,亦常遗留关节纤维或骨性强直,丧失关节功能。骨关节结核的组织病理学变化可分为3期。①渗出期:渗出物中有巨噬细胞、纤维蛋白或多形核白细胞。常以其中一种为主,亦可三者同时存在,巨噬细胞及多形核白细胞内常可找到结核杆菌。②增生期:巨噬细胞吞噬结核杆菌后转变为上皮样细胞,再经增殖及相互融合成为郎格罕细胞,最后形成外周有成纤维细胞包绕的结核结节。③干酪样变性期:组织发生干酪样坏死,原有细胞结构消失,呈现均匀一致无结构的片状坏死区。三期可移行交界存在,并无明确界限。

上述病理变化可有三种转归:①病灶经纤维化、钙化或骨化而愈。②纤维组织包围局限病灶,呈长期静止状态。③病灶发展扩大,形成寒性脓肿或播散至其他组织器官。

2.身体状况

(1)症状。

全身症状:一般不很明显,多有盗汗、低热、乏力、食欲减退、消瘦、贫血等慢性结核中毒症状,在病变活动期表现明显。

疼痛:早期病变部位有轻度疼痛,随病情发展逐渐加重,活动时疼痛更明显。脊柱结核多为钝痛,咳嗽、打喷嚏、持重物时疼痛加重。髋关节结核早期即有髋部疼痛,由于闭孔神经的反射作用,疼痛常放射到大腿上部及膝内侧。儿童常诉说同侧膝部疼痛。膝关节结核在全关节结核早期疼痛较明显,单纯滑膜和骨结核疼痛较轻。在儿童的髋关节和膝关节结核常有"夜哭",原因是患儿在夜间熟睡时,肌肉自然放松,关节失去控制,若稍有肢体活动,放松的关节即发生剧痛,患儿惊醒而哭喊。肩关节结核早期有酸痛感,以肩关节前侧为主,有时可放射到肘部及前臂。

(2)体征。

局部体征。①脊柱结核:脊柱生理弯曲改变,胸腰段椎体结核可明显后突成角畸形,呈"驼背"状。局部软组织可有压痛及叩击痛。②髋关节结核:早期患肢外展、外旋、屈曲、相对变长。后期由于关节面软骨破坏,患肢出现内旋、内收、屈曲畸形、相对变短。髋关节前后方有压痛,粗隆部有叩击痛,关节运动障碍。③膝关节结核:局部肿胀,由于膝关节上下肌肉因废用而萎缩,肿胀可呈梭形。晚期全关节结核时,膝关节处于屈曲位,当十字韧带被破坏时,发生膝关节脱位,小腿向后方移位,并出现膝外翻畸形。④肩关节结核:肩关节外展、外旋受限,三角肌萎缩,关节肿胀不明显。

寒性脓肿和窦道:脊柱结核脓肿可沿肌肉及筋膜间隙向远处流动形成椎旁软组织间隙脓肿,如颈椎结核的咽后壁脓肿,胸腰椎结核的腰大肌间隙脓肿等。髋关节结核脓肿多在股三角区或臀部。膝关节和肩关节结核脓肿形成后一般局限在病灶附近。寒性脓肿破溃后形成经久不愈的窦道,易并发混合性感染。

功能障碍:骨与关节结核由于病变部位疼痛及周围肌肉的保护性痉挛,常有活动受限或者姿势异常。如腰椎结核的患者,腰椎活动受限,当拾捡地上物品时,常需要屈膝下蹲,此征称为拾物试验阳性。髋关节结核早期就有跛行。当让患者平卧两下肢伸平时,见腰部生理性前屈加大,让患者全手抱紧健侧屈曲的膝下蹲时,骨盆平置,则患侧髋与膝关节呈屈曲状态,此为托马斯(Thomas)征阳性,说明患髋有屈曲畸形存在。另外,干酪样坏死物、死骨和坏死的椎间盘压迫脊髓时,可出现肢体感觉、运动及括约肌功能障碍,严重时甚至完全瘫痪。

(3)辅助检查。

X线检查:X线片是骨与关节结核诊断检查的主要手段。①脊柱结核:可见骨质破坏,椎间隙变窄,椎体楔状改变或有压缩性骨折,椎旁可有软组织脓肿影像。②髋关节结核:单纯滑膜结核时,可见关节囊肿胀,关节间隙增宽;单纯骨结核时有骨质破坏及死骨或空洞形成;全关节结核时,可见关节软骨破坏,病理性关节脱位或纤维性强直。③膝关节结核:早期可见关节囊及软组织肿胀,骨质疏松;中晚期则有死骨或空洞形成,关节间隙变窄或消失,严重者可有关节畸形。

CT、MRI 检查:多用于比较隐蔽或难以诊断和定位的脊柱结核和髋关节结核,可以发现椎体、附件病变和腰大肌脓肿,明确椎管内或椎管外病变。也可早期发现髋关节内结核病灶的位置和破坏范围。

3.心理及社会状况

结核病病情多较缓慢,需要较长时间的持续治疗,病情严重者遗留功能障碍,故患者和家属常有不同程度的焦虑、恐惧、悲观等不良情绪及心态,影响疾病的治疗和康复。因此需了解患者及家属对疾病的认知和态度。

4.治疗与效果

(1)非手术治疗:包括制动、固定、卧床休息,加强营养及应用抗结核药物。常用的抗结核药物有异烟肼、利福平、链霉素、对乙酰水杨酸钠、乙胺丁醇和阿米卡星,一般主张 2～3 种药物联合应用,持续两年。

(2)手术治疗:包括切开排脓、病灶清除术及矫形手术。术前服用抗结核药物至少 2 周,术后卧床休息 3～6 个月,继续服用抗结核药物直至治愈。

(二)常见护理诊断及问题

(1)营养失调:摄入量低于机体需要量与结核病慢性消耗有关。

(2)疼痛:与局部病灶有关。

(3)有废用综合征的危险:与疼痛、骨与关节结构破坏及肢体功能障碍有关。

(4)皮肤完整性受损:与寒性脓肿破溃形成窦道有关。

(5)有受伤的危险:与病理性骨折及关节脱位有关。

(6)知识缺乏:对疾病的治疗、护理及康复缺乏应有的知识。

(7)焦虑:与病期较长,担心遗留后遗症等有关。

(三)护理目标

(1)改善营养状况。

(2)减少疼痛与不适。

(3)协助患者活动,防止肌肉萎缩。

(4)促进创面及窦道愈合,维持皮肤完整。

(5)无病理性骨折发生。

(6)使患者了解疾病治疗、护理的有关知识,掌握自我康复锻炼的方法。

(7)给予心理支持,减轻患者焦虑心理。

(四)护理措施

1.注重心理护理

结核的病程较长,尤其是青少年患者正处于学习或工作的年龄,常因病情致使肢体活动受限、畸形甚至残疾,故患者有不同程度的焦虑、悲观情绪,对生活失去信心。因此,对骨与关节结核的患者应重视心理护理。保持病室整洁、安静、舒适、空气流通、阳光充足。多与患者沟通交流,减轻患者的心理负担。

2.改善营养状态,提高抵抗力

给予高蛋白、高热量、高维生素易消化的饮食,保证充足的营养供给。

3.注意卧床休息,适当限制活动

一般采取石膏托或石膏管型及皮肤牵引做患肢制动,有利于缓解疼痛,预防病理性脱位或骨折。注意保持肢体的功能位,防止关节畸形。

4.活动时注意防跌倒

避免关节脱位或骨折等意外的发生。

5.按医嘱合理应用抗结核药物

注意药物毒性反应及不良反应的发生。

6.生活护理

长期卧床的患者,加强皮肤护理及生活照顾。窦道换药时,应严格无菌操作,注意消毒隔离措施,避免混合感染的发生。

7.手术治疗的护理

(1)术前护理:除一般常规术前护理外,主要是纠正患者的营养状况,提高对手术的耐受力,调节患者的心理素质,解除患者对手术的顾虑。遵照医嘱,术前应用抗结核药物至少2周,有窦道合并感染者用广谱抗生素至少1周。

(2)术后护理:应了解手术的种类及预后,应根据不同的手术治疗采取相应的护理措施。①严密观察病情,按时监测生命体征,注意观察肢端的颜色、温度、感觉及毛细血管充盈反应等,发现异常及时报告医生并协助处理。②脊柱结核术后脊柱很不稳定,尤其脊柱融合术后,必须局部确切制动,避免继发损伤及植骨脱落等。合并截瘫的患者,按截瘫的护理常规护理。③关节结核行滑膜切除术的患者,术后多采取皮肤牵引,注意保证牵引有效。关节融合术后,多采用石膏固定,注意石膏固定的护理。④鼓励患者适当主动活动病变关节以外的关节,防止关节僵直。活动量应根据患者的病情而定,原则是循序渐进,持之以恒,以达到最大限度地恢复肢体的功能。⑤术后继续应用抗结核药物3~6个月。

(五)效果评价

(1)营养状况是否得到改善,能够满足机体需要。

(2)疼痛是否减轻或消失。

(3)肢体功能是否最大限度得到恢复。

(4)皮肤创面、窦道或手术切口是否愈合良好。

(5)有无病理性骨折或关节脱位发生。

(6)患者是否了解有关本病治疗、护理的知识及掌握自我康复锻炼的方法。

(六)健康教育

(1)预防骨与关节结核应积极有效地治疗原发结核病灶。

(2)介绍骨与关节结核的治疗原则及方法,使患者积极有效的配合治疗。

(3)结核病疗程长,易复发,告诉患者要坚持全程、足量、联合用药,以免复发。

(4)讲明抗结核药物使用的剂量和方法。告知患者注意药物的毒副反应,如出现耳鸣、听力异常应立即停药,同时注意肝、肾功能受损及多发性神经炎的发生。

(5)病情变化,及时复诊。

第二节　骨肿瘤的护理

一、骨软骨瘤

骨软骨瘤是指骨表面被覆软骨帽的骨性突起物,来源于软骨,是常见的良性骨肿瘤。多发生于青少年,随人体发育增大,当骨骺线闭合后,其生长也停止。多见于 10～20 岁青少年,男性多于女性。骨软骨瘤可分为单发性与多发性两种,以单发性骨软骨瘤多见,也叫外生骨疣,约有 1‰ 的单发性骨软骨瘤可恶变;多发性骨软骨瘤也叫骨软骨瘤病,多数有家族遗传病史,具有恶变倾向。多见于长骨干骺端,如股骨远端、胫骨近端和肱骨近端。

(一)护理评估

1.一般评估

(1)健康史。①一般情况:了解患者的职业、工作环境和生活习惯,有无外伤史和骨折史。②既往史:既往有无其他部位肿瘤史,家中有无类似病史者。

(2)生命体征(T、P、R、BP):按护理常规监测生命体征。

(3)患者主诉:发现局部包块。

(4)相关记录:包块部位、大小、质地、皮温、边界、有无压痛、与周围组织有无粘连、关节活动度等。X线拍片及实验室检查等结果记录。

2.身体评估

(1)术前评估。①视诊:包块部位、肢体有无畸形。②触诊:包块质地、皮温、边界、有无压痛、与周围组织有无粘连。③动诊:关节活动度。④量诊:包块周径大小,肢体周径大小。

(2)术后评估。①视诊:伤口愈合情况、局部有无突起。②触诊:局部皮温、有无压痛。③动诊:关节活动度。④量诊:肢体周径大小。

3.治疗效果的评估

(1)非手术治疗评估要点:定期复查,严密观察肿块有无增大,有无影响相关部位生理功能。

(2)手术治疗评估要点:肿块的部位、大小及其与周围组织的关系。

(二)护理措施

1.休息

以卧床休息为主,避免患肢负重,防止病理性骨折。

2.饮食

鼓励患者进食高热量、高蛋白、富含维生素食物。

3.心理护理

患者一旦被诊断为患了肿瘤,心理会受到严重的刺激,常表现为焦虑、恐惧、悲观的心理,主动与患者沟通，了解其产生焦虑、恐惧的具体原因。解释骨软骨瘤属良性骨肿瘤，无症状者，无须治疗；有症状者，可手术切除，向患者介绍治疗方法。

4.缓解疼痛

为患者提供安全舒适的环境，并与其讨论疼痛的原因和缓解方法。指导患者应用非药物方法缓解疼痛，若疼痛不能控制，可遵医嘱应用镇痛药物，观察镇痛药物的效果，注意其不良反应。

5.提供术后康复的相关知识

术后抬高患肢，预防肿胀，观察敷料有无渗血，肢体远端有无感觉和运动异常，若发现异常，应立即配合医生处理并采取相应护理措施。骨软骨瘤手术一般对关节功能的影响较小，术后伤口愈合后即可下地开始功能锻炼。

6.并发症护理

(1)预防病理性骨折：提供无障碍环境，教会患者正确使用拐杖等助行器，避免肢体负重，预防病理性骨折。

(2)防止医源性神经损伤：肿瘤分离和切除时易损伤神经，麻醉清醒后密切观察神经症状和体征，下肢手术者，注意观察小腿处有无疼痛、麻木，嘱咐患者活动足趾及踝关节，以观察踝关节的背伸、跖屈、伸趾功能并与术前比较。上肢手术者，观察手指及腕关节活动、麻木情况。尽早发现医源性神经损伤的表现，及时处理。

7.健康教育

(1)功能锻炼：上肢手术者，可行用力握拳、伸指运动。下肢手术者，指导行踝关节背伸、股四头肌等长收缩活动及主动伸屈各关节。

(2)出院指导：讲解康复期功能锻炼的重要性，避免摔倒，术后定期复查 X 线片，以了解肿瘤切除部位的骨修复及早期发现有无肿瘤原位局部复发。

(三)护理效果评估

(1)患者伤口恢复良好，未影响生活质量及生理功能。

(2)患者未发生相关并发症。

二、骨巨细胞瘤

骨巨细胞瘤是较常见的原发性骨肿瘤，以往认为骨巨细胞瘤是介于良、恶性之间的溶骨性肿瘤，后来发现其复发率较高且有低转移率，故认为本病属于潜在恶性或低度恶性肿瘤。发病年龄多在 20～40 岁，女性多于男性，好发部位为股骨远端和胫骨近端，其次为肱骨近端和桡骨远端。

(一)护理评估

1.一般评估

(1)健康史。①一般情况：了解患者的职业、工作环境和生活习惯，特别注意有无长期接触化学致癌物质、放射线等，有无外伤史和骨折史。评估患者的肢体疼痛的性质、程度。②既往史：既往有无其他部位肿瘤史，家中有无类似病史者。

(2)生命体征(T、P、R、BP)：按护理常规监测生命体征。

(3)患者主诉：局部疼痛、肿胀，关节活动受限。

(4)相关记录:疼痛的部位及性质、持续时间,肿块部位、大小、质地、皮温、边界、有无压痛、与周围组织有无粘连、关节活动度等。X线拍片及实验室检查等结果记录。

2.身体评估

(1)术前评估。①视诊:肢体的肿胀部位及程度、肢体有无畸形。②触诊:包块质地、皮温、边界、有无压痛、与周围组织有无粘连。③动诊:关节活动度。④量诊:包块周径大小,肢体周径大小。

(2)术后评估。①视诊:伤口愈合情况、肢体肿胀程度。②触诊:局部皮温、有无压痛。③动诊:关节活动度。④量诊:肢体周径大小。

3.治疗效果的评估

(1)非手术治疗评估要点:定期复查,严密观察肿块有无增大、恶变,有无影响相关部位生理功能。

(2)手术治疗评估要点:肿块的部位、大小及其与周围组织的关系,有无转移。

(二)护理措施

1.心理护理

骨巨细胞瘤为潜在恶性肿瘤,患者担心手术和预后。多与患者沟通,建立良好的护患关系,了解患者的问题所在,有针对性地予以指导,耐心解答问题,消除不良心理,保持患者情绪稳定,能接受并配合治疗。

2.减轻疼痛

保持病房安静,指导患者保持舒适体位,转移患者的注意力。疼痛较轻者可采用放松疗法、理疗等;对疼痛严重者,可遵医嘱应用芬太尼、哌替啶等止痛药物,以减轻疼痛。尽量减少护理操作中的疼痛,避免不必要的搬动。

3.增强舒适感

抬高患肢20°~30°,避免腘窝受压。鼓励患者进行功能锻炼,预防肌萎缩和关节僵硬。协助生活护理。

4.并发症的护理

防止病理性骨折,对骨破坏严重者,应用小夹板或石膏固定患肢;对股骨近端骨质破坏严重者,除固定外,还应同时牵引,以免关节畸形。为避免骨折的发生,需告知患者避免跑、跳等剧烈运动,护理上要求搬运患者要轻柔,避免暴力,活动不便者应协助翻身。一旦发生骨折,应按骨折患者进行护理。

5.健康教育

(1)功能锻炼:鼓励患者进行功能锻炼,预防肌萎缩和关节僵硬。术后病情平稳即可开始患肢肌的等长收缩和足趾活动;术后1~2周逐渐开始关节活动。人工髋关节置换者练习外展运动,术后2周扶拐下地,训练站立负重;人工膝关节置换者练习伸屈运动;异体骨与关节移植者,根据愈合程度,逐渐增加活动量,以防异体骨发生骨折。

(2)出院指导:讲解康复期功能锻炼的重要性及意义,使患者出院后能自觉地坚持功能锻炼。除住院期间注意的问题外,出院后还要注意在练习行走时不可跌倒,术后定期复查X线片,以了解肿瘤切除部位的骨修复及早期发现有无肿瘤复发。

(三)护理效果评估

(1)患者情绪稳定,积极乐观地配合治疗。

(2)患者疼痛减轻或消失。

(3)肢体的活动功能得到最大程度的促进,以及在此期间无病理性骨折发生。

(4)患者能复述患肢功能锻炼和放疗的相关知识。

三、骨肉瘤

骨肉瘤是最常见的原发性恶性骨肿瘤,其组织学特点是瘤细胞直接形成骨样组织或未成熟骨。瘤体一般呈梭形,恶性程度高,预后差。可累及骨膜、骨皮质及髓腔,病灶切面呈鱼肉状,棕红或灰白色。骨肉瘤最多发于 10～20 岁青少年,40 岁以上发病多为继发性,男性多于女性。好发部位为股骨远端、胫骨近端和肱骨的干骺端。病因不明,研究显示与遗传学因素、病毒感染、放射线损伤相关。

(一)护理评估

1.一般评估

(1)健康史。①一般情况:了解患者的职业、工作环境和生活习惯,特别注意有无长期接触化学致癌物质、放射线等,有无外伤史和骨折史。评估患者的肢体疼痛的性质、程度。②既往史:既往有无其他部位肿瘤史,家中有无类似病史者。

(2)生命体征(T、P、R、BP):按护理常规监测生命体征。

(3)患者主诉:呈进行性加重的疼痛,局部可触及肿块。

(4)相关记录:疼痛的部位及性质、持续时间,肿块部位、大小、质地、皮温、边界、有无压痛、与周围组织有无粘连、表浅静脉怒张等。肢体有无畸形,关节活动是否受限。患者有无消瘦、体重下降、营养不良等恶病质表现,重要脏器功能是否正常,能否耐受手术和化疗。

2.身体评估

(1)术前评估。①视诊:肢体的肿胀部位及程度、肢体有无畸形。②触诊:包块质地、皮温、边界、有无压痛、与周围组织有无粘连。③动诊:关节活动度。④量诊:包块周径大小,肢体周径大小。

(2)术后评估。①视诊:伤口愈合情况、肢体肿胀程度。②触诊:局部皮温、有无压痛。③动诊:关节活动度。④量诊:肢体周径大小。

3.治疗效果的评估

(1)非手术治疗评估要点。①化疗前评估:做好解释工作,了解患者的心理承受能力;测量体重,由于化疗药物大多是按体重计算,应严格准确测量体重。②化疗中评估:评估化疗所带给患者的不良反应,如胃肠道反应、心脏毒性、肾脏毒性、骨髓抑制、皮肤毒性、脱发等。③化疗后评估:严密观察白细胞、血小板及肝肾功能的变化,做好防护措施。

(2)手术治疗评估要点。①影像资料评估:观察肿块的大小、了解肿瘤有无与周围组织粘连、了解有无肿瘤转移。②病理检查评估:确认肿瘤穿刺活检结果。

(二)护理措施

1.休息

肿瘤对骨质的破坏大,易发生病理性骨折,故应卧硬板床,避免下地负重等。

2.疼痛护理

卧床休息,采取舒适的体位。观察疼痛的程度、性质、时间,并进行疼痛评分,指导患者采用转移注意力、听音乐等放松技巧,操作时动作轻柔,按医嘱予止痛药。可采用三阶梯止痛法。

3.改善营养状况

鼓励患者进食高蛋白、高热量、高维生素、易消化饮食,多饮水,饮食应清淡,避免进食辛辣、煎炸、腌制食品,多吃水果蔬菜。必要时可遵医嘱提供肠内或肠外营养。

4.增强舒适感

观察患肢肢端感觉、活动、血液循环情况,抬高患肢 20°～30°,避免腘窝受压,协助患者每 2 h 轴线翻身。鼓励患者进行功能锻炼,预防肌萎缩和关节僵硬。协助生活护理,满足患者日常生活需要。

5.促进患者对自我形象的认可

向患者解释脱发只是暂时现象,停药后再生,也可以戴假发或帽子修饰。

6.化疗护理

(1)化疗前:向患者解释化疗的目的、可能出现反应及预防措施,取得患者的配合。

(2)化疗中:了解患者检验、检查结果,如血常规、血生化、胸片等;观察化疗药物的不良反应,如骨髓抑制、胃肠道反应、口腔溃疡、心脏毒性、肾脏毒性、皮肤毒性、脱发等。如白细胞<$4×10^9$/L或血小板<$6×10^9$/L应暂停化疗。观察尿量,24 h 尿量>3500 mL。观察体温的变化,病房每日紫外线灯消毒,减少探视。

(3)化疗后:定时检查血常规及血生化的变化,避免去人多聚集的地方。进食清淡、富有营养的饮食,增强体质。

7.并发症的护理

(1)防止病理性骨折:骨肉瘤患者多伴患处局部肿块,关节功能活动受限等,使患者行走不便,易造成病理性骨折。为避免骨折的发生,需告知患者避免跑、跳等剧烈运动,护理上要求搬运患者要轻柔,避免暴力,活动不便者应协助翻身,对已有骨折的患者在给予石膏固定或牵引后按常规护理。

(2)防止深静脉血栓:深静脉血栓形成是下肢手术常见的并发症,由于术后卧床、肢体制动,使下肢静脉血流缓慢,密切观察患肢皮肤的颜色、温度、活动、感觉、肿胀、疼痛等情况。抬高患肢,早期指导患者行足踝运动、股四头肌等长收缩,并采用气压治疗、穿抗血栓压力袜或使用抗凝剂,可有效地防止深静脉血栓。

(3)防止医源性神经损伤:肿瘤分离和切除时易损伤神经,麻醉清醒后密切观察神经症状和体征,下肢手术者,注意观察小腿处有无疼痛、麻木,嘱咐患者活动足趾及踝关节,以观察踝关节的背伸、跖屈、伸趾功能并与术前比较。上肢手术者,观察手指及腕关节活动、麻木情况。尽早发现医源性神经损伤的表现,及时处理。

8.截肢术后护理

(1)体位:术后 24～48 h 应抬高患肢,预防肿胀。下肢截肢者,每 3～4 h 俯卧 20～30 min,并将残肢予枕头支托,压迫向下;仰卧位时,不可抬高患肢,以免造成膝关节的屈曲挛缩。

(2)观察和预防术后出血:由于术中止血不彻底,组织处理不妥当,血管断端结扎线脱落,残端受到意外创伤,均可造成残端大出血。注意观察截肢术后肢体残端的渗血情况,创口引流液的性质和量。对于渗血较多者,可用棉垫加弹性绷带加压包扎;若出血量较大,应立即扎止血带止血,并告知医生,配合处理。故截肢术后患者床边应常规放置止血带,以备急用。

(3)幻肢痛:绝大多数截肢患者在术后相当长的一段时间内感到已切除的肢体仍然在疼痛或其他异常感觉,称为幻肢痛。这是由于术前肿瘤侵袭压迫附近组织造成剧烈的疼痛,对皮层中枢刺激形成兴奋灶,术后未能一时消失,疼痛多为持续性,尤以夜间为甚,属精神因素性疼痛。引导患者注视残肢,接受截肢的现实。应用放松疗法等心理治疗手段逐渐消除幻肢感。对于持续时间长的患者,可轻叩残端,或用理疗、封闭、神经阻断的方法消除幻肢痛。

(4)残端护理:观察残端伤口的皮肤愈合情况,注意有无压痛。术后两周开始用弹性绷带每日反复包扎,均匀压迫残端,促进软组织收缩;残端按摩、拍打及蹬踩,增加残端的负重能力。指导患者每日用中性肥皂清洗残端,但不能浸泡或在残端上涂擦冷霜或油,以免软化残端的皮肤,也不可擦酒精,以免皮肤干裂。制作临时义肢,鼓励患者拆线后尽早使用,可消除水肿,促进残端成熟,为安装义肢做准备。

9.心理护理

护士理解患者的心理变化,给予心理安慰和支持,消除害怕和焦虑,使患者情绪稳定,耐心向患者解释病情,根据患者的心理状态,注意保护性医疗措施。解释治疗措施尤其是手术治疗对于挽救生命、防止复发和转移的重要性。通过语言、表情、举止和态度给患者良性刺激,使患者乐观地对待疾病和人生。

10.健康教育

(1)功能锻炼。主、被动功能锻炼是改善重建关节功能的关键。保肢术后的患者,主动进行踝泵运动、肌肉收缩、直腿抬高运动等。置入人工关节患者术后 2 周开始练习主动关节活动及 CPM 功能锻炼;截肢术后的患者,护士主动向患者介绍功能锻炼的方法,使他们能积极地面对残缺的身体。①日常功能训练:术后残端应给予均匀压迫,以促进残端软组织收缩。术后1 d 抬高患肢,促进静脉回流,防止肿胀。②关节活动训练:指导关节活动的原则是从被动活动到主动辅助活动,再过渡到主动活动,活动时速度要缓慢,动作要轻柔。具体方法是术后第2 d 起在能耐受疼痛情况下,进行最大限度的髋关节屈、伸、外展、内收等活动,当患者疼痛减轻后逐渐过渡为主动辅助运动,最后由患者进行主动运动,每日 2~3 次,每次10~15 min。③增加肌力与耐受训练:持续加强髋关节的屈、伸、外展、内收等运动,运动量由少到多。

(2)指导患者制订活动计划:逐步达到生活自立,提高生活质量,如安装义肢等。

(3)出院指导。①预防骨折:保肢治疗者,植入骨骨折多发生于死骨替代的早中期,即术后1 年半至 3 年,此时骨牢固度仅为正常骨的 50% 左右,由于骨的连结端往往已愈合,多数患者已恢复行走,易产生麻痹思想。因此要了解肿瘤切除部位骨修复情况,严防过早负重导致病理性骨折。②用药指导:遵医嘱隔2~3 d 查血常规,根据检查结果使用升白细胞药物,如出现发热并伴有白细胞、血小板、血红蛋白不升等现象,应及时到医院就诊。

(4)家庭康复指导。①保持适当的体重:现代义肢接受腔形状、容量十分精确,一般体重增减超过了3 kg 就会引起接受腔的过紧过松,所以保持适当的体重很重要。②防止残肢肌肉萎缩:残肢肌肉训练防止萎缩是非常重要的,如小腿截肢要做幻足训练,即残留的肌肉训练。

(5)定期复查:术后 1 年内每月复查 1 次患肢局部正侧位片和胸片,术后 1～2 年每 2 个月复查 1 次,以后每 3 个月复查 1 次,发现异常及时就诊。对需要继续放疗、化疗者,不要轻易终止疗程。

(三)护理效果评估

(1)患者安全度过化疗期。

(2)患者疼痛缓解,无疼痛症状和体征。

(3)患者肌肉、关节功能得以恢复,能满足日常活动需要。

(4)患者能正确面对自我形象改变。

(5)保肢治疗患者,假体关节活动良好,患者可下床活动。

(6)截肢治疗患者,残端愈合塑形好,利于安装义肢。

第三节　四肢骨折的护理

一、概述

四肢骨折包括上肢骨折、下肢骨折,常见的有锁骨骨折、肱骨干骨折、肱骨髁上骨折、尺桡骨骨折、股骨颈骨折、股骨干骨折、胫腓骨骨折等。

(一)护理评估

1.术前评估

(1)健康史。①一般情况:患者的年龄、职业特点、运动爱好、日常饮食结构、有无酗酒等。②受伤情况:了解患者受伤的原因、部位和时间、受伤时的体位和环境、外力作用的方式、方向和性质、伤后患者功能障碍及伤情发展情况、急救处理经过等。③既往史:重点了解与骨折愈合有关的因素,如患者有无骨质疏松、骨折、骨肿瘤病史或手术史。④服药史:患者近期有无服用激素类药物及药物过敏史等。

(2)身体状况。①全身:评估患者有无威胁生命的严重并发症;观察意识和生命体征;观察有无低血容量性休克的症状。②局部:评估患者骨折部位活动及关节活动范围,有无骨折局部特有特征和一般表现;皮肤是否完整,开放性损伤的范围、程度和污染情况;有无其他并发症。

(3)心理及社会因素:患者的心理状态取决于损伤的范围和程度。多发性损伤患者多寻住院和手术治疗,由此形成的压力影响患者和家庭成员的心理状态和相互关系。故应评估患者和家属的心理状态、家庭经济情况及社会支持系统。

(4)辅助检查:评估患者的影像学和实验室检查结果,以帮助判断病情和预后。

2.术后评估

(1)固定情况:评估切开复位固定术是否维持有效状态。

(2)并发症:评估术后是否出现并发症。

(3)康复程度:患者是否按照计划进行功能锻炼,功能恢复情况及有无活动功能障碍引起的并发症。

(4)心理状态和认知程度:评估患者对康复训练和早期活动是否配合,对出院后的继续治疗是否了解。

（二）常见护理诊断及问题

（1）有周围神经血管功能障碍的危险：与骨和软组织创伤、石膏固定不当有关。

（2）疼痛：与骨折、软组织损伤、肌痉挛和水肿有关。

（3）有感染的危险：与组织损伤、开放性骨折、牵引或应用外固定架有关。

（4）潜在并发症：休克、肌萎缩、关节僵硬、骨筋膜室综合征、深静脉血栓形成等。

（三）护理目标

（1）维持正常的组织灌注，皮肤温度和颜色保持正常，末梢动脉搏动有利。

（2）患者疼痛逐渐减轻直至消失，感觉舒适。

（3）患者未发生骨或软组织感染等并发症。

（4）患者能独立行走或借助助行器行走，能自我护理并掌握功能锻炼和康复知识。

（四）护理措施

1.现场急救

（1）抢救生命：骨折患者，尤其是严重骨折者，往往合并其他组织和器官的损伤。应检查患者全身情况，首先处理休克、昏迷、呼吸困难、窒息或大出血等可能威胁患者生命的紧急情况。

（2）包扎止血：绝大多数伤口出血可用加压包扎止血。大出血出血时可用止血带止血，最好使用充气止血带，并应记录所用压力和时间。止血带应每 40～60 min 放松 1 次，放松时间以局部血流恢复、组织略有新鲜渗血为宜。若骨折端已戳出伤口并已污染，又未压迫重要血管或神经，则不应现场复位，以免将污染物带到伤口深处。若在包扎时骨折端自行滑入伤口内，应做好记录，以便入院后清创时进一步处理。

（3）妥善固定：凡疑有骨折者均应按骨折处理。对闭合性骨折者在急救时不必脱去患肢的衣裤和鞋袜，肿胀严重者可用剪刀剪开衣袖和裤脚。骨折有明显畸形，并有穿破软组织或损伤附近重要血管、神经的危险时，可适当牵引患肢，使之变直后再行固定。

（4）迅速转运：患者经初步处理后，应尽快转运至就近医院进行治疗。

2.一般护理

（1）疼痛护理：根据疼痛原因进行对症处理。若因创伤骨折引起的疼痛，现场急救中给予临时固定可缓解疼痛。若因伤口感染引起，应及时清创并应用抗生素治疗。疼痛较轻时可鼓励患者听音乐或看电视转移注意力。疼痛严重时遵医嘱给予止痛药。

（2）患肢缺血护理：骨折局部内出血、包扎过紧、不正确使用止血带或患肢严重肿胀等原因均可导致患肢血液循环障碍。应严密观察肢端有无剧痛、麻木、皮温降低、皮肤苍白或青紫、脉搏减弱或消失等血液灌注不足的表现。一旦出现应对因对症处理。

（3）并发症的观察和预防：观察患者意识和生命体征、患肢远端感觉、运动和末梢血液循环等，若发现骨折早期和晚期并发症，应及时报告医师，采取相应处理措施。

（4）心理护理：向患者及家属解释骨折的愈合是一个循序渐进的过程，充分固定能为骨折断端连接提供良好的条件，正确的功能锻炼可以促进断端生长愈合和患肢功能恢复。对骨折可能遗留残疾的患者，应鼓励患者表达自己的思想，减轻患者及家属的心理负担。

（5）生活护理：指导患者在患肢固定期间进行力所能及的活动，为其提供必要的帮助，如协助进食、进水和翻身等。

(6)加强营养:指导患者进食高蛋白、高维生素、高热量的食物,多饮水。

(五)健康教育

1.安全指导

指导患者及家属评估家庭环境的安全,妥善放置可能影响患者活动的障碍物,如散放的家具。指导患者安全使用步行辅助器械或轮椅。行走练习时需有人陪伴,以防跌倒。

2.功能锻炼

告知患者出院后坚持功能锻炼的意义和方法。指导家属如何协助患者完成各种活动。

3.复查

告知患者若骨折远端肢体肿胀或疼痛明显加重,肢体感觉麻木、肢端发凉,夹板、石膏或外固定器松动等,立即到医院复查并评估功能恢复情况。

(六)护理评价

(1)主诉骨折部位疼痛减轻或消失,感觉舒适。

(2)肢端维持正常的组织灌注,皮肤温度和颜色正常,末梢动脉搏动有力。

(3)出现并发症时被及时发现和处理。

二、锁骨骨折

锁骨是上肢与躯干的连接和支撑装置,呈 S 形。中外 1/3 是锁骨的力学薄弱部,骨折时容易受损。锁骨后方有锁骨下血管、臂丛神经,骨折可损伤这些血管、神经。

(一)病因与发病机制

锁骨骨折多数病例由间接暴力引起。多见于侧方摔倒时,肩、手或肘部着地。力传导至锁骨,发生斜形或横形骨折。直接暴力可由胸上方撞击锁骨,导致粉碎性骨折,较少见。骨折后若移位明显,可引起臂丛神经及锁骨下血管的损伤。

(二)临床表现

锁骨骨折后,出现肿胀、瘀斑和局部压痛,为减少肩部活动导致的疼痛,患者常用健手托住肘部,头部偏向患侧,以减轻胸锁乳突肌牵拉骨折近端而导致疼痛。查体时,常有局限性压痛和骨摩擦感。

(三)实验室及其他检查

上胸部的正位和 45°斜位 X 线检查可发现骨折移位情况。CT 扫描可查锁骨外端关节面。

(四)诊断

根据物理学检查和临床症状,可对锁骨骨折做出诊断。在无移位或儿童的青枝骨折时,单靠物理检查有时难以做出正确诊断,须经 X 线片或 CT 进一步检查。

(五)治疗

1.非手术治疗

儿童的青枝骨折及成人的无移位骨折可不做特殊治疗。采用三角巾悬吊患肢3～6周。成人有移位的中段骨折,采用手法复位后横形"8"字绷带固定6～8周。

2.手术治疗

当骨折移位明显,手法复位困难,有骨片刺入深部组织手法复位可能造成严重后果,手法复位失败,对肩部活动要求高者,多采取手术治疗。切开复位时,根据骨折部位、类型及移位情况选择钢板、螺钉或克氏针进行固定。

(六)护理

1.保持有效的护理

横形"8"字绷带或锁骨带同定者,宜睡硬板床,采取平卧或半卧位,使两肩外展后伸。同时要观察皮肤的颜色,如皮肤苍白发紫,温度降低,感觉麻木,提示绷带固定较紧。要尽量使双肩后伸外展,并双手叉腰,症状一般能缓解,不缓解,调整绷带。

2.健康指导

(1)功能锻炼:骨折复位 2～3 d 后可开始做掌指关节、腕肘关节的旋转舒缩等主动活动。受伤4 周后,外固定被解除,此期功能锻炼的常用的方法有关节牵伸活动,肩的内外摆动,手握小杠铃做肩部的前上举、侧后举和体后上举。

(2)出院指导:告知患者有效固定的重要意义,横形"8"字绷带或锁骨带固定后,经常做挺胸、提肩、双手叉腰动作,缓解对腋下神经、血管的压迫。强调坚持功能锻炼的重要性,循序渐进地进行肩关节的锻炼。定期复查、监测骨折愈合情况。

三、肱骨干骨折

肱骨外科颈下 1～2 cm 至肱骨髁上 2 cm 段内的骨折称为肱骨干骨折。常见于青年和中年人。

(一)病因与发病机制

肱骨干骨折可由直接暴力或间接暴力所致。直接暴力指暴力从外侧肱骨干中段打击,至横形或粉碎性骨折,多为开放骨折。间接暴力多见于手或肘部着地,向上传导的力,加上身体倾倒时产生的剪式应力,可致肱骨中下 1/3 的斜形或螺旋形骨折。骨折后是否移位取决于外力作用的大小、方向、骨折的部位和肌肉牵拉方向等。可引起骨折端分离或旋转畸形。大多数有成角、短缩及旋转畸形。

(二)临床表现

骨折后,出现上臂疼痛、肿胀、畸形、皮下瘀斑和功能障碍。肱骨干可有假关节活动、骨摩擦感、骨传导音减弱或消失和患肢缩短。合并桡神经损伤时,可出现垂腕、拇指不能外展、手指掌指关节不能背伸、前臂不能旋后、手背桡侧皮肤感觉障碍等。

(三)实验室及其他检查

正、侧位 X 线片可确定骨折类型、移位方向。应包括骨折的近端及肩关节,或远端及肘关节。

(四)诊断

根据伤后患者的症状和体征,及 X 线正侧位片可明确骨折的类型和移位方向。

(五)治疗

1.手法复位外固定

在局麻或臂丛神经阻滞麻醉的基础上,沿肱骨干纵轴持续牵引,按骨折移位的相反方向,行手法复位,X 线摄片确认复位成功后,减少牵引力,小夹板或石膏固定维持复位。成人固定 6～8 周,儿童固定4～6 周。

2.切开复位内固定

手术可以在臂丛阻滞麻醉或高位硬膜外麻醉下进行。在直视下达到解剖对位后,并用加压钢板螺钉内固定。也可用带锁髓内针或 Ender 针固定。

3.康复治疗

复位后均应早期进行功能锻炼。术后抬高患肢,进行手指主动屈伸活动。2～3 周后,即可做腕、肘、肩关节的主动活动。

(六)护理

1.固定的患者护理

可平卧,要保持固定不移位,悬垂石膏固定患者取坐位或半卧位,以保证下垂牵引作用。内固定术后宜取半卧位,患肢下垫枕,减轻肿胀。伴有桡神经损伤者,注意观察神经恢复情况。石膏或夹板固定者,密切观察患肢血运。术后观察伤口渗血情况。

2.功能锻炼

骨折 1 周内,做患侧上臂肌肉的主动舒缩活动,握拳、伸屈腕关节、小幅度的耸肩运动。伴桡神经损伤者,可被动进行手指的屈曲活动。2～3 周后可做肩关节内收外展活动。4 周后可做肩部外展、外旋、内旋、后伸,手爬墙等运动以恢复患肢功能。

3.健康指导

向患者解释,肱骨干骨折复位后可遗留 20°以内向前成角,30°以内向外成角,不影响功能。伴桡神经损伤者伸指伸腕功能障碍,要鼓励坚持功能锻炼。嘱其分别在术后第 1、第 3、第 6 个月复查 X 线,伴桡神经损伤者,应定期复查肌电图。

四、肱骨髁上骨折

肱骨髁上骨折指在肱骨干与肱骨髁交界处发生的骨折。多发生于 10 岁以下儿童。易损伤神经和血管,导致前臂缺血性肌挛缩,引起爪形手畸形。

(一)病因与发病机制

1.伸直型骨折

肘关节处于过伸位跌倒时,手掌着地,暴力经前臂向上,加上身体前倾,向下产生剪式应力,尺骨鹰嘴向前的杠杆力,使肱骨干与肱骨髁交界处发生骨折。骨折远端向后上移位,近折端向前下移位,尺神经、桡神经可因肱骨髁上骨折的侧方移位受伤。

2.屈曲型骨折

此型较少见,由间接暴力引起。跌倒时,肘关节屈曲,肘后方着地,暴力向上传导至肱骨下端,导致髁上屈曲型骨折。较少合并血管和神经损伤。

(二)临床表现

肘部明显疼痛、肿胀、皮下瘀斑和功能障碍,伸直型骨折肘部向后突出,近折端向前移,并处于半屈位。局部明显压痛,有骨摩擦音及假关节活动,与肘关节脱位相比较肘后三角关系正常。如果合并有正中神经、尺神经、桡神经、肱动脉损伤,则出现前臂和手相应的神经支配区的感觉减弱或消失,及相应的功能障碍。如复位不当可致肘内翻畸形。

(三)实验室及其他检查

肘部正、侧位 X 线摄片可以明确骨折部位、类型、移位方向,为选择治疗方法提供依据。

(四)诊断

根据 X 线片和受伤病史可以明确诊断。

(五)治疗

1.手法复位外固定

若受伤时间短,血循环良好,局部肿胀不明显者,可行手法复位后外固定。给予局部麻醉或臂丛神经阻滞麻醉。在持续牵引下,行手法复位,使患肢肘关节屈曲 60°～90°给予后侧石膏托固定 4～5 周,X 线摄片证实骨折愈合良好,即可拆除石膏。

2.持续牵引

对于手法复位不成功,受伤时间较长,肢体肿胀明显者,可行尺骨鹰嘴牵引,牵引重量 1～2 kg,牵引时间控制在 4～6 周。

3.手术复位

对于骨折移位严重,手法复位失败,有神经、血管损伤者,采取手术复位。复位方法有经皮穿针内固定、切开复位内固定。

(六)护理

1.保持有效的固定

观察固定的屈曲角度,离床活动时要用三角巾悬吊患肢于胸前。发现固定体位改变时,要及时给予纠正。

2.严密观察

重点观察患肢的血液循环、感觉、活动情况,以利于及时发现外伤后肱动脉、正中神经、尺桡神经的损伤。

3.康复锻炼

复位固定后当日可作握拳、屈伸手指练习,1 周后可作肩部主动活动,并逐渐加大运动幅度。3 周后去除外固定,可作腕、肘、肩部的屈伸练习。伸直型骨折注意恢复屈曲活动,屈曲型骨折注意恢复增加伸展活动。

五、尺桡骨干双骨折

尺、桡骨干骨折可由直接暴力、间接暴力、扭转暴力引起,青少年多见,占各类骨折的 6%。

(一)病因与发病机制

1.直接暴力

由重物打击、机器或车轮的直接碾压,导致同一平面的横形或粉碎性骨折。

2.间接暴力

跌倒时手掌着地,暴力通过腕关节向上传导,暴力作用首先使桡骨骨折。若暴力较强,则通过骨间膜向内下方传导,可引起低位尺骨斜形骨折。

3.扭转暴力

跌倒时前臂旋转、手掌着地,或手遭受机器扭转暴力,导致不同平面的尺桡骨螺旋形骨折或斜形骨折。可并发软组织撕裂、神经血管损伤,或合并他处骨折。

(二)临床表现

伤侧前臂出现疼痛、肿胀、成角畸形及功能障碍,主要不能进行旋转活动。局部明显压痛,严重者出现剧痛、患肢肿胀、手指屈曲。可扪及骨折端、骨摩擦感及假关节活动。听诊骨传导音减弱或消失。严重者可发生骨筋膜室综合征。

(三)实验室及其他检查

正位及侧位 X 线片可见骨折的部位、类型及移位方向，及是否合并有桡骨头脱位或尺骨小头脱位。

(四)诊断

可依据临床检查、X 线正侧位片确诊。

(五)治疗

1.手法复位外固定

可在局部麻醉或臂丛神经阻滞麻醉下进行，重点是矫正旋转移位，恢复骨膜紧张度，紧张的骨间膜牵动骨折端复位。复位成功后，用小夹板或石膏托固定。

2.切开复位内固定

不稳定骨折或手法复位失败者倾向于切开复位，螺钉钢板或髓内针内固定术治疗。

(六)护理

1.保持有效的固定

注意观察石膏或夹板是否有松动和移位。

2.维持患肢良好血液循环

术后抬高患肢，观察患肢皮肤的颜色、温度、有无肿胀及桡动脉搏动情况。如出现剧痛，手部皮肤苍白、发凉、麻木，被动伸指疼痛，桡动脉搏动减弱或消失等表现时，提示骨筋膜室综合征的发生。如有缺血表现，立即通知医生处理。

3.康复锻炼

术后 2 周开始练习手指屈伸活动和腕关节活动。4 周后开始练习肘、肩关节活动。8～10 周后 X 线片证实骨折愈合后，可进行前臂旋转活动。

六、桡骨远端骨折

桡骨远端骨折(Colles 骨折)指距桡骨远端关节面 3 cm 内的骨折，约占全身骨折的6.7％～11％，多见于有骨质疏松的中老年人。

(一)病因与发病机制

多由间接暴力引起，通常跌倒时腕关节处于背伸位、手掌着地、前臂旋前，应力由手掌传导到桡骨下端发生骨折。骨折远端向背侧及桡侧移位。

(二)临床表现

骨折部疼痛、肿胀，可出现典型畸形，由于骨折远端向背侧移位，侧面看呈"银叉"畸形，骨折远端向桡侧移位，并有缩短桡骨茎突上移畸形，正面看呈"枪刺刀样"畸形。检查局部压痛明显，腕关节活动障碍，皮下出现瘀斑。

(三)实验室及其他检查

X 线片可见骨折端移位表现有：桡骨远骨折端向背侧移位，远端向桡侧移位，骨折端向掌侧成角。可同时有下尺桡关节脱位及尺骨茎突撕脱骨折。

（四）诊断

根据 X 线检查结果和受伤史可明确诊断。

（五）治疗

1.手法复位外固定

局部麻醉下手法复位后，用超过腕关节的小夹板固定或石膏夹板在屈腕、尺偏位固定 2 周，消肿后，腕关节中立位继续用小夹板或改用前臂管型石膏固定。

2.切开复位内固定

严重粉碎性骨折有明显移位者，桡骨下端关节面破坏；手法复位失败，或复位后不能维持固定者，应切开复位，用松质骨螺钉或钢针固定。

（六）护理

1.保持有效的固定

骨折复位固定后不可随意移动位置，注意维持骨折远端旋前、掌曲、尺偏位。避免腕关节旋后或旋前。肿胀消除后要及时调整石膏或夹板的松紧度。

2.密切观察患肢血液循环情况

如有无腕部肿胀、疼痛、颜色异常、皮温降低等。

3.康复锻炼

复位当天或手术后次日可做肩部的前后摆动练习，2～3 d 后可做肩肘部的主动活动。2～3 周后可进行手和腕部的抗阻力练习。后期做腕部的主动屈伸练习和前臂的旋前、旋后牵引练习。

七、股骨颈骨折

股骨颈骨折指由股骨头下到股骨颈基底的骨折，多见于中、老年人，女性多于男性。由于局部血供特点，骨折治疗中易发生骨折不愈合，并且常出现股骨头坏死，老年易发生严重的全身并发症。

（一）病因与发病机制

股骨颈骨折是在站立或行走时跌倒发生，属间接暴力、低能损伤，老年人多有骨质疏松，轻微扭转暴力即可造成骨折。青壮年在受到高能暴力时可发生股骨颈骨折。

1.按骨折线走行和部位分类

分为股骨头下骨折、股骨颈骨折、股骨颈基底骨折。

2.按骨折线的倾斜角分类

分为外展骨折、中间型骨折、内收型骨折。

3.按骨折移位程度分类

分为不完全骨折和完全骨折。不完全骨折是指骨的完整性有部分中断，股骨颈部分出现裂纹。完全骨折是指骨折线贯穿股骨颈，骨结构完全破坏，包括无移位的完全骨折，部分移位的完全骨折，完全移位的完全骨折，最后一型的关节囊和滑膜破坏严重。

（二）临床表现

患侧髋部疼痛，内收型疼痛更明显，不能站立。患肢成典型的外展、外旋、缩短畸形，大转子明显突出。嵌插骨折患者，有时仍能行走或骑自行车，易漏诊。

(三)实验室及其他检查

1.X 线检查

髋部正侧位 X 线摄片显示骨折的部位、类型和方向。

2.CT 或 MRI 检查

骨折线不清楚或隐匿时进行,或卧床休息 2 周后再行 X 线检查。

(四)诊断

有移位的股骨颈骨折诊断不难。外伤史不明显,仅有局部微痛或不适,而且髋关节可屈伸,甚至可以步行,X 线检查不易发现骨折线,应进一步进行 CT 或 MRI 检查,以明确诊断。

(五)治疗

1.非手术治疗

适用于年老体弱或外展、嵌插稳定型骨折。①持续皮牵引、骨牵引或石膏固定患肢于轻度外展位,牵引治疗后卧硬板床 6~8 周。②手法复位。

2.手术治疗

对于内收型骨折和有移位的骨折在给予皮牵引或骨牵引复位后,经皮多枚骨圆针或加压螺纹钉内固定术。内收型有移位的骨折,手法、牵引难以复位的,应采取切开复位内固定治疗。青少年股骨、颈骨折应尽量达到解剖复位,采用切开复位内固定治疗。

3.人工股骨头或全髋关节置换术

适用于 60 岁以上老年人,全身情况较好,有明显移位或股骨头旋转,陈旧性骨折,股骨头缺血坏死者。

(六)护理

1.维持正确的体位

正确的体位是治疗股骨颈骨折的重要措施,应解释清楚,取得配合。平卧硬板床,保持患肢外展 30°中立位,并用牵引维持,防止外旋、内收。尽量避免搬动髋部。

2.保持确实有效的牵引

患肢做皮牵引或骨牵引时,应保持患肢和牵引力在同一轴线上。不能随意加减重量。牵引时间一般为 8~12 周。

3.密切观察病情变化

股骨头骨折患者多为老年人,要密切观察病情变化。

4.预防并发症

股骨头骨折患者行非手术治疗时需长期卧床,易发生坠积性肺炎、泌尿系统感染、压疮等。因此要鼓励深呼吸、有效咳嗽,嘱患者多喝水,骨隆突处垫软垫。

5.功能锻炼

非手术者早期可在床上做股四头肌的静力收缩,去掉牵引后,可做直腿抬高运动。3 个月后可依拐杖行走,6 个月后可不依靠拐杖行走。对于术后内固定者,2 d 后可扶患者床上坐起,3~4 周后可扶拐行走,3 个月后可稍负重行走,6 个月后可负重行走。

八、股骨干骨折

股骨干骨折是指由小转子下至股骨髁上部位骨干的骨折。

(一)病因与发病机制

由强大的直接暴力或间接暴力所致,多见于 30 岁以下的男性。直接暴力可引起横形或粉碎性骨折,间接暴力多为坠落伤,可引起斜形骨折或螺旋形骨折。

(二)临床表现

股骨干骨折后出血多,当高能损伤时,软组织破坏,出血和液体外渗,肢体明显肿胀。常导致低血容量性休克。患侧肢体短缩、成角、旋转和功能障碍,可有骨擦感。如果损伤腘窝血管和神经,可出现远端肢体的血液循环、感觉、运动功能障碍。常见的并发症有低血容量性休克、脂肪栓塞综合征、深静脉血栓、创伤性关节炎等。

(三)实验室及其他检查

X 线正侧位摄片应包括其近端的髋关节和远端的膝关节。骨折早期进行血气监测,可监测脂肪栓塞的发生。

(四)诊断

根据受伤史及受伤后患肢缩短、外旋畸形,X 线正侧位片可明确骨折的部位和类型。

(五)治疗

1.儿童股骨干骨折的治疗

3 岁以下儿童股骨干骨折常用 Bryant 架行双下肢垂直悬吊牵引。牵引重量以臀部稍悬空为宜。牵引时间为 3~4 周。由于儿童骨骼愈合塑形能力强,骨折断端即使重叠 1~2 cm,轻度向前、外成角是可以自行纠正的。但不能有旋转畸形。

2.成人股骨干骨折的治疗

一般采用骨牵引,持续股骨髁上或胫骨结节骨牵引,直到骨折临床愈合,一般需 6~8 周。牵引过程中要复查 X 线,了解复位情况。非手术治疗失败或合并有神经、血管损伤或伴有多发性损伤不宜卧床过久的老年人可采用切开复位内固定,钢板、螺钉、带锁髓内针固定。

(六)护理

1.牵引的护理

小儿垂直悬吊牵引时,经常触摸患儿足部温度、颜色及足背动脉的搏动情况,以防血液循环障碍及皮肤破损。为有效产生反牵引力,注意牵引时臀部要离开床面,两腿牵引重量要相等。成人牵引时要抬高床尾,保持牵引力方向与股骨干纵轴成直线。定期测量下肢长度和力线以保持有效牵引。骨牵引针处每日消毒,严禁去除血痂。注意检查足背伸肌功能。腓骨头处加垫软垫,以防腓总神经受损伤。防止发生压疮。

2.功能锻炼

(1)小儿骨折:炎性期卧床进行股四头肌的静力收缩。骨痂形成期,患儿从不负重行走过渡到负重行走。骨痂成熟期,由部分负重行走过渡到完全负重行走。

(2)成人骨折:除疼痛减轻后进行股四头肌等长收缩外,还要练习踝关节、足关节等小关节的活动。去除外固定后,可进行行走训练,适应下床行走后,逐渐进行负重行走。

九、胫腓骨干骨折

胫腓骨干骨折指胫骨平台以下到踝上的部分发生的骨折。在长骨骨折中最多见,双骨折、粉碎性骨折及开放性骨折居多。

（一）病因与发病机制

1.直接暴力

主要的致病因素，如重物撞击、直接暴力打击、车轮碾轧等，胫腓骨骨折线在同一平面，呈横形、短斜形，高能损伤有严重肢体软组织损伤，骨高度粉碎。常见开放性骨折。

2.间接暴力

常见于弯曲和扭转暴力，如高处坠落足着地、滑倒等。局部软组织损伤轻，可发生长斜形、螺旋形骨折，双骨折时腓骨的骨折线高于胫骨骨折线，亦可造成开放性骨折。

3.胫骨骨折分类

胫骨骨折可分为三类，胫骨上 1/3 骨折，骨折远端向上移位，腘动脉分叉处受压，可造成小腿缺血或坏疽，易损伤腓总神经。胫骨中 1/3 骨折，可导致骨筋膜室综合征。胫骨下 1/3 骨折，由于血运差，软组织覆盖少，影响骨折愈合。

（二）临床表现

疼痛、肿胀、畸形和功能障碍。伴有腓总神经、胫神经损伤时，出现足下垂。如果继发有骨筋膜室综合征，远端肢体出现疼痛、肿胀、麻木、肢体苍白、感觉消失。但儿童青枝骨折及成人腓骨骨折后可负重行走。

（三）实验室及其他检查

正侧位的 X 线检查可明确骨折的部位、类型、移位情况。

（四）诊断

根据受伤史，膝、踝关节和胫腓骨 X 线片，对小腿肿胀明显者，警惕有无骨筋膜室综合征。

（五）治疗

1.非手术治疗

适合于稳定性骨折。熟悉骨折软组织损伤情况，包括可能的重要血管、神经损伤，可按逆创伤机制实施手法复位，复位后长腿石膏外固定，利用石膏塑形维持骨折的对位、对线。对于骨折手法复位失败，软组织损伤严重，合并骨筋膜室综合征者，可行跟骨骨牵引。

2.手术治疗

切开复位内固定适于不稳定骨折，多段骨折及污染不重、受伤时间较短的开放性骨折。切开复位后，螺丝钉或加压钢板、带锁髓内钉内固定。

（六）护理

1.牵引和固定的护理

石膏固定要密切观察患肢的疼痛程度和足趾背伸和跖屈及末梢循环情况。如怀疑神经受压，应立即减压。保持有效的牵引，做好皮肤护理，预防压疮。外固定后要把小腿抬高置于中立位。每日2次消毒固定针针眼周围皮肤，预防固定针感染。内固定时要观察伤口渗血渗液，以防感染。采用螺丝钉或钢板固定后，要注意预防关节僵硬。

2.功能锻炼

早期进行股四头肌的等长收缩，足趾和髌骨的被动及主动活动。跟骨牵引者，要进行髌骨被动活动和抬臀运动，以防跟腱挛缩。内固定早期做膝关节屈曲活动。除去外固定后，逐渐负重活动。

第四节　关节脱位的护理

一、概述

关节稳态结构受到损伤,使关节面失去正常的对合关系,称为关节脱位。除了骨端对合失常外,其病理表现还有相应的骨端骨折、关节周围软组织损伤、关节腔的血肿及后期关节粘连异位骨化,丧失功能,可并发神经血管损伤。创伤性脱位最多见,上肢脱位较下肢脱位常见。发生脱位的部位以肩关节、肘关节、髋关节多见。

(一)护理评估

1.健康史

(1)一般情况:如年龄、出生时的情况、对运动的喜好等。

(2)外伤史:评估患者有无突发外伤史,受伤后的症状和疼痛的特点、受伤后的处理方法。

(3)既往史:患者以前有无类似外伤病史、有无关节脱位的习惯、既往脱位后的治疗和回复情况等。

2.身体状况

(1)局部情况:患肢疼痛程度。有无血管和神经受压的表现、皮肤有无受损。

(2)全身情况:生命体征、躯体活动能力、生活自理能力等。

(3)辅助检查:X线检查有无阳性结果发现。

3.心理-社会状况

患者的心理状态,对本次治疗有无信心。患者所具有的疾病知识和对治疗、护理的期望。

(二)常见护理诊断及问题

(1)疼痛:与关节脱位引起局部组织损伤及神经受压有关。

(2)躯体功能障碍:与关节脱位、疼痛、制动有关。

(3)有皮肤完整受损的危险:与外固定压迫局部皮肤有关。

(4)潜在并发症:血管、神经受损。

(三)护理目标

(1)患者疼痛逐渐减轻直至消失,感觉舒适。

(2)患者关节活动能力和舒适度得到改善。

(3)患者皮肤完整,未出现压疮。

(4)患者未出现血管、神经损伤,若发生能被及时发现和处理。

(四)护理措施

1.体位

抬高患肢并保持患肢处于关节的功能位,以利于回流,减轻肿胀。

2.缓解疼痛

(1)局部冷热敷:受伤 24 h 内局部冷敷,达到消肿止痛目的;受伤 24 h 后,局部热敷以减轻肌肉痉挛引起的疼痛。

(2)镇痛:应用心理暗示、转移注意力或放松治疗法等非药物镇痛方法缓解疼痛,必要时遵医嘱给予镇痛剂。

3.病情观察

定时观察患肢远端血运、皮肤颜色、温度、感觉和活动情况等,若发现患肢苍白、发冷、疼痛加剧、感觉麻木等,及时通知医生。

4.保持皮肤完整性

使用石膏固定或牵引的患者,避免因固定物压迫而损伤皮肤。对皮肤感觉功能障碍的肢体,防止烫伤和冻伤。

5.心理护理

关节脱位多由意外事故造成,患者常焦虑、恐惧。在生活上给予帮助,加强沟通,使之心情舒畅,从而愉快地接受并配合治疗。

(五)护理评价

(1)疼痛得到有效控制。

(2)关节功能得以恢复,满足日常活动需要。

(3)皮肤完整,无压疮或感染发生。

(4)发生血管、神经损伤,若发生能被及时发现和处理。

二、肩关节脱位

肩关节脱位最为常见,约占全身关节脱位的1/2。肩胛盂关节面小而浅,关节囊和韧带松大薄弱,有利于肩关节活动,但缺乏稳定性,容易脱位。

(一)病因与发病机制

肩关节脱位分为前脱位、后脱位、下脱位、盂上脱位,前脱位又分为喙突下脱位、盂下脱位、锁骨下脱位,由于肩关节前下方组织薄弱,以前脱位最为多见。

导致肩关节脱位最常见的暴力形式为间接外力。摔倒时肘或手撑地,肩关节处于外展、外旋和后伸位,肱骨头滑出肩胛盂窝,位于喙突的下方,发生最常见的喙突下脱位。当肩关节极度外展、外旋和后伸,以肩峰作为支点通过上肢的杠杆作用发生盂下脱位。前脱位除了前关节囊损伤外,可有前缘的盂缘软骨撕脱,称 Bankart 损伤。也可造成肩胛下肌近止点处肌腱损伤,造成关节不稳定,成为脱位复发的潜在因素。肱骨头后上骨软骨塌陷骨折称 Hill-Saehs 损伤,肩关节脱位还常合并肱骨大结节撕脱骨折和肩袖损伤。

(二)临床表现

1.一般表现

外伤性肩关节前脱位主要表现为肩关节疼痛、周围软组织肿胀、关节活动受限。健侧手常用以扶持患肢前臂,头倾向患肩,以减少活动及肌牵拉,减轻疼痛。

2.局部特异体征

(1)弹性固定:上臂保持固定在轻度外展前屈位,任何方向上的活动都导致疼痛。

(2)Dugas 征阳性:患肢肘部贴近胸壁,患手不能触及对侧肩部,反之,患手放到对侧肩,肘不能贴近胸壁。

(3)畸形:从前方观察患者,患肩失去正常饱满圆钝的外形,呈"方肩"畸形,患肢较健侧长,是肱骨头脱出于喙突下所致。

(4)关节窝空虚:除方肩畸形外,触诊肩峰下有空虚感,可在肩关节盂外触到脱位肱骨头。

(三)诊断

结合外伤病史,如跌倒时手掌撑地,肩部出现外展外旋,或肩关节后方直接受到剧烈撞击,就诊时患者特有的体态和临床表现,及 X 线检查可以确诊。

(四)实验室及其他检查

影像学检查 X 线检查可以了解脱位的类型,还能明确是否合并骨折。必要时行 MRI 检查,可进一步了解关节囊、韧带及肩袖损伤。

(五)治疗

包括急性期的复位、固定和恢复期的功能锻炼。

1.复位

(1)手法复位:新鲜脱位应尽早进行复位,以便早期解除病痛。切忌暴力强行手法复位,以免损伤神经、血管、肌肉,甚至造成骨折。经典方法有:①Hippocrates 法,医生站于患者的患侧,沿患肢畸形方向缓慢持续牵引的同时以足蹬于患侧腋窝,逐渐增加牵引力量,轻柔旋转上臂,借用足作为支点,内收上臂,完成复位。②Stimson 法,患者俯卧于床,患肢垂于床旁,用布带将 2.3～4.5 kg重物悬系患肢手腕自然牵拉10～15 min,肱骨头可在持续牵引中自动复位。该法安全、有效。

(2)切开复位:如手法正确仍不能完成复位者,可采用切开复位。切开复位指征:软组织阻挡、肩胛盂骨折移位、合并大结节骨折、肱骨头移位明显,影响复位和稳定者。

2.固定

复位成功后,损伤的关节囊、韧带、肌腱、骨与软骨必须通过制动来修复。应使患肢内旋肘关节屈曲 90°于胸前,腋窝垫棉垫,以三角巾悬吊或将上肢以绷带与胸壁固定。关节囊破损明显或仍有肩关节半脱位者,将患侧手置于对侧肩上,上肢贴胸壁,腋窝垫棉垫,用绷带固定于胸壁前。40 岁以下患者宜制动3～4 周;40 岁以上患者,制动时间可相应缩短,因为年长者复发性肩关节脱位发生率相对较低,而肩关节僵硬却常有发生。

3.功能锻炼

肩关节的活动锻炼应开始于制动解除以后,而且应循序渐进,切忌操之过急。固定期间,活动腕部和手指,症状缓解后指导患者用健手被动外展和内收患肢。3 周后指导患者锻炼患肢。方法:弯腰 90°,患肢自然下垂,以肩为顶点做圆锥环转,范围逐渐增大。4 周后,指导患者手指爬墙外展、举手摸头顶、借力臂上举等,使肩关节功能恢复。

(六)护理

1.心理护理

给予患者生活上的照顾,及时解决困难,精神安慰,缓解紧张心理。

2.病情观察

移位的骨端可压迫邻近的血管和神经,引起患肢缺血、感觉、运动障碍。对皮肤感觉功能障碍的肢体要防止烫伤。定时检查患肢末端的血液循环状况,若发现患肢苍白、发冷、大动脉搏动消失,提示有大动脉损伤的可能,应及时处理。动态观察患肢的感觉和运动,以了解患肢神经损伤的程度和恢复情况。

3.复位

做好复位前的身体与心理准备。复位前给予适当的麻醉,以减轻疼痛,同时使用肌肉松弛剂,利于复位。复位成功后被动活动。

4.固定

向患者及家属讲解复位后固定的目的、方法、意义、注意事项。使之充分了解关节脱位后复位固定的重要性。固定期间,要保持固定有效,经常观察患者肢体位置是否正确;固定时间不宜过长,固定时间过长易发生关节僵硬;固定时间过短,损伤得不到充分修复,易发生再脱位。一般固定3周左右,若合并骨折、陈旧性脱位、习惯性脱位,应适当延长固定的时间。由于肩关节脱位患肢固定于胸壁,注意腋窝下要垫棉垫以保护腋窝胸壁皮肤。40岁以上患者可适当缩短制动时间,注意肩关节僵硬的发生。

5.缓解疼痛

早期正确复位固定可使疼痛缓解或消失。移动患者时,帮患者托扶固定患肢,动作轻柔,避免因活动患肢加重疼痛。指导患者和家属应用心理暗示、松弛疗法等转移注意力而缓解疼痛。遵医嘱应用镇痛剂,促进患者舒适与睡眠。

6.健康指导

向患者及家属讲解关节脱位治疗和康复知识,讲述功能锻炼的重要性和必要性,指导并使患者能自觉地按计划进行正确的功能锻炼,减少盲目性。

三、肘关节脱位

全身大关节中,肘关节脱位的发生率相对低,约占总发病数的1/5。脱位后如不及时复位,容易导致前臂缺血性痉挛。

(一)病因与脱位机制

肘关节脱位可有后脱位、外侧方脱位、内侧方脱位和前脱位,其中后脱位最常见,多为间接暴力所致。摔倒时前臂旋后位手掌撑地,由于肱骨滑车横轴线向外倾斜,使所传达的暴力达到肘部时转成肘外翻及前臂旋后过伸的应力,尺骨鹰嘴突在鹰嘴窝内呈杠杆作用,导致尺桡骨近端同时被推向后外侧,产生后脱位。肘前关节囊及肱前肌撕裂,后关节囊及内侧副韧带损伤,可合并肱骨内上髁骨折、正中神经和尺神经损伤。晚期可发生骨化性肌炎。

(二)临床表现

1.一般表现

伤后局部疼痛、肿胀、功能和活动受限。

2.特异体征

(1)畸形:肘后突,前臂短缩,肘后三角相互关系改变,鹰嘴突出内外髁,肘前皮下可触及肱骨下端。

(2)弹性固定:肘处于半屈近于伸直位,屈伸活动有阻力。

(3)关节窝空虚:肘后侧可触及鹰嘴的半月切迹。

3.并发症

脱位后,由于肿胀而压迫周围神经血管。后脱位时可伤及正中神经、尺神经、肱动脉。

(1)正中神经损伤:成"猿手"畸形,拇指、示指、中指感觉迟钝或消失,不能屈曲,拇指不能外展和对掌。

（2）尺神经损伤：成"爪状手"畸形，表现为手部尺侧皮肤感觉消失，小鱼际及骨间肌萎缩，掌指关节过伸，拇指不能内收其他四指不能外展及内收。

（3）动脉受压：患肢血循环障碍，表现为患肢苍白、发冷、大动脉搏动减弱或消失。

（三）实验室及其他检查

X 线检查用以证实脱位及发现合并的骨折。

（四）诊断

有外伤史，以跌倒手掌撑地最常见，根据临床表现和 X 线检查可明确诊断。

（五）治疗

1.复位

一般均能通过闭合方法完成复位。助手沿畸形关节方向对前臂和上臂作牵引和反牵引，术者从肘后用双手握住肘关节，以指推压尺骨鹰嘴向前下，同时矫正侧方移位，助手在复位过程中配合维持牵引并逐渐屈肘，出现弹跳感则表示复位成功。

2.固定

用长臂石膏或超关节夹板固定肘关节于功能位，3 周后去除固定。

3.功能锻炼

要求主动渐进活动关节，避免超限和被动牵拉关节。固定期间，可主动伸掌、握拳、屈伸手指等，去除固定后练习肘关节屈伸旋转以利功能恢复。

（六）护理

1.固定

注意观察固定的正确有效，固定期间保持肘关节的功能位，不可随意放松。

2.保持清洁、平整

肘关节周围皮肤保持清洁，石膏夹板内衬物保持平整。

3.指导活动

指导患者活动患侧掌指，按摩患肢，防止肌肉萎缩。

四、桡骨头半脱位

桡骨头半脱位是小儿多见的日常损伤，俗称牵拉肘。多发生在 5 岁以内，以 2～3 岁最常见。

（一）损伤机制与病理

患儿肘关节处于伸直位，前臂旋前时突然受到牵拉致伤。前臂旋前时，桡骨头容易从环状韧带的撕裂处脱出，使环状韧带嵌于肱桡关节间隙内。一般环状韧带滑脱不到桡骨头周径的一半，所以屈肘和前臂旋后容易复位。5 岁以后，环状韧带增厚，附着力渐强，不易发生半脱位。

（二）临床表现

患儿被牵拉受伤后，因疼痛哭闹，不让触动患部，不肯使用患肢，特别是举起前臂。检查发现前臂多呈旋前位，半屈；桡骨头处可有压痛，但无肿胀和畸形；肘关节活动受限。

（三）辅助检查与诊断

X 线检查无阳性发现。诊断主要依靠牵拉病史、症状和体征。

(四)治疗

1.复位

闭合复位多能成功。方法是一手握住患儿的前臂和腕部,另一手握住肘关节,拇指压住桡骨头,使前臂旋后多能获得复位。

2.固定

复位后无须特殊固定,用三角巾或布带悬吊患肢于功能位1周即可。

(五)护理

嘱患儿家属勿强力牵拉患儿手臂,复位后症状不能立即消除者,要密切观察一段时间来明确复位是否成功。

五、髋关节脱位

髋关节是身体最大的杵臼关节,结构稳固,周围有强大韧带和肌肉附着,只有高能暴力才能导致脱位,如车祸中高速暴力撞击。按股骨头的移位方向,髋关节脱位分为前脱位、后脱位和中心脱位,其中后脱位最多见,占85%~90%。以髋关节后脱位为例详细阐述。

(一)病因、病理与分类

1.脱位机制

髋关节后脱位一般发生于交通事故时,患者处于髋关节屈曲内收和屈膝体位,强力使大腿急剧内收、内旋时,迫使股骨颈前缘抵于髋臼前缘形成支点,因杠杆作用股骨头冲破后关节囊,滑向髋臼后方形成后脱位。如暴力自前方作用于屈曲的膝,沿股骨纵轴传达到髋,也可使股骨头向后方脱位。

2.分类

临床上按有无合并骨折分型。①Ⅰ型:无骨折伴发,复位后无临床不稳定。②Ⅱ型:闭合手法不可复位,无股骨头或髋臼骨折。③Ⅲ型:不稳定,合并关节面、软骨或骨碎片骨折。④Ⅳ型:脱位合并髋臼骨折,须重建,恢复稳定和外形。⑤Ⅴ型:合并股骨头或股骨颈骨折。

(二)临床表现

脱位后出现髋部疼痛,髋关节活动受限。患肢呈屈曲、内收、内旋及短缩畸形,臀部可触及向后上突出移位的股骨头。可合并坐骨神经损伤,表现为大腿后侧、小腿后侧及外侧和足部全部感觉消失,膝关节屈曲,小腿和足部全部肌瘫痪,足部出现神经营养性瘫痪。

(三)实验室及其他检查

X线检查X线正位、侧位和斜位像可明确诊断。应注意是否合并骨折,特别是容易漏诊的股骨干骨折。CT可清楚显示髋臼后缘及关节内骨折情况。

(四)诊断

根据明显暴力外伤史,临床表现有疼痛、髋关节不能活动等确定诊断。

(五)治疗

对于Ⅰ型损伤可采取24 h内闭合复位治疗。对于Ⅱ~Ⅴ型损伤,多主张早期切开复位和对并发的骨折进行内固定。

1.闭合复位方法

应充分麻醉,使肌肉松弛。

（1）Allis 法：患者仰卧于地面垫上，助手双手向下按压两侧髂前上棘以固定骨盆。术者一手握住患肢踝部，另一前臂置于小腿上端近腘窝处，使髋、膝关节屈曲 90°，再向上用力提拉持续牵引。待肌松弛后，再缓慢内旋、外旋，当听到或感到弹响，表示股骨头滑入髋臼，然后伸直患肢。若局部畸形消失、关节活动恢复，表示复位成功。

（2）Stimson 法：患者俯卧于检查床上，患侧下肢悬空，髋及膝各屈曲 90°。助手固定骨盆，术者一手握住患者的踝部，另一手置于小腿近侧，靠近腘窝部，沿股骨纵轴向下牵拉，即可复位。

2.切开复位术

当有梨状肌阻挡、关节囊嵌闭或骨软骨碎片卷入关节时，手法复位多失败。合并髋臼骨折片较大，影响关节稳定时，应手术切开复位，同时将骨折复位内固定。

3.固定

复位后患肢皮牵引 3 周。4 周后可持腋杖下地活动，3 个月后可负重活动。

4.功能锻炼

固定期间进行股四头肌收缩训练、未固定关节的活动。3 周后，活动关节。4 周后，皮牵引去除，指导患者拄双拐下地活动。3 个月内患肢不负重，以防股骨头缺血坏死及受压变形。3 个月后，经X线证实股骨头血供良好者，尝试去拐步行。

（六）护理

1.指导活动

髋关节脱位后常需皮牵引，牵引期间指导患者行股四头肌收缩训练，防止肌肉萎缩。

2.预防压疮

需长期卧床者注意做好皮肤护理预防压疮。

3.饮食护理

注意合理膳食，保持排便规律，预防便秘。

第七章　妇科护理

第一节　功能失调性子宫出血的护理

功能失调性子宫出血(dysfunctional uterine bleeding,DUB)简称功血,为妇科常见病。它是由于调节生殖系统的神经内分泌机制失常引起的异常子宫出血,而全身及内、外生殖器官无器质性病变存在。常表现为月经周期长短不一、经期延长、经量过多或不规则阴道出血。功血可分为排卵性功血和无排卵性功血两类,约85%的病例属无排卵性功血。功血可发生于月经初潮至绝经期间的任何年龄,约50%的患者发生于绝经前期,育龄期约占30%,青春期约占20%。

一、护理评估

(一)健康史

1.无排卵性功血

(1)青春期:与下丘脑-垂体-卵巢轴调节功能未健全有关,过度劳累、精神紧张、恐惧、忧伤、环境及气候改变等应激刺激,及肥胖、营养不良等因素易导致下丘脑—垂体—卵巢轴调节功能紊乱,卵巢不能排卵。

(2)绝经过渡期:因卵巢功能衰退,卵巢对促性腺激素敏感性降低,卵泡在发育过程中因退行性变而不能排卵。

(3)生育期:可因内、外环境改变,如劳累、应激、流产、手术或疾病等引起短暂无排卵。亦可因肥胖、多囊卵巢综合征、高泌乳素血症等因素长期存在,引起持续无排卵。

2.排卵性功血

黄体功能不足原因在于神经内分泌调节功能紊乱,导致卵泡期尿促卵泡素(FSH)缺乏,卵泡发育缓慢,雌激素分泌减少,正反馈作用不足,黄体生成素(LH)峰值不高,使黄体发育不全、功能不足。子宫内膜不规则脱落者,由于下丘脑-垂体-卵巢轴调节功能紊乱或黄体机制异常引起萎缩过程延长。

评估时注意了解患者的发病年龄、月经史、婚育史及发病诱因,有无性激素治疗不当及全身性出血性疾病史。

(二)身体状况

1.月经紊乱

(1)无排卵性功血:最常见的症状是子宫不规则性出血,特点是月经周期紊乱,经期长短不一,经量多少不定。可先有数周或数月停经,然后阴道流血,量较多,持续2～3周或更长时间,不易自止,无腹痛或其他不适。

(2)排卵性功血:黄体功能不足者月经周期缩短,月经频发(月经周期短于21 d),不易受孕或怀孕早期易流产;子宫内膜不规则脱落者月经周期正常,但经期延长,长达9～10 d,多发生于产后或流产后。

2.贫血

因出血多或时间长,患者出现头晕、乏力、面色苍白等贫血征象。

3.体格检查

体格检查包括全身检查和妇科检查,排除全身性疾病及生殖器官器质性病变。

(三)心理-社会状况

青春期患者常因害羞而影响及时诊治,生育期患者担心影响生育而焦虑,围绝经期患者因治疗效果不佳或怀疑为恶性肿瘤而焦虑、紧张、恐惧。

(四)辅助检查

1.诊断性刮宫

诊断性刮宫可了解子宫内膜反应、子宫内膜病变,达到止血的目的。不规则流血者可随时刮宫,用以止血。确定有无排卵或黄体功能,于月经前1 d或者月经来潮6 h内做诊断性刮宫,无排卵性功血的子宫内膜呈增生期改变,黄体功能不足显示子宫内膜分泌不良。子宫内膜不规则脱落,于月经周期第5～6 d进行诊断性刮宫,增生期与分泌期子宫内膜共存。

2.B超检查

了解子宫内膜厚度及生殖器官有无器质性改变。

3.血常规及凝血功能检查

了解有无贫血、感染及凝血功能障碍。

4.宫腔镜检查

直接观察子宫内膜,选择病变区进行活组织检查。

5.卵巢功能检查

判断卵巢有无排卵或黄体功能。

(五)处理要点

1.无排卵性功血

青春期和生育期患者以止血、调整周期、促排卵为原则。围绝经期患者以止血、防止子宫内膜癌变为原则。

2.排卵性功血

黄体功能不足的治疗原则是促进卵泡发育,刺激黄体功能及黄体功能替代,分别应用氯米芬、人绒毛膜促性腺激素(HCG)和黄体酮;子宫内膜不规则脱落的治疗原则是促使黄体及时萎缩,子宫内膜及时完整脱落,常用药物有孕激素和HCG。

二、护理问题

(一)潜在并发症

贫血。

(二)知识缺乏

缺乏性激素治疗的知识。

（三）有感染的危险

与经期延长、机体抵抗力下降有关。

（四）焦虑

与性激素使用及药物不良反应有关。

三、护理措施

（一）一般护理

患者体质往往较差，应加强营养，改善全身情况，可补充铁剂、维生素 C 和蛋白质。成人体内大约每 100 mL 血中含 50 mg 铁，行经期妇女，每日从食物中吸收铁 0.7～2.0 mg，经量多者应额外补充铁。向患者推荐含铁较多的食物如猪肝、胡萝卜、葡萄干等。按照患者的饮食习惯，为患者制订适合于个人的饮食计划，保证患者获得足够的营养。

（二）病情观察

观察并记录患者的生命体征、出量及入量，嘱患者保留出血期间使用的会阴垫及内裤，以便更准确地估计出血量，出血较多者，督促其卧床休息，避免过度疲劳和剧烈活动，贫血严重者，遵医嘱做好配血、输血、止血措施，执行治疗方案，维持患者正常血容量。

（三）对症护理

1.无排卵性功血

（1）止血：对大量出血患者，要求在性激素治疗 8 h 内见效，24～48 h 内出血基本停止，若96 h 以上仍不止血者，应考虑有器质性病变存在。

性激素止血：①雌激素：应用大剂量雌激素可迅速提高血内雌激素浓度，促使子宫内膜生长，短期内修复创面而止血，主要用于青春期功血。目前多选用妊马雌酮 2.5 mg 或己烯雌酚1～2 mg。②孕激素：适用于体内已有一定水平雌激素的患者。常用药物如甲羟黄体酮或炔诺酮，用药原则同雌激素。③雄激素：拮抗雌激素、增加子宫平滑肌及子宫血管张力而减少出血，主要用于围绝经期功血患者的辅助治疗，可随时停用。④联合用药：止血效果优于单一药物，可用三合激素或口服短效避孕药，止血后逐渐减量。

刮宫术：止血及排除子宫内膜癌变，适用于年龄大于 35 岁、药物治疗无效或存在子宫内膜癌高危因素的患者。

其他止血药：卡巴洛克和酚磺乙胺可减少微血管的通透性，氨基己酸、氨甲苯酸、氨甲环酸等可抑制纤维蛋白溶酶，有减少出血量的辅助作用，但不能赖以止血。

（2）调整月经周期：一般连续用药 3 个周期。在此过程中务必积极纠正贫血，加强营养，以改善体质。

雌、孕激素序贯疗法：人工周期，通过模拟自然月经周期中卵巢的内分泌变化，将雌、孕激素序贯应用，使子宫内膜发生相应变化，引起周期性脱落。适用于青春期功血或生育期功血者，可诱发卵巢自然排卵。雌激素自月经来潮第 5 d 开始用药，妊马雌酮 1.25 mg 或己烯雌酚1 mg，每晚 1 次，连服 20 d，于服雌激素最后 10 d 加用甲羟黄体酮每日 10 mg，两药同时用完，停药后 3～7 d 出血。于出血第 5 d 重复用药，一般连续使用 3 个周期。用药 2～3 个周期后，患者常能自发排卵。

雌、孕激素联合疗法：可周期性口服短效避孕药，适用于生育期功血、内源性雌激素水平较高者或绝经过渡期功血者。

后半周期疗法：于月经周期的后半周期开始(撤药性出血的第 16 d)服用甲羟黄体酮,每日 10 mg,连服 10 d 为 1 个周期,共 3 个周期为 1 个疗程。适用于青春期或绝经过渡期功血者。

(3)促排卵:适用于育龄期功血者。常用药物如氯米芬、人绒毛膜促性腺激素(HCG)等。于月经第 5 d 开始每日口服氯米芬 50 mg,连续 5 d,以促进卵泡发育。B 超监测卵泡发育接近成熟时,可大剂量肌内注射 HCG 5000 U 以诱发排卵。青春期不提倡使用。

(4)手术治疗:以刮宫术最常用,既能明确诊断,又能迅速止血。绝经过渡期出血患者激素治疗前宜常规刮宫,最好在子宫镜下行分段诊断性刮宫,以排除子宫内细微器质性病变。对青春期功血刮宫应持慎重态度。必要时行子宫次全切除或子宫切除术。

2.排卵性功血

(1)黄体功能不足:药物治疗如下。①黄体功能替代疗法:自排卵后开始每日肌内注射黄体酮10 mg,共 10~14 d,用以补充黄体分泌黄体酮的不足。②黄体功能刺激疗法:通常应用 HCG 以促进及支持黄体功能。于基础体温上升后开始,隔日肌内注射 HCG 1000~2000 U,共 5 次,可使血浆黄体酮明显上升,随之正常月经周期恢复。③促进卵泡发育:于月经第 5 d 开始,每晚口服氯米芬50 mg,共 5 d。

(2)子宫内膜不规则脱落:药物治疗如下。①孕激素:自排卵后第 1~2 d 或下次月经前10~14 d 开始,每日口服甲羟黄体酮 10 mg,连续 10 d,有生育要求可肌内注射黄体酮。②HCG:用法同黄体功能不足。

3.性激素治疗的注意事项

(1)严格遵医嘱正确用药,不得随意停服或漏服,以免使用不当引起子宫出血。

(2)药物减量必须按规定在止血后开始,每 3 d 减量 1 次,每次减量不超过原剂量的 1/3,直至维持量,持续用至血止后 20 d 停药。

(3)雌激素口服可能引起恶心、呕吐等胃肠道反应,可饭后或睡前服用;对存在血液高凝倾向或血栓性疾病史者禁忌使用。

(4)雄激素用量过大可能出现男性化不良反应。

(四)预防感染

(1)测体温、脉搏。

(2)指导患者保持会阴部清洁,出血期间禁止盆浴及性生活。

(3)注意有无腹痛等生殖器官感染征象。

(4)按医嘱使用抗生素。

(五)心理护理

注意情绪调节,避免过度紧张与精神刺激。特别是青春期少女,父母们不仅要关注女孩的学习状况与膳食状况,还要重视女孩的情绪变化,与其多沟通,了解其内心世界的变化,帮助其释放不良情绪,以使其保持相对稳定的精神-心理状态,避免情绪上的大起大落。

(六)健康指导

(1)宜清淡饮食,多食富含维生素 C 的新鲜水果、蔬菜。注意休息,保持心情舒畅。

(2)强调严格掌握雌激素的适应证,并合理使用,对更年期及绝经后妇女更应慎用,应用时间不宜过长,量不宜大,并应严密观察反应。

(3)月经期避免剧烈运动,禁止盆浴及性生活,保持会阴部清洁。

第二节　子宫肌瘤的护理

子宫平滑肌瘤简称子宫肌瘤,是女性生殖器官中最常见的一种良性肿瘤。主要由子宫平滑肌组织增生而成,其间还有少量的纤维结缔组织。多见于30~50岁女性。由于肌瘤生长速度慢,对机体影响不大。所以,子宫肌瘤的临床报道发病率远比真实的要低。

一、病因

确切病因仍不清楚。好发于生育年龄女性,而且绝经后肌瘤停止生长,甚至萎缩、消失,发生子宫肌瘤的女性常伴发子宫内膜的增生。所以,绝大多数的人认为子宫肌瘤的发生与女性激素有关,特别是雌激素。雌激素可以使子宫内膜增生,使子宫肌纤维增生肥大,肌层变厚,子宫增大,而且肌瘤组织经过检验,其中雌激素受体和雌二醇的含量比正常子宫肌组织高。所以,目前认为子宫肌瘤与长期和大量的雌激素刺激有关。

二、病理

(一)巨检

肌瘤为实质性球形结节,表面光滑,与周围肌组织有明显界限。外无包膜,但是肌瘤周围的肌层受压可形成假包膜。肌瘤切开后,切面呈漩涡状结构,颜色和质地与肌瘤成分有关,若含平滑肌较多,则肌瘤质地较软,颜色略红;若纤维结缔组织多,则质地较硬、颜色发白。

(二)镜检

肌瘤由皱纹状排列的平滑肌纤维相互交叉组成,切面呈漩涡状,其间掺有不等量的纤维结缔组织。细胞大小均匀,呈卵圆形或杆状,核染色质较深。

三、分类

(一)按肌瘤生长部位分类

子宫体肌瘤(90%)与子宫颈肌瘤(10%)。

(二)按肌瘤生长方向与子宫肌壁的关系分类

1.肌壁间肌瘤

最多见,占总数的60%~70%。肌瘤全部位于肌层内,四周均被肌层包围。

2.浆膜下肌瘤

占总数的20%。肌瘤向子宫浆膜面生长,突起于子宫表面,外面仅有一层浆膜包裹。这种肌瘤还可以继续向浆膜面生长,仅留一细蒂与子宫相连,成为带蒂的浆膜下肌瘤,活动度大。蒂内有供应肌瘤生长的血管,若因供血不足,肌瘤易变性、坏死;若发生蒂扭转,可出现急腹痛。若因扭转而造成断裂,肌瘤脱落至腹腔或盆腔,可形成游离性肌瘤。有些浆膜下肌瘤生长在宫体侧壁,突入阔韧带,形成阔韧带肌瘤。

3.黏膜下肌瘤

约占总数的10%~15%。肌瘤向宫腔内生长,并突出于宫腔,仅由黏膜层覆盖,称黏膜下肌瘤。黏膜下肌瘤使宫腔变形、增大、易形成蒂。在宫腔内就好像长了异物一样，可刺激子宫收缩，在宫缩的作用下，黏膜下肌瘤可被挤压出宫颈口外，或堵于宫颈口处，或脱垂于阴道。

各种类型的肌瘤可发生在同一子宫，称为多发性子宫肌瘤。

四、临床表现

(一)症状

多数患者无明显症状，只是偶尔在进行盆腔检查时发现。肌瘤临床表现的出现与肌瘤的部位、生长速度及是否发生变性有关。而与其数量及大小关系不大。

1.月经改变

最常见的症状。主要表现为月经周期缩短，经期延长，经量过多，不规则阴道出血。其中以黏膜下肌瘤最常见。其次是肌壁间肌瘤。浆膜下肌瘤及小的肌壁间肌瘤对月经影响不明显。若肌瘤发生坏死、溃疡、感染，则可出现持续或不规则阴道流血或脓血性白带。

2.腹部包块

常为患者就诊的主诉。当肌瘤增大超过妊娠3个月子宫大小时，可在下腹部扪及肿块，质硬，无压痛，清晨膀胱充盈将子宫推向上方时更加清楚。

3.白带增多

子宫肌瘤使宫腔面积增大，内膜腺体分泌增多，加之盆腔充血，所以患者白带增多。若为黏膜下肌瘤脱垂于阴道，则表面易感染、坏死，产生大量脓血性排液及腐肉样组织排出，伴臭味。

4.腰酸、腹痛、下腹坠胀

常为腰酸或下腹坠胀，经期加重。通常无腹痛，只是在发生一些意外情况时才会出现：如浆膜下肌瘤蒂扭转时，可出现急性腹痛；妊娠期肌瘤发生红色变性时，可出现腹痛剧烈伴发热、恶心，黏膜下肌瘤被挤出宫腔时，可因宫缩引起痉挛性疼痛。

5.压迫症状

大的子宫肌瘤使子宫体积增大，可对周围的组织器官产生一定的压迫症状。如前壁肌瘤压迫膀胱可出现尿频、尿急；宫颈肌瘤可引起排尿困难、尿潴留，后壁肌瘤可压迫直肠引起便秘、里急后重；较大的阔韧带肌瘤压迫输尿管可致肾盂积水。

6.不孕或流产

肌瘤压迫输卵管使其扭曲管腔不通，或使宫腔变形，影响受精或受精卵着床，导致不孕、流产。

7.继发性贫血

长期月经过多、不规则出血，部分患者可出现继发性贫血，严重时全身乏力，面色苍白、气短、心悸。

(二)体征

肌瘤较大时，可在腹部触及质硬。表面不规则，结节状物质。妇科检查时，肌壁间肌瘤子宫增大，表面不规则，有单个或多个结节状突起。浆膜下肌瘤外面仅包裹一层浆膜，所以质地坚硬，呈球形块状物，与子宫有细蒂相连，可活动；黏膜下肌瘤突出于宫腔，像孕卵一样，所以整个子宫均匀增大，有时宫口扩张，肌瘤位于宫口内或脱出于阴道，呈红色、实质、表面光滑，若感染则表面有渗出液覆盖或溃疡形成,排液有臭味。

五、治疗原则

根据患者的年龄、症状、有无生育要求及肌瘤的大小等情况综合考虑。

(一)随访观察

若肌瘤小(子宫<孕2月):且无症状,通常不需治疗,尤其近绝经年龄患者,雌激素水平低落,肌瘤可自然萎缩或消失,每3~6个月随访1次;随访期间若发现肌瘤增大或症状明显时,再考虑进一步治疗。

(二)药物治疗(保守治疗)

肌瘤在2个月妊娠子宫大小以内,症状不明显或较轻,近绝经年龄及全身情况不能手术者,均可给予药物对症治疗。

1.雄性激素

常用药物有丙酸睾酮。可对抗雌激素,使子宫内膜萎缩,直接作用于平滑肌,使其收缩而减少出血,并使近绝经期的患者提早绝经。

2.促性腺激素释放激素类似物(GnRH-a)

常用药物有亮丙瑞林或戈舍瑞林。可抑制垂体及卵巢的功能,降低雌激素水平,使肌瘤缩小或消失。适用于肌瘤较小、经量增多或周期缩短、围绝经期患者。不宜长期使用,以免因雌激素缺乏导致骨质疏松。

3.其他药物

常用药物有米非司酮。作为术前用药或提前绝经使用。但不宜长期使,以防其拮抗糖皮质激素的不良反应。

(三)手术治疗

为子宫肌瘤的主要治疗方法。若肌瘤≥2.5个月妊娠子宫大小或症状明显出现贫血者,应手术治疗。

1.肌瘤切除术

适用于年轻要求保留生育功能的患者,可经腹或腹腔镜切除肌瘤,突出宫内或脱出于阴道内的带蒂的黏膜下肌瘤也可经阴道或经宫腔镜下摘除。

2.子宫切除术

肌瘤较大,多发,症状明显,年龄较大,无生育要求或已有恶变者可行子宫全切。50岁以下,卵巢外观正常者,可保留卵巢。

六、护理评估

(一)健康史

了解患者一般情况,评估月经史、婚育史,是否有不孕、流产史;询问有无长期使用雌激素类药物。如果接受过治疗,还应了解治疗的方法及所用药物的名称、剂量、用法及用药后的反应等。

(二)身体状况

1.症状

了解有无月经异常、腹部肿块、白带增多或贫血、腹痛等临床表现,了解出现症状的时间及具体表现。

2.体征

了解妇科检查结果,子宫是否均匀或不规则增大、变硬,阴道有无子宫肌瘤脱出等情况。了解B超检查所示结果中肌瘤的大小、个数及部位等。

(三)心理-社会状况

患者及家属对子宫肌瘤缺乏认识,担心肿瘤为恶性,对治疗方案的选择犹豫不决,对需要手术治疗而焦虑不安,担心手术切除子宫可能会影响其女性特征,影响夫妻生活。

七、护理诊断

(1)营养失调:低于机体需要量:与月经改变、长期出血导致贫血有关。

(2)知识缺乏:缺乏子宫肌瘤疾病发生、发展、治疗及护理知识。

(3)焦虑:与月经异常,影响正常生活有关。

(4)自我形象紊乱:与手术切除子宫有关。

八、护理目标

(1)患者获得子宫肌瘤及其健康保健知识。

(2)患者贫血得到纠正,营养状况改善。

(3)患者出院时,不适症状缓解。

九、护理措施

(一)心理护理

评估患者对疾病的认知程度,尊重患者,耐心解答患者提出的问题,告知患者和家属子宫肌瘤是妇科最常见的良性肿瘤,手术或药物治疗都不会影响今后日常生活和工作,让患者消除顾虑,纠正错误认识,配合治疗。

(二)缓解症状

对出血多需住院的患者,护士应严密观察并记录其生命体征变化情况,协助医生完成血常规及凝血功能检查、备血、核对血型、交叉配血等。注意收集会阴垫,评估出血量。按医嘱给予止血药和子宫收缩剂,必要时输血、补液、抗感染或刮宫止血。巨大子宫肌瘤者常出现局部压迫症状,如排尿不畅者应予以导尿;便秘者可用缓泻剂缓解不适症状。带蒂的浆膜下肌瘤发生扭转或肌瘤红色变性时应评估腹痛的程度、部位、性质,有无恶心、呕吐、体温升高征象。需剖腹探查时,护士应迅速做好急诊手术前准备和术中术后护理。保持患者的外阴清洁干燥,如黏膜下肌瘤脱出宫颈口者,应保持其局部清洁,预防感染,为经阴道摘取肌瘤者做好术前准备。

(三)手术护理

经腹或腹腔镜下行肌瘤切除或子宫切除术的患者按腹部手术患者的一般护理,并要特别注意观察术后阴道流血情况。经阴道黏膜下肌瘤摘除术常在蒂部留置止血钳 24～48 h,取出止血钳后需继续观察阴道流血情况,按阴道手术患者进行护理。

(四)健康教育

1.保守治疗的患者

需定期随访,护士要告知患者随访的目的、意义和随访时间。应 3～6 个月定期复查,期间监测肌瘤生长状况、了解患者症状的变化,如有异常及时和医生联系,修正治疗方案。对应用激素治疗的患者,护士要向患者讲解用药的相关知识,使患者了解药物的治疗作用、使用剂量、服用时间、方法、不良反应及应对措施,避免擅自停药和服药过量引起撤退性出血和男性化。

2.手术后的患者

出院后 1 个月门诊复查,了解患者术后康复情况,并给予术后性生活、自我保健、日常工作恢复等健康指导。任何时候出现不适或异常症状,需及时随诊。

十、结果评价

(1)患者能叙述子宫肌瘤保守治疗的注意事项或术后自我护理措施。

(2)患者面色红润,无疲倦感。

(3)患者出院时,能列举康复期随访时间及注意问题。

第三节　慢性宫颈炎的护理

慢性宫颈炎是妇科常见病之一。正常情况下,宫颈具有多种防御功能,但宫颈易受性交、分娩及宫腔操作的损伤,引起感染,一旦发生感染,病原体很难被完全清除,久而导致慢性宫颈炎。近年来随着性传播疾病的增加,宫颈炎已经成为常见疾病。由于长期慢性宫颈炎症可诱发宫颈癌,故应及时诊断与治疗。

一、护理评估

(一)健康史

1.病因评估

主要见于感染性流产、产褥期感染、宫颈损伤和阴道异物并发感染,多由急性宫颈炎未治疗或治疗不彻底导致。主要致病菌是葡萄球菌、链球菌、大肠杆菌和厌氧菌,其次为性传播疾病的病原体,如沙眼衣原体、淋病奈瑟菌,单纯疱疹病毒与慢性宫颈炎的发生也有关系。

2.病史评估

了解婚育史、分娩史、流产及妇科手术后有无损伤;有无性传播疾病的发生;有无急性盆腔炎的感染史及治疗情况;有无不良卫生习惯。

3.病理评估

(1)宫颈糜烂:宫颈糜烂是慢性宫颈炎最常见的病理类型。由于宫颈外口处鳞状上皮坏死脱落,由颈管柱状上皮增生覆盖,宫颈外口处的宫颈阴道部外观呈细颗粒状的红色区,称为宫颈糜烂。根据病理组织形态结合临床,宫颈糜烂可分 3 种类型:①单纯型糜烂:炎症初期,鳞状上皮脱落后,仅由单层柱状上皮覆盖,表面平坦。②颗粒型糜烂:炎症继续发展,柱状上皮过度增生并伴有间质增生,糜烂面凹凸不平,呈颗粒状。③乳突型糜烂:柱状上皮和间质继续增生,糜烂面高低不平更加明显,呈乳突状突起。根据糜烂面的面积大小,宫颈糜烂分为 3 度:糜烂面积小于宫颈面积的 1/3 为轻度糜烂;糜烂面积占宫颈面积的 1/3～2/3 为中度糜烂;糜烂面积大于宫颈面积的 2/3 为重度糜烂。根据糜烂深度,宫颈糜烂分为:单纯型、颗粒型、乳突型。描写宫颈糜烂时,应同时表示糜烂面积和深度,如中度糜烂颗粒型。

(2)宫颈肥大:由于慢性炎症的长期刺激,宫颈组织充血、水肿,腺体及间质增生,使宫颈肥大,但表面光滑,由于结缔组织增生而使宫颈硬度增加。

（3）宫颈息肉:慢性炎症长期刺激使宫颈局部黏膜增生,子宫有排出异物的倾向,使增生的黏膜逐渐自基底层向宫颈外口突出而形成息肉。息肉为一个或多个不等,色鲜红、质脆、易出血。由于炎症持续存在,息肉去除后常有复发。

（4）宫颈腺囊肿:在宫颈糜烂愈合的过程中,新生的鳞状上皮覆盖宫颈腺管口或伸入腺管,将腺管口堵塞。腺管周围的结缔组织增生或瘢痕形成,压迫腺管,使腺管变窄甚至堵塞,腺体分泌物引流受阻、潴留而形成囊肿。囊肿表面光滑,呈白色或淡黄色。

（5）宫颈黏膜炎:宫颈黏膜炎又称宫颈管炎,病变局限于宫颈管黏膜及黏膜下组织充血、红、肿,向外突出。

（二）身心状况

1.症状

白带增多,多数呈乳白色黏液状,也可为淡黄色脓性。如有宫颈息肉时为血性白带或性交后出血。一旦炎症沿宫骶韧带扩散至盆腔时,患者可有腰骶部疼痛、下坠感,因黏稠脓性白带不利于精子穿透而致不孕。

2.体征

妇科检查可见宫颈有不同程度的糜烂、囊肿、肥大或息肉。

3.心理-社会状况

由于白带增多、腰骶部不适,加之病程长、有异味及外阴不适等,患者常常焦虑不安,接触性出血者担心癌变,思想压力大,因此,应详细评估患者心理-社会状态及家属态度。

（三）辅助检查

宫颈刮片细胞学检查,排除宫颈癌,必要时宫颈活检,协助明确宫颈病变性质。

二、常见护理诊断及问题

（1）焦虑及恐惧:与缺乏相关知识及担心癌变有关。

（2）舒适改变:与分泌物增多、下腹及腰骶部不适有关。

（3）组织完整性受损:与宫颈糜烂有关。

三、护理目标

（1）产妇的情绪稳定,能配合护理人员与家人采取有效应对措施。

（2）患者分泌物减少,性状转为正常,舒适感增加。

（3）患者病情得到及时控制,无组织完整性受损。

四、护理措施

（一）一般护理

告知患者注意外阴清洁卫生,每日更换内裤,定期妇科检查。

（二）心理护理

让患者了解慢性宫颈炎的发病原因、临床表现、治疗方法及注意事项,解除患者焦虑心理,鼓励患者积极配合治疗。

（三）治疗护理

1.治疗原则

以局部治疗为主,根据临床特点选用物理治疗、药物治疗、手术治疗。在治疗前先排除宫颈癌。

2.治疗配合

(1)物理治疗:物理疗法是目前治疗慢性宫颈炎效果较好、疗程最短的方法,因而较为常用。用物理方法将宫颈糜烂面上皮破坏。使之坏死脱落后,由新生的鳞状上皮覆盖。常用的方法有宫颈激光、冷冻、红外线凝结疗法及微波疗法等。治疗时间是月经干净后 3~7 d。

(2)手术治疗:宫颈息肉可手术摘除,宫颈肥大、宫颈糜烂较深者且累及宫颈管者可做宫颈锥形切除。

(3)药物治疗:适宜于糜烂面小、炎症浸润较浅者,可局部涂硝酸银、铬酸、中药等,现已少用。目前临床多用康妇特栓剂,简便易行,疗效满意,每日放入阴道 1 枚,连续 7~10 d。

3.病情监护

物理治疗后分泌物增多,甚至有多量水样排液,术后 1~2 周脱痂时可有少量出血,创口愈合需4~8 周。故应嘱患者保持外阴清洁,注意 2 个月内禁止性生活和盆浴。二次月经干净后复查,效果欠佳者可进行二次治疗。

五、健康指导

向患者传授防病知识,积极治疗急性宫颈炎;告知患者定期做妇科检查,发现炎症排除宫颈癌后予以积极治疗;避免分娩或器械损伤宫颈;产后发现宫颈裂伤应及时缝合。此外,应注意个人卫生,加强营养,增强体质。

六、护理评价

(1)患者主要症状是否明显改善,甚至完全消失。

(2)患者焦虑情绪是否缓解,是否能正确复述预防及治疗此疾病的相关知识。

第四节 盆腔炎症的护理

女性内生殖器及其周围的结缔组织、盆腔腹膜发生炎症时称为盆腔炎,包括子宫内膜炎、输卵管炎、输卵管卵巢脓肿或囊肿、盆腔腹膜炎。炎症局限于一个部位,也可同时累及几个部位,最常见的是输卵管炎及输卵管卵巢炎,单纯的子宫内膜炎或卵巢炎较少见。盆腔炎分急性和慢性,是妇科常见病,多见于生育妇女。

急性盆腔炎主要病因有:①宫腔内手术操作后感染(如刮宫术、输卵管通液术、子宫输卵管造影术、宫腔镜检查、放置宫内节育器等,由于手术消毒不严格或术前适应证选择不当),引起炎症发作或扩散(生殖器原有慢性炎症经手术干扰也可引起急性发作并扩散)。②产后或流产后感染(分娩或流产后妊娠组织残留、阴道出血时间过长,或手术器械消毒不严格、手术无菌操作不严格,均可发生急性盆腔炎)。③经期卫生不良(使用不洁的月经垫、经期性交等,均可引起病原体侵入而导致炎症)。④不洁性生活史、早年性交、多个性伴侣、性交过频可致性传播病的病原体入侵,引起炎症。⑤邻近器官炎症蔓延(阑尾炎、腹膜炎等蔓延至盆腔,致炎症发作)。⑥慢性盆腔炎急性发作。慢性盆腔炎(chronic pelvic inflammatory disease,CPID)常因急性盆腔炎治疗不彻底、不及时或患者体质较弱,病程迁延而致。其病情较顽固。当机体抵抗力较差时,可急性发作。

一、护理评估

(一)健康史

1.病因评估

评估急性盆腔炎的病因。急性盆腔炎如未彻底治疗,病程迁延而发生慢性盆腔炎,当机体抵抗力下降时,容易急性发作。

2.病史评估

了解有无手术、流产、引产、分娩、宫腔操作后感染史。有无经期性生活、使用不洁卫生巾及性生活紊乱;有无急性盆腔炎病史及原发性不孕史等。

3.病理评估

慢性盆腔炎的病理表现主要有:①慢性子宫内膜炎:多见于产后、流产后或剖宫产后,因胎盘胎膜残留或子宫复旧不良致感染;也可见老年妇女绝经后雌激素低下,子宫内膜菲薄而易受细菌感染,严重者宫颈管粘连形成宫腔积脓。②慢性输卵管炎与输卵管积水:慢性输卵管炎最常见,多为双侧性,输卵管呈轻度或中度肿大,伞端可闭锁并与周围组织粘连。输卵管峡部的黏膜上皮和纤维组织增厚粘连,使输卵管呈结节性增厚,称为结节性输卵管炎。当伞端与峡部粘连闭锁,浆液性渗出物积聚而形成输卵管积水,其表面光滑,管壁薄,形似腊肠。③输卵管卵巢炎及输卵管卵巢囊肿:当输卵管炎症波及卵巢时可互相粘连形成炎性包块,或伞端与卵巢粘连贯通,液体渗出而形成输卵管卵巢脓肿,脓液被吸收后可形成输卵管卵巢囊肿。④慢性盆腔结缔组织炎:炎症蔓延至宫骶韧带,使纤维组织增生、变硬。若蔓延范围广泛,子宫固定,宫颈旁组织也增厚变硬,形成"冰冻骨盆"。

(二)身心状况

1.急性盆腔炎

(1)症状:下腹疼痛伴发热,重者可有寒战、高热、头痛、食欲不振、腹胀等,呈急性病容,体温升高,心率快,呼吸急促、表浅。

(2)体征:下腹部有压痛、反跳痛及腹肌紧张,肠鸣音减弱或消失。妇科检查见阴道充血,可有大量脓性分泌物从宫颈口外流;穹隆触痛明显;宫颈剧痛;宫体增大,有压痛,活动受限;子宫两侧压痛明显,若有脓肿形成,可触及包块且压痛明显。

2.慢性盆腔炎

(1)症状:全身症状多不明显,有时可有低热,全身不适,易疲劳。下腹痛、腰痛、肛门坠胀、月经期或性交后症状加重,也可有月经失调,痛经或经期延长。由于输卵管阻塞可致不孕。

(2)体征:子宫常呈后位,活动受限,粘连固定,输卵管炎可在子宫一侧或两侧触到增厚的输卵管,呈条索状,输卵管卵巢积水或囊肿可摸到囊性肿物。

(三)辅助检查

急性盆腔炎做血常规检测白细胞计数增高,尤其是中性白细胞计数升高明显表示已感染。慢性盆腔炎一般无明显异常,急性发作时可出现血常规增高。

二、常见护理诊断及问题

(1)焦虑:与病情严重或病程长、疗效不明显,担心生育功能有关。

(2)体温过高:与盆腔急性感染有关。

(3)疼痛:与急性盆腔炎引起下腹部腹膜炎或慢性盆腔炎导致盆腔淤血及粘连有关。

三、护理目标

(1)产妇的情绪稳定,焦虑缓解,能配合护理人员与家人采取有效应对措施。

(2)患者体温正常,无感染发生,生命体征平稳。

(3)患者疼痛减轻或消失,舒适感增加。

四、护理措施

(一)一般护理

加强健康卫生教育,指导患者安排好日常生活,避免过度劳累。增加营养,提高机体抵抗力。合理锻炼身体,可参加慢跑、散步、打太极拳、各种球类运动等。

(二)心理护理

让患者及家属了解急慢性盆腔炎相关知识,和患者及家属一起商定治疗计划,同时关心患者疾苦,耐心倾听患者诉说,尽可能满足患者需求,除其思想顾虑,减轻其担心、焦虑及恐惧的心理,增强患者对治疗的信心,使之积极配合治疗和护理。

(三)病情监护

观察体温、小腹疼痛、腰痛等症状。

(四)治疗护理

1.治疗原则

(1)急性盆腔炎:以控制感染为主,辅以支持疗法及手术治疗。根据药敏试验选择抗生素,一般通过联合用药以尽快控制感染。手术治疗针对脓肿形成或破裂的患者。

(2)慢性盆腔炎:采用综合治疗包括药物治疗(用抗生素的同时加糜蛋白酶或透明质酸和地塞米松,以防粘连,促进炎症吸收)、中医治疗(清热利湿,活血化瘀,行经止痛为主)、手术治疗(盆腔脓肿、输卵管积水或输卵管囊肿)、物理疗法(用短波、超短波、激光等,促进血液循环,提高新陈代谢,利于炎症吸收),同时增强局部和全身的抵抗力。

2.用药护理

按医嘱给予足量有效的抗生素,注意用药的剂量、方法及注意事项,观察输液反应等。

3.对症护理

(1)减轻疼痛:腹痛、腰痛时注意休息,防止受凉,必要时遵医嘱给镇静止痛药以缓解症状。

(2)促进睡眠:若患者睡眠不佳,可在睡前热水泡脚,关闭照明设施,保持室内安静,必要时服用镇静药物。

(3)高热时宜采用物理降温;腹胀行胃肠减压;注意纠正电解质紊乱和酸碱失衡。为手术患者做好术前准备、术中配合及术后护理。

五、健康指导

(1)做好经期、孕期及产褥期卫生宣教;指导患者保持性生活卫生,减少性传播疾病,经期禁止性交。

(2)指导患者保持良好的个人卫生习惯,增加营养,积极锻炼身体,增强体质。

六、护理评价

(1)患者主要症状是否改善,舒适感是否增加。

(2)患者焦虑情绪是否缓解,是否能正确复述此疾病的相关知识。

第八章 产科护理

第一节 妊娠期高血压疾病的护理

妊娠期高血压疾病是妊娠期特有的疾病。我国发病率为9.4%～10.4%，国外发病率为7%～12%。本病命名强调生育年龄妇女发生高血压、蛋白尿症状与妊娠之间的因果关系。多数病例在妊娠期出现一过性高血压、蛋白尿症状，分娩后即随之消失。该病严重影响母婴健康，是孕产妇和围生儿患病率及死亡率的主要原因。

一、高危因素与病因

（一）高危因素

流行病学调查发现与妊娠期高血压疾病发病风险增加密切相关有如下高危因素：初产妇、孕妇年龄过小或大于35岁、多胎妊娠、妊娠期高血压病史及家族史、肾性高血压、慢性肾炎、抗磷脂抗体综合征、糖尿病、肥胖、营养不良、低社会经济状况。

（二）病因

妊娠期高血压疾病至今病因不明，多数学者认为当前可较合理解释的原因有如下几种。

1.异常滋养层细胞侵入子宫肌层

研究认为，子痫前期患者胎盘有不完整的滋养层细胞侵入子宫动脉，蜕膜血管与血管内滋养母细胞并存，子宫螺旋动脉发生广泛改变，包括血管内皮损伤、组成血管壁的原生质不足、肌内膜细胞增殖及脂类，首先在肌内膜细胞，其次在吞噬细胞中积聚，最终发展为动脉粥样硬化而引发妊娠期高血压疾病的一系列症状。

2.免疫机制

妊娠被认为是成功的自然同种异体移植。胎儿在妊娠期内不受排斥是因胎盘的免疫屏障作用、母体内免疫抑制细胞及免疫抑制物的作用。研究发现子痫前期呈间接免疫，子痫前期孕妇组织相容性抗原 HLA-DR4 明显高于正常孕妇。HLA-DR4 在妊娠期高血压疾病发病中的作用可能为：①直接作为免疫基因，通过免疫基因产物，如抗原影响 R 噬细胞呈递抗原；②与疾病致病基因连锁不平衡；③使母胎间抗原呈递及识别功能降低，导致封闭抗体产生不足，最终导致妊娠期高血压疾病的发生。

3.血管内皮细胞受损

炎性介质如肿瘤坏死因子、白细胞介素-6、极低密度脂蛋白等可能促成氧化应激，导致类脂过氧化物持续生成，产生大量毒性因子，引起血管内皮损伤，干扰前列腺素平衡而使血压升高，导致一系列病理变化。研究认为这些炎性介质、毒性因子可能来源于胎盘及蜕膜。因此，胎盘血管内皮损伤可能先于全身其他脏器。

4.遗传因素

妊娠期高血压疾病的家族多发性提示遗传因素与该病发生有关。研究发现血管紧张素原基因变异 T235 的妇女妊娠期高血压疾病的发生率较高。也有人发现妇女纯合子基因突变有异常滋养细胞浸润。遗传性血栓形成可能发生于子痫前期。单基因假设能够解释子痫前期的发生,但多基因遗传也不能排除。

5.营养缺乏

已发现多种营养如低清蛋白血症、钙、镁、锌、硒等缺乏与子痫前期发生发展有关。研究发现妊娠期高血压疾病患者细胞内钙离子升高、血清钙下降,导致血管平滑肌细胞收缩,血压上升。

6.胰岛素抵抗

近年研究发现妊娠期高血压疾病患者存在胰岛素抵抗,高胰岛素血症可导致一氧化氮(NO)合成下降及脂质代谢紊乱,影响前列腺素 E_2 的合成,增加外周血管的阻力,升高血压。因此认为胰岛素抵抗与妊娠期高血压疾病的发生密切相关,但尚需进一步研究。

二、病理生理变化

本病基本病理生理变化是全身小血管痉挛,内皮损伤及局部缺血,全身各系统各脏器灌流减少。由于小动脉痉挛,造成管腔狭窄、血管外周阻力增大、内皮细胞损伤、通透性增加、体液和蛋白质渗漏,表现为血压上升、蛋白尿、水肿和血液浓缩等。全身各组织器官因缺血、缺氧而受到不同程度损害。严重者脑、心、肝、肾及胎盘等的病理变化可导致抽搐、昏迷、脑水肿、脑出血,以及心、肾衰竭、肺水肿、肝细胞坏死及被膜下出血。胎盘绒毛退行性变、出血和梗死,胎盘早期剥离以及凝血功能障碍而导致 DIC 等。

三、临床表现与分类

妊娠期高血压疾病分类与临床表现见表 8-1。

表 8-1　妊娠期高血压疾病分类及临床表现

分类	临床表现
妊娠期高血压	妊娠期首次出现血压≥140/90 mmHg,并于产后 12 周恢复正常;尿蛋白(-);少数患者可伴有,上腹部不适或血小板减少,产后方可确诊
子痫前期	
轻度	妊娠 20 周以后出现血压≥140/90 mmHg;尿蛋白>0.3 g/24 h 或随机尿蛋白(+);可伴有上腹不适、头痛等症状
重度	血压≥160/110 mmHg;尿蛋白>2.0 g/24 h 或随机尿蛋白>(++);血清肌酐>10^6 mmol/L,血小板低于 $100×10^9$/L;血 LDH 升高;血清 ALT 或 AST 升高;持续性头痛或其他脑神经或视觉障碍;持续性上腹不适
子痫	子痫前期孕妇抽搐不能用其他原因解释
肾性高血压并发子痫前期	血压高血压孕妇妊娠 20 周以前无尿蛋白,若出现尿蛋白>0.3 g/24 h;高血压孕妇妊娠 20 周后突然尿蛋白增加或血压进一步升高或血小板<$100×10^9$/L
妊娠合并肾性高血压	妊娠前或妊娠 20 周前舒张压>90 mmHg(除外滋养细胞疾病),妊娠期无明显加重;或妊娠 20 周后首次诊断高血压并持续到产后 12 周后

需要注意以下几方面：

(1)通常正常妊娠、贫血及低蛋白血症均可发生水肿,妊娠期高血压疾病之水肿无特异性,因此不能作为其诊断标准及分类依据。

(2)血压较基础血压升高 30/15 mmHg,但低于 140/90 mmHg 时,不作为诊断依据,但必须严密观察。

(3)重度子痫前期是妊娠 20 周后出现高血压、蛋白尿,且伴随以下至少一种临床症状或体征者。

①收缩压＞160～180 mmHg,或舒张压＞110 mmHg;②24 h 尿蛋白＞3.0 g,或随机尿蛋白(＋＋＋)以上;③中枢神经系统功能障碍;④精神状态改变和严重头痛(频发,常规镇痛药不缓解);⑤脑血管意外;⑥视力模糊,眼底点状出血,极少数患者发生皮质性盲;⑦肝细胞功能障碍,肝细胞损伤,血清转氨酶至少升高 2 倍;⑧上腹部或右上象限痛等肝包膜肿胀症状,肝被膜下出血或肝破裂;⑨少尿,24 h 尿量＜500 mL;⑩肺水肿,心力衰竭;⑪血小板＜100×10^9/L;⑫凝血功能障碍;⑬微血管病性溶血(血 LDH 升高);⑭胎儿生长受限、羊水过少、胎盘早剥。

子痫前可有不断加重的重度子痫前期,但子痫也可发生于血压升高不显著、无蛋白尿或水肿者。通常产前子痫较多,约 25％的子痫发生于产后 48 h。

子痫抽搐进展迅速,前驱症状短暂,表现为抽搐、面部充血、口吐白沫、深昏迷;随之深部肌肉僵硬。很快发展成典型的全身阵挛性惊厥、有节律的肌肉收缩和紧张,持续 1～1.5 min,期间患者无呼吸动作,此后抽搐停止,呼吸恢复,但患者仍昏迷,最后意识恢复,但有困顿、易激惹、烦躁等症状。

四、处理原则

妊娠期高血压疾病的治疗目的和原则是争取母体可以完全恢复健康,胎儿生后能够存活,以对母儿影响最小的方式终止妊娠。对于妊娠期高血压可住院也可在家治疗,应保证休息,加强孕期检查,密切观察病情变化,以防发展为重症。子痫前期应住院治疗、积极处理,防止发生子痫及并发症。治疗原则为解痉、降压、镇静,合理扩容及利尿,适时终止妊娠。常用的治疗药物如下。

(1)解痉药物:以硫酸镁为首选药物。硫酸镁有预防和控制子痫发作的作用,适用于子痫前期和子痫的治疗。

(2)镇静药物:适用于对硫酸镁有禁忌或疗效不明显时,但分娩时应慎用,以免药物通过而对胎儿产生影响,主要用药有地西泮和冬眠合剂。

(3)降压药物:仅适用于血压过高,特别是舒张压高的患者,舒张压≥110 mmHg 或平均动脉压≥110 mmHg者,可应用降压药物。选用的药物以不影响心排血量、肾血流量及子宫胎盘灌注量为宜。常用药物有肼屈嗪、硝苯地平、尼莫地平等。

(4)扩容药物:扩容应在解痉的基础上进行。扩容治疗时,应严密观察脉搏、呼吸、血压及尿量,防止肺水肿和心力衰竭的发生。常用的扩容剂有清蛋白、全血、平衡液和低分子右旋糖酐。

(5)利尿药物:仅用于全身性水肿、急性心力衰竭、肺水肿、脑水肿、血容量过高且伴有潜在肺水肿者。用药过程中应严密监测患者的水和电解质平衡情况,以及药物的毒副反应。常用药物有呋塞米、甘露醇。

五、护理

(一)护理评估

1.病史

详细询问患者与孕前及妊娠 20 周前有无高血压、蛋白尿和（或）水肿及抽搐等征象；既往病史中有无原发性高血压、慢性肾炎及糖尿病；有无家族史。此次妊娠经过，出现异常现象的时间及治疗经过。

2.身心状况

除评估者一般健康状况外，护士需重点评估患者的血压、蛋白尿、水肿、自觉症状，以及抽搐、昏迷等情况。在评估过程中应注意以下几个方面。

(1)初测高血压有升高者，需休息 1 h 后再测，方能正确反映血压情况。同时不要忽略测得血压与其基础血压的比较。而且也可经过翻身试验（ROT）进行判断，即存孕妇左侧卧位时测血压直至血压稳定后，嘱其翻身卧位 5 min 再测血压，若仰卧位舒张压较左侧卧位 ≥20 mmHg，提示有发生先兆子痫的倾向。

(2)留取 24 h 尿进行尿蛋白检查。凡 24 h 蛋白尿定量 ≥0.3 g 者为异常。由于蛋白尿的出现及量的多少反映了肾小管痉挛的程度和肾小管细胞缺氧及其功能受损的程度，护士应给予高度重视。

(3)妊娠后期水肿发生的原因除妊娠期高血压疾病外，还可由于下腔静脉受增大子宫压迫使血液回流受阻、营养不良性低蛋白血症以及贫血等引起，因此水肿的轻重并不一定反应病情的严重程度。但是水肿不明显者，也有可能迅速发展为子痫，应引起重视。此外，还应注意水肿不明显，但体重于 1 周内增加超过 0.5 kg 的隐性水肿。

(4)孕妇出现头痛、眼花、胸闷、恶心、呕吐等自觉症状时提示病情的进一步发展，即进入子痫前期阶段，护士应高度重视。

(5)抽搐与昏迷是最严重的表现，护士应特别注意发作状态、频率、持续时间、间隔时间、神智情况，以及有无唇舌咬伤、摔伤，甚至发生骨折、窒息或吸入性肺炎等。

妊娠期高血压疾病孕妇的心理状态与病情程度密切相关。妊娠期高血压孕妇由于身体尚未感明显不适，心理上往往易忽略，不予重视。随着病情的发展，当血压明显升高，出现自觉症状时，孕妇紧张、焦虑、恐惧的心理也会随之加重。此外，孕妇的心理状态还与孕妇对疾病的认识，以及其支持系统的认识与帮助有关。

3.诊断检查

(1)尿常规检查：根据蛋白尿量确定病情严重程度；根据镜检出现管型判断肾功能受损情况。

(2)血液检查：①测定血红蛋白、血细胞比容、血浆黏度、全血黏度，以了解血液浓缩程度；重症患者应测定血小板数、凝血时间，必要时测定凝血酶时间、纤维蛋白原和鱼精蛋白副凝试验（3P 试验）等，以了解有无凝血功能异常。②测定血电解质及 CO_2 结合力，以及时了解有无电解质紊乱及酸中毒。③肝、肾功能测定：如进行丙氨酸氨基转移酶（ACT）、血尿素氮、肌酐及尿酸等测定。④眼底检查：重度子痫前期时，眼底小动脉痉挛、动静脉比例可由正常的 2∶3 变为 1∶2 甚至 1∶4，或出现视网膜水肿、渗出、出血，甚至视网膜剥离、一时性失明等。⑤其他检查:如心电图、超声心动图、胎盘功能、胎儿成熟度检查等,可视病情而定。

(二)护理诊断

1.体液过多

与下腔静脉受增大子宫压迫或血液回流受阻或营养不良性低蛋白血症有关。

2.有受伤的危险

与发生抽搐有关。

3.潜在并发症

胎盘早期剥离。

(三)预期目标

(1)妊娠期高血压孕妇病情缓解,发展为中、重度。

(2)子痫前期病情控制良好、未发生子痫及并发症。

(3)妊娠高血压疾病孕妇明确孕期保健的重要性。积极配合产前检查及治疗。

(四)护理措施

1.妊娠期高血压疾病的预防

护士应加强孕早期健康教育,使孕妇及家属了解妊娠期高血压疾病的知识及其对母儿的危害,从而促使孕妇自觉于妊娠早期开始做产前检查,并坚持定期检查,以便及时发现异常,及时得到治疗和指导。同时,还应指导孕妇合理饮食,增加蛋白质、维生素以及富含铁、钙、锌的食物,减少过量脂肪和盐的摄入,对预防妊娠期高血压疾病有一定作用。尤其是钙的补充,可从妊娠20周开始。每日补充钙剂2 g,可降低妊娠期高血压疾病的发生。此外,孕妇应采取左侧卧位休息以增加胎盘绒毛血供,同时保持心情愉快也有助于妊娠期高血压疾病的预防。

2.妊娠期高血压的护理

(1)保证休息:妊娠期高血压孕妇可在家休息,但需注意适当减轻工作,创造安静、清洁环境,以保证充分的睡眠(8~10 h/d)。在休息和睡眠时以左侧卧位为宜,在必要时也可换成右侧卧位,但要避免平卧位,其目的是解除妊娠子宫下腔静脉的压迫,改善子宫胎盘循环。此外,孕妇精神放松、心情愉快也有助于抑制妊娠期高血压疾病的发展。因此,护士应帮助孕妇合理安排工作和生活,既不紧张劳累,又不单调郁闷。

(2)调整饮食:妊娠期高血压孕妇除摄入足量的蛋白质(100 g/d 以上)、蔬菜,补充维生素、铁和钙剂。食盐不必严格限制,因为长期低盐饮食可引起低钠血症,易发生产后血液循环衰竭,而且低盐饮食也会影响食欲,减少蛋白质的摄入,加强母婴不利。但全身水肿的孕妇应限制食盐的摄入量。

(3)加强产前保健:根据病情需要适当增加检查次数,加强母儿监测措施,密切注意病情变化,防止发展为重症。同时向孕妇及家属讲解妊娠期高血压疾病相关知识,便于病情发展时孕妇能及时汇报,并督促孕妇每日数胎动。检测体重,及时发现异样,从而提高孕妇的自我保健意识,并取得家属的支持和理解。

3.子痫前期的护理

(1)一般护理。①轻度子痫前期的孕妇需住院治疗,卧床休息。左侧卧位。保持病室安静,避免各种刺激。若孕妇为重度子痫前期患者,护士还应准备以下物品:呼叫器、床档、急救车、吸引器、氧气、开口器、产包以及急救药品,如硫酸镁、葡萄糖酸钙等。②每 4 h 测 1 次血压,如舒张压渐上升,提示病情加重。并随时观察和询问孕妇有无头晕、头痛、恶心等自觉症状。③注意胎心变化,以及胎动、子宫敏感度(肌张力)有无变化。④重度子痫前期孕妇应根据病情需要,适当限制食盐摄入量(每日少于 3 g),每日或隔日测体重,每日记录液体出入量、测尿蛋白。必要时测 24/小时蛋白定量,测肝肾功能、CO_2 结合力等项目。

(2)用药护理:硫酸镁是目前治疗子痫前期的首选解痉药物。镁离子能抑制运动神经末梢对乙酰胆碱的释放,阻断神经和肌肉间的传导,使骨骼肌松弛;镁离子可以刺激血管内皮细胞合成前列环素,降低机体对血管紧张素 Ⅱ 的反应,缓解血管痉挛状态,从而预防和控制子痫的发作。同时,镁离子可以提高孕妇和胎儿血红蛋白的亲和力,改善氧代谢。护士应明确硫酸镁的用药方法、毒性反应以及注意事项。

用药方法:硫酸镁可采用肌内注射或静脉用药。①肌内注射:通常于用药 2 h 后血液浓度达高峰,且体内浓度下降缓慢,作用时间长,但局部刺激性强,患者常因疼痛而难以接受。注射时应注意使用长针头行深部肌内注射,也可加利多卡因于硫酸镁溶液中,以缓解疼痛刺激,注射后用无菌棉球或创可贴覆盖针孔,防止注射部位感染,必要时可行局部按揉或热敷,促进肌肉组织对药物的吸收。②静脉用药:可行静脉滴注或推注,静脉用药后可使血中浓度迅速达到有效水平,用药后约 1 h 血浓度可达高峰,停药后血浓度下降较快,但可避免肌内注射引起的不适。基于不同用药途径的特点,临床多采用两种方式互补长短。

毒性反应:硫酸镁的治疗浓度和中毒浓度相近,因此在进行硫酸镁治疗时应严密观察其毒性作用,并认真控制硫酸镁的入量。通常主张硫酸镁的滴注速度以 1 g/h 为宜,不超过 2g/h,每日维持用量15～20 g。硫酸镁过量会使呼吸和心肌收缩功能受到抑制,危及生命。中毒现象首先表现为膝反射减弱或消失,随着血镁浓度的增加可出现全身肌张力减退及呼吸抑制,严重者心跳可突然停止。

注意事项:护士在用药前及用药过程中均应检测孕妇血压,同时还应检测以下指标。①膝腱反射必须存在;②呼吸不少于 16 次/min;③尿量每 24 h 不少于 600 mL,或每小时不少于 25 mL,尿少提示排泄功能受抑制。镁离子易蓄积发生中毒。由于钙离子可与镁离子争夺神经细胞上的同一受体,阻止镁离子的继续结合,因此应随时准备好 10%葡萄糖酸钙注射液,以便出现毒性作用时及时予以解毒。10%葡萄糖酸钙 10 mL 在静脉推注时宜在 3 min 内推完,必要时可每小时重复1次,直至呼吸、排尿和神经抑制恢复正常,但21 h 内不超过 8 次。

4.子痫患者的护理

子痫为妊娠期高血压疾病最严重的阶段,直接关系到母儿安危,因此子痫患者的护理极为重要。

(1)协助医生控制抽搐:患者一旦发生抽搐,应尽快控制。硫酸镁为首选药物,必要时可加用强有力的镇静药物。

(2)专人护理,防止受伤:在子痫发生后,首先应保持患者的呼吸道通畅。并立即给氧,用开口器或于上、下磨牙间放置一缠好纱布的压舌板,用舌钳固定舌头,以防咬伤唇舌或发生舌后坠。使患者取头低侧卧位,以防黏液吸入呼吸道或舌头阻塞呼吸道,也可避免发生低血压综合征。必要时,用吸引器吸出喉部黏液或呕吐物,以免窒息。在患者昏迷或未完全清醒时,禁止给予一切饮食和口服药,防止误入呼吸道而致吸入性肺炎。

(3)减少刺激,以免诱发抽搐:患者应安置于单人暗室,保持绝对安静,以避免声、光刺激;一切治疗活动和护理操作尽量轻柔且相对集中.避免干扰患者。

(4)严密监护:密切注意血压、脉搏、呼吸、体温及尿量(留置尿管)、记出入量,及时进行必要的血、尿化验和特殊检查,及早发现脑出血、肺水肿、急性肾衰竭等并发症。

(5)为终止妊娠做好准备:子痫发作者往往在发作后自然临产,应严密观察并及时发现产兆,且做好母子抢救准备。如经治疗病情得以控制仍未临产者,应在孕妇清醒后 24～48 h 引产,或子痫患者经药物控制后 6～12 h,需考虑终止妊娠。护士应做好终止妊娠的准备。

5.妊娠期高血压疾病

孕妇的产时及产后护理妊娠期高血压疾病孕妇的分娩方式应根据母儿的情形而定。若决定经阴道分娩,在第一产程中,应密切检测患者的血压、脉搏、尿量、胎心和子宫收缩情况,以及有无自觉症状;血压升高时应及时与医师联系。在第二产程中应尽量缩短产程,避免产妇用力,初产妇可行会阴侧切并用产钳助产。在第三产程中,需预防产后出血,在胎儿娩出前肩后立即静脉推注缩宫素(禁用麦角新碱),及时娩出胎盘并按摩宫底,观察血压变化,重视患者的主诉。病情较重者于分娩开始即需开放静脉。胎盘娩出后测血压,病情稳定者,方可送回病房。重症患者产后应继续硫酸镁治疗1～2 d,产后 21 h 至 5 d 内仍有发生子痫的可能,故不可放松治疗及其护理措施。

妊娠期高血压疾病孕妇在产褥期仍需继续监测血压,产后 48 h 内应至少每 4 h 观察 1 次血压,即使产前未发生抽搐,产后 48 h 亦有发生的可能,故产后 48 h 内仍应继续硫酸镁的治疗和护理。使用大量硫酸镁的孕妇,产后易发生子宫收缩乏力,恶露较常人多,因此应严密观察子宫复旧情况,严防产后出血。

(五)护理评价

(1)妊娠期高血压孕妇休息充分、睡眠良好、饮食合理,病情缓解,未发展为重症。

(2)子痫前期预防病情得以控制,未发生子痫及并发症。

(3)妊娠期高血压孕妇分娩经过顺利。

(4)治疗中,患者未出现硫酸镁的中毒反应。

第二节　正常分娩期产妇的护理

一、第一产程的临床经过及护理

(一)临床经过

1.规律宫缩

分娩开始时,子宫收缩力较弱,持续时间较短(约 30 s),间歇时间较长(5～6 min)。随着产程进展,宫缩持续时间逐渐延长,间歇时间逐渐缩短。子宫口接近开全时,持续时间可达 60 s 及以上,间歇时间1～2 min,且强度不断增加。

2.子宫颈口扩张

临产后宫缩规律并逐渐增强,使子宫颈口逐渐扩张,胎先露逐渐下降。子宫颈口扩张规律是先慢后快,分为潜伏期和活跃期。

(1)潜伏期:从规律宫缩开始至子宫颈口扩张 3 cm,此期子宫颈口扩张速度较为缓慢,约需 8 h,最大时限为 16 h。

(2)活跃期:从子宫颈口扩张 3 cm 至子宫颈口开全。此期子宫颈口扩张速度较快,约需 4 h,最大时限为 8 h。

3.胎先露下降

胎先露下降程度作为判断分娩难易的指标之一。潜伏期胎头下降不明显,进入活跃期胎头下降速度加快。判断胎头下降程度是以坐骨棘平面为标志,胎头颅骨最低点达坐骨棘时,记为“0”,在坐骨棘平面上 1 cm 时记为“-1”,在坐骨棘平面下 1 cm 时记为“+1”,依此类推。

4.胎膜破裂

胎膜破裂简称破膜。随着子宫口逐渐开大,胎先露逐渐下降将羊水阻隔为前、后两部分,形成前羊膜囊。胎先露进一步下降使前羊膜囊压力逐渐升高,当压力增高至一定程度时,胎膜自然破裂,多发生在第一产程末期子宫口接近开全或开全时。

(二)护理评估

1.健康史

根据产前检查记录了解待产妇的一般情况,包括年龄、体重、身高、营养情况、既往史、过敏史、月经史、婚育史、分娩史等。了解本次妊娠的经过,孕期有无阴道流血、流液及有无内外科合并症等。了解宫缩出现的时间、强度及频率,了解胎位、胎先露、骨盆测量值及胎心情况。

2.身体状况

观察生命体征,了解胎心情况、宫缩、子宫口扩张和胎头下降情况,以及是否破膜,羊水颜色、性状及流出量。

3.心理-社会状况

由于第一产程时间较长,对分娩的认知及对疼痛的耐受性因人而异,且担心胎儿及自身的健康状况,产妇和家属容易产生紧张、焦虑和急躁情绪。

4.实验室及其他辅助检查

胎心监护仪可记录胎心变化情况和宫缩的情况。

(三)护理问题

1.知识缺乏

缺乏分娩相关知识。

2.焦虑

与疼痛及担心分娩结局有关。

3.急性疼痛

与宫缩、子宫口扩张有关。

(四)护理措施

1.心理护理

讲解相关知识,减轻焦虑:主动热情接待产妇,耐心回答产妇提出的有关问题,适当讲解分娩相关知识,鼓励产妇积极配合分娩,减轻产妇及家属的焦虑情绪。

2.观察产程进展

(1)监测胎心:用胎心听诊器、多普勒仪于宫缩间歇时听胎心。潜伏期每 1～2 h 听 1 次,进入活跃期每 15～30 min 听 1 次,并注意心率、心律、心音强弱。若胎心率超过 160 次/min 或低于120 次/min 或不规律,提示胎儿宫内窘迫,应立即给产妇吸氧并报告医师。

(2)观察宫缩:医护人员将一手掌放于产妇腹壁子宫体近子宫底处,宫缩时子宫体部隆起变硬,宫缩间歇时松弛变软,一般需连续观察 3 次,每隔 1～2 h 观察 1 次。观察并记录宫缩间歇时间、持续时间及强度。

(4)观察破膜及羊水情况:一旦破膜,应立即监测胎心,记录破膜时间和羊水性状、颜色及量。若破膜后胎头未入盆或胎位异常应嘱产妇卧床并抬高臀部,并注意观察有无脐带脱垂征象。破膜超过 12 h 尚未分娩者,遵医嘱给予抗生素预防感染。

(5)观察生命体征:每隔 4～6 h 测量生命体征 1 次,发现异常应酌情增加测量次数,并予相应处理。

3.生活护理

(1)补充能量和水分:鼓励产妇进食易消化、高热量的清淡食物,摄入足量水分,维持水、电解质平衡,保证充足的体力。

(2)活动与休息:临产后胎膜未破且宫缩不强时,鼓励产妇在室内适当进行活动,以促进宫缩,利于子宫口扩张和胎先露下降。初产妇子宫口近开全或经产妇子宫口扩张4 cm时应取左侧卧位休息。

(3)清洁卫生:协助产妇擦汗、更衣,保持外阴部清洁、干燥。

(4)排便、排尿:鼓励产妇2～4 h 排尿 1 次,并及时排便,以免影响宫缩及产程进展。

(五)护理评价

(1)产妇是否了解分娩过程的相关知识。

(2)在产程中焦虑是否缓解,并主动配合医护人员。

(3)疼痛不适感是否减轻。

二、第二产程的临床经过及护理

(一)临床经过

1.宫缩增强

此期宫缩强度进一步增强,频率进一步加快,宫缩持续时间可达 1 min 甚至更长,间歇时间仅1～2 min。

2.胎儿下降及娩出

子宫口开全后,胎头下降至骨盆出口压迫盆底组织时,产妇出现排便感,不自主向下屏气用力。会阴部逐渐膨隆变薄,阴唇张开,肛门松弛。宫缩时胎头显露于阴道口,间歇时又缩回,称胎头拨露。经过几次胎头拨露以后,胎头双顶径已超过骨盆出口,宫缩间歇不再回缩,称胎头着冠。此时,会阴极度扩张,胎头继续下降,当胎头枕骨抵达耻骨弓下方后,以此为支点进行仰伸、复位及外旋转,胎儿前肩、后肩、胎体相继娩出,羊水随即涌出。经产妇的第二产程较短,有时仅仅几阵宫缩即可完成上述过程。

（二）护理评估

1.健康史

详细了解第一产程经过及处理情况，并注意了解产妇及胎儿情况。

2.身体状况

了解宫缩及胎心情况、产妇用力方法，观察胎头拨露及胎头着冠情况，评估有无会阴切开指征。

3.心理-社会状况

因剧烈疼痛及对分娩缺乏信心，同时担心胎儿安危而焦虑不安。

4.辅助检查

用胎儿监护仪监测胎心率基线与宫缩的变化。

（三）护理问题

1.焦虑

与担心分娩是否顺利及胎儿健康有关。

2.疼痛

与宫缩及会阴伤口有关。

3.有受伤的危险

与可能的会阴裂伤、新生儿产伤有关。

（四）护理措施

1.观察产程

严密观察宫缩强度和频率；了解胎先露下降情况；每 5～10 min 听胎心 1 次，仔细观察胎儿有无急性缺氧，发现异常及时通知医师并给予相应处理。

2.缓解焦虑

医护人员应给予产妇安慰和鼓励，并及时告之产程进展情况，同时协助产妇擦汗、饮水等，缓解产妇紧张、焦虑情绪。

3.正确指导产妇使用腹压

子宫口开全后指导产妇双足蹬在产床上，双手握住产床把手，宫缩时深吸气屏住，随后如排大便样向下屏气用力，宫缩间歇时放松休息，宫缩再现时重复上述动作。至胎头着冠后，指导产妇宫缩时张口哈气，宫缩间歇时稍向下用力使胎儿缓慢娩出。

4.正确接生

减少产妇及新生儿损伤

（1）接生准备：初产妇子宫口开全或经产妇子宫口扩张至 3～4 cm 时，将产妇送至产房做好消毒接生准备。产妇取膀胱截石位，双腿屈曲分开，臀下置便盆或橡胶单，分 3 步进行外阴擦洗及消毒：①先用消毒肥皂水棉球擦洗外阴，顺序为阴阜、大腿内上 1/3、大小阴唇、会阴和肛门周围；擦洗顺序为由上向下、由外向内；②然后将消毒干棉球盖于阴道外口（防止擦洗液进入阴道），再用温开水冲去肥皂水；③最后用 0.5％聚维酮碘棉球消毒，顺序为大小阴唇、阴阜、大腿内上 1/3、会阴和肛门周围。消毒完后移去阴道口棉球及臀下的便盆或橡胶单，铺消毒巾于臀下。检查好接生及新生儿抢救所需的所有用品后，接生者按无菌操作规程行外科洗手、穿手术衣、戴无菌手套、打开产包、铺消毒巾，准备接生。

(2)接生前评估:行阴道检查了解胎位是否异常,并了解会阴条件及胎头大小,必要时行会阴切开。

(3)接生步骤:接生者站在产妇右侧,当胎头拨露使阴唇后联合紧张时开始保护会阴。会阴部盖消毒巾,接生者右肘支在产床上,右手拇指与其余四指分开,利用手掌大鱼际肌压住会阴部,当宫缩时应向上内方托压,左手适度下压胎头枕部,协助胎头俯屈和缓慢下降,宫缩间歇时右手放松但不离开会阴部,以免压迫过久致会阴水肿。当胎头枕骨在耻骨弓下露出时,嘱产妇宫缩时张口哈气,在宫缩间歇时稍用力,待胎头双顶径娩出时,左手协助胎头仰伸,使胎头缓慢娩出。胎头完全娩出后,右手继续保护会阴,左手拇指自胎儿鼻根向下颏挤压,其余四指自喉部向下颌挤压,挤出口鼻内的黏液和羊水,然后协助胎头复位及外旋转,左手将胎儿颈部向下轻压,使前肩自耻骨弓下完全娩出,再轻托胎颈向上,协助娩出后肩。双肩娩出后松开右手,然后双手协助胎体及下肢以侧位娩出。

(4)脐带绕颈的处理:胎头娩出后若有脐带绕颈 1 周且较松时,应将脐带顺肩上推或从胎头滑下;若缠绕过紧或绕颈 2 周以上,则用两把止血钳夹住后从中间剪断,注意勿使胎儿受伤。

(五)护理评价

(1)产妇情绪是否稳定。

(2)疼痛是否缓解。

(3)产妇是否有严重会阴裂伤,新生儿是否发生产伤。

三、第三产程的临床经过及护理

(一)临床经过

1.宫缩胎儿娩出后

子宫底下降至平脐部,宫缩暂停,产妇顿感轻松,几分钟后宫缩再现。

2.胎盘娩出

由于宫缩,附着于子宫壁的胎盘不能相应缩小而与子宫壁发生错位剥离,剥离面出血形成胎盘后血肿。子宫继续收缩,胎盘剥离面越来越大,最终完全剥离而排出。

(二)护理评估

1.健康史

内容同第一、第二产程,并了解第二产程的临床经过及处理。

2.新生儿身体状况

(1)Apgar 评分:用于判断新生儿有无窒息及窒息的严重程度。以出生后 1 min 的心率、呼吸、肌张力、喉反射及皮肤颜色五项体征为依据,每项为 0~2 分(表 8-2)。

表 8-2 新生儿 Apgar 评分法

体征	0 分	1 分	2 分
每分钟心率	0	<100 次	≥100 次
呼吸	0	浅、慢而不规则	佳
肌张力	松弛	四肢稍屈曲	四肢活动好
喉反射	无反射	有少量动作	咳嗽、恶心
皮肤颜色	全身苍白	躯干红,四肢青紫	全身红润

(2)一般情况评估:测量身长、体重及头径,判断是否与孕周相符,有无胎头水肿及头颅血

肿,体表有无畸形如唇裂、多指(趾)、脊柱裂等。

3.母亲身体状况

(1)胎盘娩出评估。

胎盘剥离征象包括以下几种:①子宫底上升至脐上,子宫体变硬呈球形。②阴道少量流血。③阴道口外露的脐带自行下移延长。④用手掌尺侧按压产妇耻骨联合上方,子宫体上升而外露的脐带不回缩。

胎盘娩出的方式有以下 2 种:①胎儿面娩出式:胎盘从中央开始剥离,而后向周边剥离,其特点是先胎盘娩出,后有少量阴道流血,较多见。②母体面娩出式:胎盘从边缘开始剥离,血液沿剥离面流出,其特点是先有较多阴道流血,后胎盘娩出,较少见。

(2)宫缩及阴道流血量评估:正常情况下,胎儿娩出后宫缩迅速,经短暂间歇后,再次收缩致胎盘剥离。胎盘排出后,若宫缩良好,子宫底下降至脐下两横指,子宫壁坚硬,轮廓清楚,呈球形。若子宫轮廓不清、子宫底位置高为宫缩乏力的表现。阴道出血量多者,多由宫缩乏力、软产道损伤或胎盘残留等因素引起。

(3)软产道检查:胎盘娩出后,应仔细检查会阴、小阴唇内侧、尿道口周围、阴道和子宫颈有无裂伤。

(三)护理问题

1.潜在并发症

如新生儿窒息、产后出血等。

2.有母婴依恋关系改变的危险

与产后疲惫及对新生儿性别不满意有关。

(四)护理措施

1.新生儿处理.

(1)清理呼吸道:新生儿娩出后应立即置于辐射台保暖,用吸痰管清除口鼻腔内黏液和羊水,保持呼吸道通畅。若新生儿仍不啼哭,可轻抚背部或轻弹足底使其啼哭。

(2)进行 Apgar 评分:出生后 1 min 进行评分,8~10 分为正常;4~7 分为轻度窒息,缺氧较严重,除一般处理外需采用人工呼吸、吸氧、用药等措施;0~3 分为重度窒息,又称苍白窒息,为严重缺氧,需紧急抢救。缺氧新生儿 5 min、10 min 后应再次评分并进行相应处理,直至连续 2 次大于或等于 8 分为止。

(3)脐带处理:用 75％乙醇或 0.5％聚维酮碘消毒脐根及其周围直径约 5 cm 的皮肤,在距脐根 0.5 cm 处用粗棉线结扎第一道,距脐根 1 cm 处结扎第二道(注意必须扎紧脐带以防出血,但要避免过度用力致脐带断裂),距脐根 1.5 cm 处剪断脐带,挤出残余血,用饱和高锰酸钾溶液消毒断面(药液切勿触及新生儿皮肤,以免灼伤),待干后以无菌纱布覆盖,再用脐带卷包裹。目前还有用气门芯、脐带夹、血管钳等方法结扎脐带。处理脐带时注意新生儿保暖。

(4)一般护理:评估新生儿一般情况后,擦净足底胎脂,盖新生儿的足印及产妇拇指印于新生儿记录单上,系上标明母亲姓名、住院号、床号、新生儿性别及体重和出生时间的手圈。用抗生素眼药水滴眼以预防结膜炎。如无禁忌证,产后半小时内进行母婴皮肤早接触、早吸吮,注意新生儿保暖及安全。

2.协助胎盘娩出

胎盘未完全剥离前,切忌牵拉脐带或按摩子宫。当出现胎盘剥离征象时,接生者左手轻压子宫底,右手轻拉脐带使其向外牵引,当胎盘下降至阴道口时,双手捧住胎盘向一个方向旋转并缓慢向外牵拉,协助胎盘、胎膜完整娩出。若这期间发现胎膜部分断裂,用血管钳夹住断裂上端的胎膜,继续沿原方向旋转直至胎膜完全娩出。

3.检查胎盘、胎膜

胎盘娩出后应立即检查胎盘小叶有无缺损、胎膜是否完整。若疑有副胎盘、胎盘小叶或大部分胎膜残留,应及时行子宫腔探查并取出。

4.检查软产道

胎盘娩出后,应仔细检查软产道,如有裂伤立即予以缝合。

5.预防产后出血

胎儿前肩娩出后立即静脉注射缩宫素 10～20 U,加强宫缩促进胎盘迅速娩出。胎盘娩出后,按摩子宫刺激宫缩,必要时遵医嘱予缩宫素或麦角新碱肌内注射。

6.心理护理

及时告知产妇分娩情况及新生儿情况,给予心理安慰和鼓励,协助母婴接触,建立母婴感情。

7.产后 2 h 护理

胎盘娩出后产妇继续留在产房内观察 2 h。严密观察血压、脉搏、宫缩、子宫底高度、膀胱充盈及会阴切口情况。如发现宫缩乏力、阴道流血量多、会阴血肿等立即报告医师并给予相应处理。观察 2 h 无异常后,方可送产妇回休养室休息。

(五)护理评价

(1)是否发生了产后出血或新生儿窒息等并发症。

(2)产妇是否接受新生儿并进行皮肤接触和早吸吮。

第三节　催产、引产的观察与护理

一、概述

(一)定义

1.催产

催产是指正式临产后因宫缩乏力需用人工及药物等方法,加强宫缩促进产程进展,以减少由于产程延长而导致母婴并发症。催产常用方法包括人工破膜、催产素应用、刺激乳头、自然催产法(如活动、变换体位、进食饮水、放松等)。

2.引产

引产是指在自然临产之前通过药物等手段使产程发动,达到分娩的目的,是产科处理高危妊娠常用的手段之一。引产是否成功主要取决于子宫颈成熟程度。但如果应用不得当,将危害母婴健康,因此,应严格掌握引产的指征、规范操作,以减少并发症的发生。促子宫颈成熟的目的是促进宫颈变软、变薄并扩张,降低引产失败率、缩短从引产到分娩的时间。若引产指征明确但宫颈条件不成熟,应采取促宫颈成熟的方法。

(二)主要作用机制

1.催产

通过输入人工合成缩宫素和(或)刺激内源性缩宫素的分泌,增加催产素与体内缩宫素受体的结合,达到诱发和增强子宫收缩的目的。

2.引产

通过在子宫颈口放置前列腺素制剂,改变宫颈状态,宫颈变软、变薄并扩张;或通过人工破膜、机械性扩张等,刺激内源性前列腺素释放,诱发宫缩,从而促使产程发动,达到分娩的目的。

(三)原则

严格掌握催产引产的指征、规范操作,以减少并发症的发生。

二、护理评估

(一)健康史

既往病史、孕产史、分娩史、月经周期及末次月经、本次妊娠经过,查看历次产前检查记录,核对孕周。

(二)生理状况

1.评价宫颈成熟度

目前公认的评估成熟度常用的方法是 Bishop 评分法,包括宫口开大、宫颈管消退、先露位置、宫颈硬度、宫口位置五项指标,满分 13 分,评分≥6 分提示宫颈成熟。评分越高,引产成功率越高。评分小于6 分提示宫颈不成熟,需要促宫颈成熟。

2.产科检查

判断是否临产及产程进展(有规律宫缩及每小时 1cm 的宫口开大)、母婴头盆关系。

3.辅助检查

行胎心监护,了解胎儿宫内状况;行超声检查,了解胎盘功能及胎儿成熟度。

(三)适应证和禁忌证

1.引产的主要指征

(1)延期妊娠(妊娠已达 41 周仍未临产者)或过期妊娠。

(2)妊娠期高血压疾病:达到一定孕周并具有阴道分娩条件者。

(3)母体合并严重疾病需提前终止妊娠,如严重的糖尿病、高血压、肾病等。

(4)足月妊娠胎膜早破,2 h 以上未临产者。

(5)胎儿及其附属物因素,如严重胎儿生长受限(FGR)、死胎及胎儿严重畸形;附属物因素如羊水过少、生化或生物物理监测指标提示胎盘功能不良,但胎儿尚能耐受宫缩者。

2.引产绝对禁忌证

(1)孕妇严重合并症及并发症,不能耐受阴道分娩者或不能阴道分娩者(如心功能衰竭、重型肝肾疾病、重度子痫前期并发器官功能损害者等)。

(2)子宫手术史,主要是指古典式剖宫产术,未知子宫切口的剖宫产术,穿透子宫内膜的肌瘤剔除术,子宫破裂史等。

（3）完全性及部分性前置胎盘和前置血管。

（4）明显头盆不称，不能经阴道分娩者。

（5）胎位异常，如横位，初产臀位估计经阴道分娩困难者。

（6）宫颈浸润癌。

（7）某些生殖道感染性疾病，如疱疹感染活动期。

（8）未经治疗的获得性免疫缺陷病毒（HIV）感染者。

（9）对引产药物过敏者。

（10）其他，包括生殖道畸形或有手术史，软产道异常，产道阻塞，估计经阴道分娩困难者；严重胎盘功能不良，胎儿不能耐受阴道分娩；脐带先露或脐带隐性脱垂。

3.引产相对禁忌证

（1）臀位（符合阴道分娩条件者）。

（2）羊水过多。

（3）双胎或多胎妊娠。

（4）分娩次数≥5次者。

4.催产主要适应证

宫颈成熟的引产；协调性子宫收缩乏力；死胎，无明显头盆不称者。

5.催产素应用禁忌证

（1）胎位异常或子宫张力过大如羊水过多、巨大儿或多胎时避免使用。

（2）多次分娩史（6次以上）避免使用。

（3）瘢痕子宫（既往有古典式剖宫产术史）且胎儿存活者禁用。

6.前列腺素制剂应用禁忌证

（1）孕妇有下列疾病，包括哮喘、青光眼、严重肝肾功能不全；急性盆腔炎；前置胎盘或不明原因阴道流血等。

（2）有急产史或有3次以上足月产史的经产妇。

（3）瘢痕子宫妊娠。

（4）有子宫颈手术史或子宫颈裂伤史。

（5）已临产。

（6）Bishop 评分≥6分。

（7）胎先露异常。

（8）可疑胎儿窘迫。

（9）正在使用缩宫素。

（10）对地诺前列酮或任何赋形剂成分过敏者。

（四）心理-社会因素

（1）渴望完成分娩，难以忍受缓慢的产程进展，管理"不确定"有困难。

（2）担心孩子在子宫内的情况，又担心催产、引产方法及药物对孩子不好。

（3）害怕疼痛，自感无力应对，担心强烈的子宫收缩会导致子宫破裂。

（4）担心引产不成功，要做剖宫产。

三、护理措施

(一)引产的护理

(1)核对预产期,确定孕周。

(2)查看医师查房记录和辅助检查结果,了解宫颈成熟度、胎儿成熟度、头盆关系、妊娠合并症及并发症的防治方案。

(3)协助完成胎心监护和超声检查,了解胎儿宫内状况。

(4)若胎肺未成熟,遵医嘱,先完成促胎肺成熟治疗后引产。

(5)根据医嘱准备药物。①可控释地诺前列酮栓(普贝生):是1种可控制释放的前列腺素E_2(PGE_2)栓剂,含有10 mg地诺前列酮,以0.3 mg/h的速度缓慢释放,需低温保存。②米索前列醇:是1种人工合成的前列腺素E_1(PGE_1)制剂,有100μg和200μg两种片剂。

(6)做好预防并发症的准备,包括阴道助产及剖宫产的人员和设备准备。

(二)用药护理

协助医师完成药物置入,并记录上药时间。

1.可控释地诺前列酮栓(普贝生)促宫颈成熟

(1)方法:外阴消毒后将可控释地诺前列酮栓置于阴道后穹隆深处,并旋转90°角,使栓剂横置于阴道后穹隆,在阴道口外保留2~3cm终止带以便于取出。

(2)护理:置入普贝生后,嘱孕妇平卧20~30 min以利栓剂吸水膨胀;2 h后经复查,栓剂仍在原位,孕妇可下地活动。

2.米索前列醇促宫颈成熟

(1)方法:外阴消毒后将置米索前列醇于阴道后穹隆深处,每次阴道内放药剂量为25μg,放药时不要将药物压成碎片。

(2)护理:用药后,密切监测宫缩、胎心率及母婴状况。

3.药物取出指征

出现下列情况,应通知医师评估后取出药物。①规律宫缩,Bishop评分≥6分。②自然破膜或行人工破膜术。③子宫收缩过频(每10 min5次及以上的宫缩)。④置药24 h。⑤有胎儿出现不良状况的证据:胎动减少或消失、胎动过频、电子胎心监护结果分级为Ⅱ类或Ⅲ类。⑥出现不能用其他原因解释的母体不良反应,如恶心、呕吐、腹泻、发热、低血压、心动过速或者阴道流血增多。

(三)催产护理

根据产程评估情况,选择催产方法,并准备相应设备、用具和药品。

(1)选择人工破膜者,按人工破膜操作准备。

(2)选择自然催产法者,提供活动放松、变换体位、进食饮水的支持和指导。

(3)选择应用催产素者,则遵医嘱准备药物及溶酶、胎心监护仪,安排专人守护。

(四)用药护理

催产素应用。

(1)开放静脉通道。先接入乳酸钠林格液500 mL(不加缩宫素),行静脉穿刺,按8滴/min调节好滴速。

（2）遵医嘱，配置催产素。方法：将 2.5U 缩宫素加入 500 mL 林格液或生理盐水中，充分摇匀，配成0.5‰浓度的缩宫素溶液，相当于每毫升液体含 5 mU 缩宫素，以每毫升 15 滴计算相当于每滴含缩宫素0.33 mU。从每分钟 8 滴开始。若使用输液泵，起始剂量为 0.5 mL/min。

（3）根据宫缩、胎心情况调整滴速，一般每隔 20 min 调整 1 次。应用等差法，即从每分钟 8 滴(2.7 mU/min)调整至 16 滴(5.4 mU/min)，再增至 24 滴(8.4 mU/min)；为安全起见也可从每分钟8滴开始，每次增加 4 滴，直至出现有效宫缩(10 min 内出现 3 次宫缩，每次宫缩持续 30～60 s)。最大滴速不得超过 40 滴/分即 13.2 mU/min，如达到最大滴速仍不出现有效宫缩，可增加缩宫素的浓度，但缩宫素的应用量不变。增加浓度的方法是以乳酸钠林格注射液 500 mL 中加 5U 缩宫素变成 1‰缩宫素浓度，先将滴速减半，再根据宫缩情况进行调整，增加浓度后，最大增至每分钟 40 滴(26.4 mU)，原则上不再增加滴数和缩宫素浓度。

（4）专人守护，密切监测宫缩情况、产程进展及胎心率变化，有条件者建议使用胎儿电子监护仪连续监护。

（五）心理护理

（1）关注孕妇焦虑、紧张程度并分析原因；营造安全舒适的环境，缓解紧张情绪，降低焦虑水平。

（2）向孕产妇及家人讲解催产引产相关知识，做到知情选择。

（3）专人守护，增加信任度和安全感，降低发生风险的可能。

（4）允许家人陪伴，可降低孕产妇焦虑水平。

（六）危急状况处理

若出现宫缩过强/过频(连续 2 个 10 min 内都有 6 次或以上宫缩，或者宫缩持续时间超过 120 s)、胎心率变化(>160 次/min 或<110 次/min，宫缩过后不恢复)、子宫病理性缩复环、孕产妇呼吸困难等，应进行下述处理。

（1）立即停止使用催产引产药物。

（2）立即改变体位呈左侧或右侧卧位；面罩吸氧 10L/min；静脉输液(不含缩宫素)。

（3）报告责任医师，遵医嘱静脉给子宫松弛剂，如利托君或 25％硫酸镁等。

（4）立即行阴道检查，了解产程进展，未破膜者给予人工破膜术，观察羊水有无胎粪污染及其程度。

（5）如果胎心率不能恢复正常，进行可能剖宫产的准备。

（6）如母儿情况、时间及条件允许，可考虑转诊。

四、健康指导

（1）向孕妇及家人讲解催产引产的目的、药物和方法选择，达到充分知情，理性选择。

（2）讲解催产引产的注意事项。①不得自行调整缩宫素滴注速度。②未征得守护医护人员的允许，不得自行改变体位及下床活动。

（3）随时告知临产、产程及母婴状况的信息，增强缩宫引产成功的信心。

（4）孕产妇在催产引产期间须经守护的医护人员判断，符合如下条件：①缩宫素剂量稳定。②孕产妇情况稳定，没有并发症。③胎儿情况稳定，没有窘迫的征象时，才被允许活动、改变体位。

（5）指导孕产妇利用呼吸的方法来放松及减轻宫缩痛。

五、注意事项

(1)严格掌握适应证及禁忌证,杜绝无指征的引产。

(2)催产引产前,一定要认真阅读病历资料,仔细核对预产期,尽量避免被动、单纯执行医嘱,防止人为的早产和不必要的引产。

(3)严格遵循操作规范,正确选择催产方法,尽量应用自然催产法。

(4)遵医嘱准备和使用药物时,认真核对药物名称、用量、给药途径及方法,确保操作准确无误,不能随意更改和追加药物剂量、浓度及速度。

(5)密切观察母儿情况,包括宫缩强度、频率、持续时间、产程进展及胎心率变化,有条件的医院,应常规进行胎心监护并随时分析监护结果,及时记录。

(6)对于促宫颈成熟引产者,如需加用缩宫素,应该在米索前列醇最后一次放置后 4 h 以上,并阴道检查证实药物已经吸收;普贝生取出至少 30 min 后方可。

(7)应用米索前列醇者应在产房观察,监测宫缩和胎心率,如放置后 6 h 仍无宫缩,在重复使用米索前列醇前应行阴道检查,重新评估宫颈成熟度,了解原放置的药物是否溶化、吸收,如未溶化和吸收者则不宜再放。每日总量不得超过 50μg,以免药物吸收过多。一旦出现宫缩过频,应立即进行阴道检查,并取出残留药物。

(8)因缩宫素个体敏感度差异极大,应用时应特别注意:①要有专人观察宫缩强度、频率、持续时间及胎心率变化并及时记录,调好宫缩后行胎心监护。破膜后要观察羊水量及有无胎粪污染及其程度。②应从小剂量开始循序增量。③禁止肌内、皮下、穴位注射及鼻黏膜用药。④输液量不宜过大,以防止发生水中毒。⑤警惕变态反应。⑥宫缩过强应及时停用缩宫素,必要时使用宫缩抑制剂。

(9)因催产素的应用可能会影响体内激素的平衡和产后子宫收缩,而愉悦的心情会增加内源性催产素的分泌,故应创造条件,改变分娩环境,允许产妇家人陪伴,让产妇愉快、舒适、充满自信,保持内源性催产素的分泌,尽量少用或不用催产素。

第九章 儿科护理

第一节 新生儿窒息的护理

一、疾病概述

(一)概念

新生儿窒息是指出生后 1 min,仅有心跳而无呼吸或未建立有效呼吸的缺氧状态。窒息的本质是缺氧,多为胎儿宫内窘迫的延续。它是导致新生儿死亡、脑瘫和智力障碍的主要原因之一,据世界卫生组织统计,每年 500 万新生儿死亡中约有 100 万死于新生儿窒息。新生儿窒息后遗症的发生率与窒息程度、复苏时间密切相关,积极抢救和正确处理,可以极大程度地防止新生儿窒息导致的各种并发症的发生。

(二)病因及发病机制

新生儿窒息约 2/3 的是胎儿宫内窘迫的延续,1/3 的是新生儿出生后影响因素所致。凡导致母体和胎儿血液循环和气体交换障碍的原因,均可造成胎儿宫内缺氧、进而导致新生儿窒息。

1.胎儿宫内缺氧

(1)母体因素:母亲患有呼吸系统疾病、心功能不全、使用抑制性药物等因素,引起母体血氧分压及血氧饱和度下降。

(2)胎盘因素:各种高危妊娠引起的胎盘功能下降,如前置胎盘、胎盘早剥、妊娠期高血压疾病等;胎盘缺血性梗死可直接影响母子间气体交换。

(3)脐带血流中断:脐带受压、脱垂、绕颈及打结等。

2.产程中胎儿缺氧

(1)产程异常:头盆不称、产力异常、产母衰竭、产程延长、滞产等。

(2)难产:臀位和产钳助产处理不当。

(3)药物:产程中应用麻醉药、镇痛药、催产药等。

3.新生儿出生后不能建立自主呼吸

(1)早产儿:呼吸系统不健全或肺表面活性物质缺乏。

(2)产伤:颅内出血、脑水肿等使胎儿呼吸中枢抑制。

(3)呼吸道不通畅:新生儿出生后未能及时清理呼吸道黏液、羊水,妨碍气体吸入。

(4)胎儿呼吸道畸形或患有先天性心血管疾病等。

(三)分类及临床表现

根据新生儿出生后 1 min、5 min Apgar 评分分为轻度和重度窒息。

Apgar 评分量化和总结了新生儿对宫外环境和复苏的反应,每个体征都被授予分值,然后将 5 个分值加起来,总数就是 Apgar 总分。

1.轻度窒息又称青紫窒息

Apgar 评分为 4~7 分。新生儿面部和全身皮肤呈青紫色;呼吸表浅或不规律;心率 80~120 次/min,规则,强有力;对外界刺激有反应;喉反射存在;肌张力好,四肢稍曲。易抢救,预后好。如果抢救不及时,可转为重度窒息。

2.重度窒息又称苍白窒息

Apgar 评分为 0~3 分。新生儿皮肤苍白,口唇暗紫或苍白;无呼吸或仅有喘息样微弱呼吸;心率<80 次/min,心跳不规则且弱;对外界刺激无反应;喉反射消失;肌张力松弛。如果抢救不及时可致新生儿死亡。

在新生儿出生后 1 min 和 5 min 做出 Apgar 评分。当 5 min 时的 Apgar 评分<7 时,应每隔5 min 评分 1 次,直至 20 min。这些评分不应该用于决定是否实施复苏,窒息婴儿的复苏也不应该延迟到1 min评分完成后。

(四)处理原则

出生后应立即进行复苏及评估,采用国际公认的 A-B-C-D-E 复苏方案。

1.最初步骤(airway,A)

(1)保持体温。

(2)摆正体位,使新生儿呼吸道通畅,必要时清理呼吸道。

(3)擦干全身,刺激呼吸。

(4)评价呼吸、心率和肤色,必要时给氧。

2.建立呼吸(breathing,B)

使用复苏气囊戴好面罩给新生儿做正压人工呼吸。

3.建立有效循环(circulation,C)

继续人工呼吸,给予胸外按压维持循环。

4.应用药物(drug,D)

继续人工呼吸和胸外按压,使用肾上腺素。

5.评价和监护(evaluation,E)

及时有效地清理呼吸道,保持呼吸道通畅,快速建立呼吸和有效循环,以保证重要脏器(心、脑)供氧供血,减少神经系统损伤,避免或减少远期后遗症的发生。评估贯穿于整个复苏过程中。呼吸、心率和皮肤颜色是窒息复苏评估的三大指标,并遵循评估→决策→措施→再评估→再决策→再措施程序,如此循环往复,直至完成复苏。应严格按照 A→B→C→D→E 步骤进行复苏,其步骤不能颠倒。大多数患儿经过 A 和 B 步骤即可复苏。

二、疾病护理

(一)护理评估

1.健康史

了解有无引起胎儿窒息的诱因;胎儿有无畸形;产程进展情况,有无异常分娩发生。有无新生儿颅内出血的发生。有无反复使用镇静剂和麻醉剂的记录等。

2.身体评估

重点评估窒息程度,新生儿出生后 1 min、5 min 进行 Apgar 评分。不同程度的窒息可出现的各种表现。

3.心理评估

母亲担心新生儿的安危而出现焦虑、恐惧、悲伤的心理,急切询问新生儿情况,担心孩子的预后,神态不安。

(二)护理诊断

1.气体交换受阻

与呼吸道内有羊水、黏液有关。

2.清理呼吸道无效

与呼吸道肌张力下降有关。

3.悲哀

与预感失去新生儿或担心新生儿可能留有后遗症有关。

4.焦虑

与担心新生儿的安危有关。

5.有新生儿受伤的危险

与抢救操作、缺氧损害心、脑脏器有关。

(三)护理目标

(1)新生儿抢救成功,并发症降低至最少。

(2)母亲未发生分娩并发症,情绪稳定。

(四)护理措施

1.积极做好抢救新生儿的准备

每位胎儿分娩前都应做好复苏准备,应由产、儿科医护人员共同协作执行。产房中应配备有复苏气囊、面罩、喉镜、气管插管、机械吸引设备以及必要的保护罩。复苏新生儿时应穿工作外套和围裙戴手套,复苏人员不应用口经任何吸引器械吸黏液。不应实施口对口复苏;在复苏过程中应始终准备好气囊面罩。在进行可能出现溅出血液或其他体液的操作时,应戴好面罩和保护性眼罩。

2.保暖

断脐后将新生儿仰卧在 30～32 ℃的远红外线辐射台上。维持腹壁温度在36.5 ℃,并立即揩干体表的羊水、血迹,减少散热,降低新陈代谢和氧耗,利于复苏成功和提高成活率。

3.治疗配合

保持呼吸道通畅是复苏的先决条件。在胎头仰伸后不急于娩肩,而应及时用手挤压清除口、鼻、咽部黏液及羊水,断脐后将其仰卧在复苏台上,继续用吸痰管或导尿管插入咽部吸出黏液和羊水,应先吸口腔,后吸鼻腔。若为重度窒息,则应立即协助医生在喉镜下进行气管插管,直视下吸净黏液、羊水。

4.建立有效呼吸

(1)刺激呼吸:对轻度窒息儿如果清理呼吸道后仍无呼吸,可轻拍或轻弹足底两次;或轻柔摩擦新生儿的背部、躯体或四肢;或用手指按压人中,促其啼哭,以期建立呼吸,但勿将新生儿倒悬或用暴力。

(2)人工呼吸:在呼吸道通畅的基础上行人工呼吸。①托背法:新生儿平卧,用一手托住患儿背部，徐徐举起，使胸部向上挺（吸气），脊柱极度伸展，然后慢慢放平（呼气），每 5～10 s 重复进行一次，同时给予氧气吸入，直到建立自主呼吸。②手压胸法：握住新生儿双手，向其头的两侧外上方伸直外展（吸气），然后将上肢在胸前交叉（呼气）并轻压胸部，如此有节律地进行，16 次/min。③人工呼吸器：有条件者可使用人工呼吸器选择持续正压呼吸或间歇正压呼吸。④口对口人工呼吸：一般不主张使用，紧急情况下采用。将一块纱布折成 4 层，置于新生儿口鼻上，接生员一手托起新生儿颈部，另一手轻压上腹部以防气体进入胃内，然后对准新生儿口鼻部轻轻吹气，吹气时见到患儿胸部微隆起时将口移开，此时放在腹部的手轻压腹部，协助排气，每分钟 30 次，直至呼吸恢复为止。

（3）吸氧：在人工呼吸的同时给予氧气吸入，为了防止热量散失和呼吸黏膜过于干燥，长期输送给新生儿的氧应当加温湿化。①鼻内插管给氧：是普通而简便的方法。流量每分钟不超过 2 L，一般每秒5～10 个气泡。②面罩与复苏正压通气：如为重度窒息，在呼吸道通畅的基础上选择大小适宜的面罩罩在患儿面部，行面罩加压给氧，每次 30 min 左右。③气管插管正压通气：吸净黏液后接气囊进行加压给氧，每次 30～40 min，开始时瞬间压力为 2.0～2.9 kPa（15～22 mmHg），以后减至1.5～2.0 kPa（11～15 mmHg）。

5.建立有效循环

经加压给氧后，心率仍在 60 次/min 以下或心搏停跳，则应做胸外心脏按压。新生儿仰卧，用两指法或拇指法均可，有节奏地按压胸骨中段，100 次/min，按压深度以胸廓按下1～2 cm为宜，每次按压后随即放松，按压时间与放松时间大致相等。按压有效者，心率应＞100 次/min。确定心率最快、最简单的方法是触诊新生儿的脐动脉脉搏。如无法感触脉搏，应用听诊器测听胸左侧的心搏。

6.评价及监护

复苏过程中要随时评价患儿情况，决定再抢救方法，对高危儿要加强监护及复苏后护理。

（1）继续保暖、侧卧位、安静、给氧。

（2）保持呼吸道通畅。

（3）密切观察并记录病情变化，如呼吸、心率、皮肤颜色、对刺激的反应、体温、液体出入量及窒息引起的多器官损伤等。如有严重并发症，需转到 NICU 治疗，转运中需注意保温、监护生命指征和必要的治疗。

（4）窒息的新生儿应延迟哺乳，以静脉补液维持营养。

7.对症治疗

遵医嘱给予呼吸、心脏兴奋剂，纠正酸中毒，预防感染和防治颅内出血。

8.心理护理

（1）向产妇提供心理支持，在适宜的时间将新生儿情况告诉产妇，争取产妇及家属的理解和支持、合作。

（2）缺氧时间较长、可能出现智力障碍或重度窒息抢救无效致新生儿死亡时，应选择合适的时机、语言告诉产妇及家属，以利于其接受事实，防止产妇因过度悲伤致产后出血。

（五）健康教育

（1）加强育儿知识宣教，指导产妇母乳喂养。

（2）指导产妇及家属学会观察新生儿变化，及早发现异常情况，及时就诊。

第二节　新生儿黄疸的护理

新生儿黄疸是由于新生儿时期体内胆红素(大多为未结合胆红素)的累积而引起皮肤巩膜等黄染的现象。病因复杂,可分为生理性黄疸及病理性黄疸两大类。病理性黄疸可导致胆红素脑病(核黄疸)而引起死亡或严重后遗症。

一、病因

(一)感染性

1.新生儿肝炎

大多因病毒通过胎盘传给胎儿或胎儿通过产道时被感染,以巨细胞病毒、乙型肝炎病毒为常见。本病起病缓慢,一般生后 2～3 周出现黄疸,并逐渐加重,同时伴有厌食、呕吐、体重不增,大便色浅,尿色深黄,肝脏肿大。

2.新生儿败血症及其他感染

由于细菌毒素的侵入加快红细胞破坏、损坏肝细胞所致,患儿除黄疸外,还伴有全身中毒症状,如精神萎靡、反应差、拒奶、体温升高或下降,有时可见感染灶。

(二)非感染性

(1)新生儿溶血。

(2)胆管闭锁:生后 2 周始现黄疸并进行性加重,皮肤呈黄绿色,大便为灰白色(有时外面发黄,里面为灰白),肝脏进行性增大、边硬且光滑,肝功改变以结合胆红素增加为主。多在3～4个月发展为胆汁性肝硬化。

(3)母乳性黄疸:一般于母乳喂养后 4～5 d 出现黄疸,2～3 周达高峰,4～12 周后降至正常。患儿一般状态良好,停止喂母乳 24～72 h 后黄疸即下降。

(4)其他:遗传性疾病,如红细胞 6-磷酸葡萄糖脱氢酶(G6PD)缺陷,球型红细胞增多症、半乳糖血症、α_1-抗胰蛋白酶缺乏症等;药物性黄疸,由维生素 K_3、新生霉素等引起。

二、临床表现

黄疸持续过久,足月儿超过 2 周,早产儿超过 4 周;黄疸退而复现;血清结合胆红素高于26 μmol/L(1.5 mg/dL)。表现为以下几点。

(1)黄疸出现早,一般在生后 24 h 内出现。

(2)黄疸程度重,血清胆红素高于 205.2～256.5 μmol/L(12～15 mg/dL)。

(3)黄疸发展快,血清胆红素每日上升 85 μmol/L(5 mg/dL)以上。

(4)黄疸持续不退或退而复现,足月儿超过 2 周,早产儿超过 4 周,并进行性加重。

(5)血清结合胆红素超过 26 mol/L(1.5 mg/dL)。

三、治疗

(一)光照疗法

1.光疗指征

(1)凡以未结合胆红素增高为主的高胆,总胆红素值在 205～256 μmol/L 以上、结合胆红素在34.2～68.4 μmol/L 以下者均可进行光疗。

(2)早期(生后 36 h 内)出现的黄疸,且进展较快者,可不必等总胆红素达 205～256 μmol/L,对低出生体重儿伴黄疸者指征更应放宽。

(3)若产前已知胎儿为溶血症尤为 Rh 溶血者,生后黄疸一旦出现即可光疗。

(4)高胆儿在换血前作准备工作时应争取时间进行光疗,换血后仍应继续进行,以减少换血后胆红素的回升。对体温过高、有出血倾向,及以结合胆红素增高为主者,则不宜光疗。

2.光疗方法

光疗以波长为 450～460 nm 的光线作用最强。通常多采用蓝光(波长主峰在 425～475 nm),包括单或双面蓝光箱、蓝光毯、蓝光被,还有发光二极管光疗(窄波长,高效率,避免 ZnPP光敏效应);其他光源如白光、绿光或蓝绿光也有效,有认为绿光(波长 510 nm)比较安全,可减轻对 DNA 的损伤;白光则利于保暖,且对医务人员眼睛刺激小。

3.光疗照射时间和剂量

光疗总瓦数为 200～400 W,可按情况决定连续照射或间断照射。一般认为连续照射比间断照射好,连续照射一般要 48～72 h 或更长,可根据胆红素下降情况而定。间歇照射法有的采用 4 h 中照 1 h,也有的照射 6～12 h 后停止 2～4 h 后再照。

4.光辐射的能量不同

皮肤黄疸消退的程度也不一致,通常躯干部位皮肤的黄疸消退较快。

5.光疗的不良反应

(1)发热或低体温:以发热最为常见,同时出现心率及呼吸加快,天热更易产生此种现象,故要注意通风降温措施。相反在冬季或有些低出生体重儿,光疗时由于保暖不够,又可引起低体温,此时要注意保暖。

(2)腹泻:亦常见,大便稀薄呈绿色,每日 4～5 次。腹泻最早可出现于光疗 3～4 h 后,但光疗结束后不久即可停止。

(3)皮疹:有时于面部、躯干及下肢可见到红斑性皮疹或淤点,光疗结束后消失。

(4)青铜症:少见。当血清结合胆红素高于 68.4 μmol/L 且肝功能有损害者,光疗后可使皮肤呈青铜色,光疗停止后,青铜症可逐渐消退,但较慢。

(5)其他:有时于光疗开始后半小时内可见到屏气现象;光疗可使红细胞破坏增加及血小板减少;对G-6-PD缺陷者,光疗偶可使溶血加重;强光对眼有危害(充血、角膜溃疡等);光疗时水分丢失增加,易引起脱水;光疗时核黄素的分解增多而致体内核黄素减少;光疗亦可影响维生素 D 的合成而降低血钙;有研究认为光疗可使 DNA 损伤,其意义有待探讨。

6.光疗的护理

(1)保持合适的温度和湿度:光疗箱的温度应保持在 30 ℃左右,湿度为 50%。

(2)防止脱水:注意液体的供给,光疗时水分损失可比正常增加 2～3 倍,故液体量应增加每日20～30 mL/kg。可多喂糖水,脱水者则要静脉补液,并应监测尿量及尿比重。

(3)定期监测灯管的光强度:记录灯管所使用的时间(h),定期测定荧光灯管的光强度,及时更换已衰退的灯管。

(4)保护眼睛和生殖器:眼罩覆盖以保护眼睛;尿布覆盖会阴生殖器免受光照和防止大小便污染箱床。

(5)及时发现不良反应并予处理:注意有无呕吐、腹泻、皮疹、青紫、呼吸暂停或抽搐等情况,一旦发生需及时处理;要给患儿剪短指甲,以防两手舞动抓损皮肤;对烦躁不安者,可肌内注射苯巴比妥钠;常规补充核黄素;光疗期间应定期检测血清胆红素的变化情况,光疗结束后仍需继续观察黄疸有无反跳现象。

(二)换血疗法

换血疗法是治疗新生儿高胆红素血症最迅速而有效的方法。其主要用于重症母婴血型不合溶血病,也可用于严重的败血症、弥散性血管内凝血、新生儿红细胞增多症、严重的肺透明膜病、药物过量中毒、代谢产物引起的中毒以及各种经胎盘获得的抗体所引起的免疫性疾病等。溶血时换血可换出血中过多的胆红素及移去血中的抗体和致敏红细胞,并纠正贫血,但有一定的危险性,故必须正确掌握其适应证。

1.换血指征

(1)产前疑有新生儿溶血病,出生时脐带血血红蛋白低于 120 g/L,伴水肿、肝脾大及充血性心力衰竭者。

(2)脐血胆红素超过正常值,而血清未结合胆红素在 24 h 内上升速度超过 85 μmol/L,溶血进展迅速,周围血网织红细胞明显增高,有核红细胞占有核细胞的 15% 以上者。

(3)早产儿及前一胎有严重黄疸者,血清胆红素>342 μmol/L 者,需适当放宽换血指征,如足月儿且一般情况良好,未结合胆红素>427.5 μmol/L 才考虑换血。

(4)凡有早期核黄疸症状者,则不论血清胆红素浓度高低都应考虑换血。

2.血液的选择

(1)在 Rh 血型不合时,应采用与母亲相同的 Rh 血型,而 ABO 血型方面则用与新生儿同型或 O 型血。在 Rh(抗 D)溶血病无 Rh 阴性血时,亦可用无抗 D 抗体的 Rh 阳性血。

(2)在 ABO 血型不合溶血病者,采用 AB 型血浆加 O 型红细胞混合后的血液。

(3)对其他原因引起的高胆,可用与患儿血型相同的血或 O 型血。

(4)对伴有明显贫血和心力衰竭的患儿,可用血浆减半的浓缩血来纠正贫血及心力衰竭。

(5)血液应选用新鲜血,库血储存时间不要超过 3 d,若储存较久,血中游离的钾离子增高,可引起致命的高钾血症。

3.换血量及抗凝剂的选择

换血量约为新生儿血液总量新生儿血容量为 80 mL/kg 左右的 1.5～2 倍,最好用肝素抗凝(每100 mL血加肝素 3～4 mg)。换血后用鱼精蛋白中和肝素(鱼精蛋白 1 mg 可以中和肝素 1 mg),用量相当于进入体内的肝素量的一半(因另一半的肝素已随血换出或被肝脏代谢)。肝素血的血糖水平很低,每换 100 mL 血可通过脐静脉给予 50% 葡萄糖 5～10 mL,防止发生低血糖症。如无肝素血可用枸橼酸右旋葡萄糖保养液(ACD)血,但须注意:①ACD 占血量的1/5,使血液稀释。②可能致低血钙。③低血糖的发生。

(三)药物治疗

1.降低血胆红素

(1)酶诱导剂:需用药 2～3 d 才呈现疗效,故应及早用药。常用的有苯巴比妥 5 mg/(kg·d),口服,分 2～3 次;或尼可刹米 100 mg/(kg·d),口服,分 3 次;两药同服可增加疗效。

(2)减少胆红素的吸收:活性炭 1 g/次,少量水调,每日 3 次口服;琼脂 125～250 mg/次,每日3次口服;蒙脱石制剂如Smecta、肯特令0.3 g/次,20～30 mL水调和,每日3次口服。

(3)减少胆红素形成:国外报道应用锡原卟啉(SnPP)与锡-中卟啉(SnMP)治疗高胆红素取得疗效。SnPP是一种血红素氧合酶抑制剂,可减少胆红素的形成,SnMP抑制血红素氧合酶能力是SnPP的5～10倍,不良反应SnPP的1/10。方法为生后5.5 h用药1次,SnPP0.5 μmol/kg(0.25 mL/kg),用第1次药后24 h再给0.75 μmol/kg,如血清胆红素>171 μmol/kg(10 mL/kg)者,隔24 h再给0.75 μmol/kg,可降低血清胆红素20%。

2.减少游离未结合胆红素

(1)清蛋白:结合游离胆红素而减轻毒性,1 g/kg,稀释到5%滴注,心力衰竭者禁用;或输血浆,10 mL/(kg·d)。

(2)纠正酸中毒:碳酸氢钠剂量可根据血气结果计算:剩余碱×kg(体重)×0.3=所需碳酸氢钠毫当量数。保持足够的能量和液量,也可减轻酸中毒。

3.其他

(1)青紫或呼吸困难者应供氧。

(2)若黄疸为感染所致应及时使用抗菌药物控制感染。

4.胆汁淤积

晚期出现,可用25%硫酸镁2～3 mL稀释一倍喂服,每日3次;复方利胆片1/3片/次,每日3次。

四、护理措施

(一)密切观察病情,预防胆红素脑病

(1)密切观察病情,注意皮肤、巩膜、大小便的色泽变化和神经系统的表现,根据患儿皮肤黄染的部位和范围,估计血清胆红素的近似值,判断进展情况。如患儿出现拒食、嗜睡、肌张力减退等胆红素脑病的早期表现,立即通知医生,做好抢救准备。

(2)实施光照疗法和换血疗法。

(3)遵医嘱给予清蛋白和肝酶诱导剂;纠正酸中毒,以利于胆红素与清蛋白结合,减少胆红素脑病的发生。

(二)减轻心脑负担,防止心力衰竭

(1)保持室内安静,耐心喂养,减少不必要刺激,缺氧时给予吸氧;控制输液量及速度,切忌快速输入高渗性药物,以免血-脑脊液屏障暂时开放,使已与清蛋白联结的胆红素也可进入脑组织引起胆红素脑病。

(2)如有心力衰竭表现,遵医嘱给予利尿剂和洋地黄类药物,并密切监测用药的反应,随时调整剂量,以防中毒。

(3)密切观察小儿面色及精神状态,监测体温、脉搏、呼吸、心率、尿量的变化,及肝脾大等情况。注意保暖。

(三)健康教育

向患儿家长解释病情、治疗效果及预后,以取得家长配合;对于新生儿溶血症,做好产前咨询及孕妇预防性服药;对可能留有后遗症者,指导家长早期进行功能锻炼。

第三节　急性上呼吸道感染的护理

急性上呼吸道感染是小儿最常见的疾病,主要侵犯鼻、鼻咽和咽部,常诊断为"急性鼻咽炎(普通感冒)""急性咽炎""急性扁桃体炎"等,也可统称为上呼吸道感染,或简称"上感"。

一、病因

各种病毒和细菌都可引起上呼吸道感染,尤以病毒为多见,约占"上感"发病病原体的60%甚至90%以上,常见有鼻病毒、腺病毒、副流感病毒、流感病毒、呼吸道合胞病毒等,其他病毒如冠状病毒、肠道病毒、单纯疱疹病毒、EB病毒等也可引起。细菌感染常继发于病毒感染之后,其中溶血性链球菌占重要地位,其次为肺炎链球菌、葡萄球菌、嗜血流感杆菌,偶尔也有革兰阴性杆菌。亦有报告肺炎支原体菌亦可引起上呼吸道感染。

二、病理改变

病变部位早期表现为毛细血管和淋巴管扩张,黏膜充血水肿、腺体及杯状细胞分泌增加及单核细胞和吞噬细胞浸润、以后转为中性粒细胞浸润,上皮细胞和纤毛上细胞坏死脱落。恢复期上皮细胞新生、黏膜修复、恢复正常。

三、临床表现

本病多为散发,偶然亦见流行。婴幼儿患病症状较重,年长儿较轻。婴幼儿患病时可有或无流涕、鼻塞、喷嚏等呼吸道症状,常突发高热、呕吐、腹泻、甚至因高热而引起惊厥。年长儿患者常有流涕、鼻塞、喷嚏、咽部不适、发热等症状,可伴有轻度咳嗽与声嘶。部分患儿发病早期可出现脐周围阵痛、咽炎、咽痛等症状,咽黏膜充血,若咽侧索也受累,则在咽两外侧壁上各见一纵行条索状肿块突出。疱疹性咽峡炎,在咽弓、软腭、悬雍垂黏膜上可见数个或数十个灰白色小疱疹,直径1~3 mm,周围有红晕,1~2 d破溃成溃疡。咽结合膜热患者,临床特点为发热39 ℃左右,咽炎及结膜炎同时存在,而有别于其他类型的上呼吸道感染。急性扁桃体炎除了发热咽痛外,扁桃体可见明显红肿,表面有黄白色脓点,可融合成假膜状。

四、实验室检查

病毒感染时白细胞计数多偏低或正常,粒细胞不增高。病因诊断除病毒分离与血清反应外,近年来广泛利用免疫荧光、酶联免疫等方法开展病毒学的早期诊断,对初步鉴别诊断有一定帮助。细菌感染时白细胞计数及中性粒细胞可增高;由链球菌引起者血清抗链球菌溶血素"O"滴度增高,咽拭子培养可有致病菌生长。

五、诊断

急性上呼吸道感染具有典型症状,如发热、鼻塞、咽痛、扁桃体肥大等全身和局部症状,结合季节、流行病学特点等,临床诊断并不困难,但对病原学的诊断则需依靠病毒学和细菌学检查。

六、鉴别诊断

(1)症状中以高热惊厥和腹痛严重者,须与中枢神经系统感染和急腹症等疾病相鉴别。

(2)很多急性传染病早期,也有上呼吸道感染的症状,虽然现在预防接种比较普遍及传染病发病率明显下降,但在传染病流行季节要仔细询问麻疹、猩红热、腮腺炎、百日咳、流感以及脊髓灰质炎的流行接触史。当夏季时尤要注意和中毒性疾病的早期相鉴别。

（3）如有高热、流涎、拒食、咽后壁及扁桃体周围有小疱疹及小溃疡者,可诊断为疱疹性咽峡炎;如高热、咽红伴眼结膜充血,可诊为咽结膜热;扁桃体红肿且有渗出者为急性扁桃体炎或化脓性扁桃体炎;如有明显流行史、高热、四肢酸痛、头痛等全身症状而较鼻咽部症状更重时,要考虑为流行性感冒。

七、治疗

(一)一般治疗

充分休息,多饮水,注意隔离,预防并发症。WHO 在急性呼吸道感染的防治纲要中指出,关于感冒的治疗主要是家庭护理和对症处理。

(二)对症治疗

1.高热

高热时口服阿司匹林类,剂量为 10 mg/(kg·次),持续高热可每 4 h 口服 1 次;亦可用对乙酰氨基酚,剂量为5～10 mg/(kg·次),市场上多为糖浆剂,便于小儿服用。高热时还可用赖氨酸阿司匹林或阿尼利定等肌内注射,同时亦可用冷敷、温湿敷、酒精擦浴等物理方法降温。

2.高热惊厥

出现高热惊厥可针刺人中、十宣等穴位或肌内注射苯巴比妥钠 4～6 mg/(kg·次),有高热惊厥史的小儿可在服退热剂同时服用苯巴比妥等镇静剂。

3.鼻塞

乳儿鼻塞妨碍喂奶时,可在喂奶前用 0.5%麻黄碱 1～2 滴滴鼻,年长儿亦可加用氨苯那敏等脱敏剂。

4.咽痛

疱疹性咽峡炎时可用冰硼酸、锡类散、金霉素鱼肝油或碘甘油涂抹口腔内疱疹或溃疡处;年长儿可口含碘喉片及其他中药利咽喉片,如华素片、度美芬、四季润喉片、草珊瑚、西瓜霜润喉片等。

(三)病因治疗

如诊断为病毒感染,目前常用1%病毒唑滴鼻,每2～3 h 双鼻孔各滴 2～3 滴,或口服利巴韦林口服液(威乐星),或用利巴韦林口含片。亦有用口服金刚烷胶、病毒灵(吗啉胍),但疗效不肯定。如明确腺病毒或单纯性溃疡病毒感染亦有用疱疹净(碘苷)、阿糖胞苷。近年来有报道用干扰素治疗重症病毒性感染取得较好疗效。如诊断为细菌感染,大多合并有中耳炎、鼻窦炎、化脓性扁桃体炎、淋巴结炎以及下呼吸道炎症时,可选用复方新诺明、氨苄西林、阿莫西林或其他抗生素。但多数上呼吸道感染病例不应滥用抗生素。

(四)风热两型

风热两型治法以清热解表为主,常用中成药有银翘解毒片、桑菊感冒片、感冒退热冲剂、板蓝根冲剂以及双黄连口服液等。

八、预防

减少上呼吸道感染的根本办法在于预防。平时要多户外活动,增强体质,要避免交叉感染,特别是在感冒流行季节要少去公共场所或串门;注意气候骤变,及时添减衣服;对体弱儿及反复呼吸道感染儿可服玉屏风散或左旋咪唑,0.25～3 mg/(kg·d),每周服 2 d 停 5 d,3 个月为 1 个疗程,亦可口服卡慢舒。这些治疗目的多是增强机体抵抗力,预防呼吸道感染复发。

九、并发症

正常 5 岁以下小儿平均每年患急性呼吸道感染 4～6 次。但有的患儿患呼吸道感染的次数过于频繁,可称为反复呼吸道感染,简称复感儿。

(一)影响因素

由于小儿正处在生长发育之中,身体的免疫系统还未发育完善,缺乏抵御微生物侵入的能力,故很容易患急性呼吸道感染,但有的患儿由于环境或机体本身条件比一般小儿更易患急性呼吸道感染,影响因素有以下几点。

1.机体条件

如患儿长期营养不良,婴儿母乳不足又未及时添加辅食,体内缺乏必需的蛋白质、脂肪及热量不足,影响器官组织的正常发育致抵抗力低下;也有的家庭经济条件并不差,但父母缺乏科学育儿知识,偏食或喂养不合理,特别是只喝牛奶、巧克力,缺乏多种维生素和微量元素如铁、锌等,也会对免疫系统造成损害,抗病能力下降而易患病。

2.环境因素

环境因素特别是大气污染或被动吸烟。如冬天屋内生炉子,空气中大量烟雾、粉尘以及有害物质进入小儿呼吸道;同样被动吸烟也是。这些有害物质不但损伤呼吸道正常黏膜,而且还可降低抵抗力,诱发呼吸道感染。有报道在吸烟家庭中生长的婴儿比无吸烟家庭的小儿患急性呼吸道感染的机会大数倍至近 10 倍。

3.先天因素

小儿患有先天的免疫缺陷病或暂时性免疫低下也可造成反复呼吸道感染。

(二)诊断

根据 1987 年全国小儿呼吸道疾病学术会议讨论标准做出诊断(表 9-1)。

表 9-1　小儿反复呼吸道疾病诊断标准

年龄(岁)	上呼吸道感染(次/年)	下呼吸道感染(次/年)
0～2	7	3
3～5	5	2
6～12	5	2

(三)治疗

急性感染可参照上述方法外,还要针对引起反复上感的原因,如增加营养、改善环境因素。应该指出患先天性免疫缺陷的小儿是极少数,大部分还是护理问题,因此,增强患儿体质是治疗及预防之根本。加强体育锻炼及注意户外活动,使患儿增强适应外界环境及气候变化的能力;同时注意对反复呼吸道感染患儿的生活护理,随气候变化增减衣服,切忌过捂过饱,这些都是治疗反复呼吸道感染的关键。

十、护理评估

(一)健康史

询问发病情况,注意有无受凉史,或当地有无类似疾病的流行,患儿发热开始时间、程度、伴随症状及用药情况;了解患儿有无营养不良、贫血等病史。

(二)身体状况

观察患儿精神状态,注意有无鼻塞、呼吸困难,测量体温,检查咽部有无充血和疱疹,扁桃体及颈部淋巴结是否肿大,结合咽喉膜有无充血,皮肤有无皮疹,腹痛及支气管、肺受累的表现。了解血常规等实验室检查结果。

(三)心理-社会状况

了解患儿及家长的心理状态和对该病因、预防及护理知识的认识程度;评估患儿家庭环境及经济情况,注意疾病流行趋势。

十一、常见护理诊断与问题

(一)体温过高

体温过高与上呼吸道感染有关。

(二)潜在并发症(惊厥)

其与高热有关。

(三)有外伤的危险

发生外伤与发生高热惊厥时抽搐有关。

(四)有窒息的危险

窒息与发生高热惊厥时胃内容物反流或痰液阻塞有关。

(五)有体液不足的危险

其与高热大汗及摄入减少有关。

(六)低效性呼吸形态

这与呼吸道炎症有关。

(七)舒适的改变

此与咽痛、鼻塞等有关。

十二、护理目标

(1)患儿体温降至正常范围(36~37.5 ℃)。

(2)患儿不发生惊厥或惊厥时能被及时发现。

(3)患儿维持于舒适状态无自伤及外伤发生。

(4)患儿呼吸道通畅无误吸及窒息发生。

(5)患儿体温正常,能接受该年龄组的液体入量。

(6)患儿呼吸在正常范围,呼吸道通畅。

(7)患儿感到舒适,不再哭闹。

十三、护理措施

(1)保持室内空气新鲜,每日通风换气 2~4 次,保持室温 18~22 ℃,湿度 50%~60%,空气每日用过氧乙酸或含氯制剂喷雾消毒 2 次。有患儿居住的房间最好用空气消毒机,消毒净化空气。

(2)密切观察体温变化,体温超过 38.5 ℃时给予物理降温,如头部冷敷、腋下及腹股沟处置冰袋,温水或乙醇擦浴。冷盐水灌肠,必要时给予药物降温:对乙酰氨基酚、安乃近、柴胡、肌内注射阿尼利定。

(3)发热者卧床休息直到退热 1 d 以上可适当活动,做好心理护理,提供玩具、画册等有利于减轻焦虑,不安情绪。

(4)防止发生交叉感染,患儿与正常小儿分开,接触者戴口罩,防止继发细菌感染。

(5)保持口腔清洁,每日用生理盐水漱口1~2次,婴幼儿可经常喂少量温开水以清洗口腔,防止口腔炎的发生。

(6)保持鼻咽部通畅,鼻腔分泌物和干痂及时清除,鼻孔周围应保持清洁,避免增加鼻腔压力,使炎症经咽管向中耳发展引起中耳炎。鼻腔严重时于清洁鼻腔分泌部后用0.5%麻黄碱液滴鼻,每次1~2滴;对鼻塞而妨碍吸吮的婴幼儿,宜在哺乳前10~15 min滴鼻,使鼻腔通畅,保持吸吮。

(7)多饮温开水,以加速毒物排泄和降低体温,患儿衣着、被子不宜过多,出汗后及时给患儿用温水擦干汗液,更换衣服。

(8)每4 h测体温1次,体温骤升或骤降时要随时测量并记录,如患儿病情加重,体温持续不退,应考虑并发症的可能,需要及时报告医生并及时处理,如病程中出现皮疹,应区别是否为某种传染病的早期征象,以便及时采取措施。

(9)注意观察咽部充血、水肿等情况,咽部不适时给予润喉含片或雾化吸入(雾化吸入药物可用利巴韦林、糜蛋白酶、地塞米松加20~40 mL注射用水2次/d)。

(10)室内安静减少刺激,发生高热惊厥时按惊厥护理常规。

(11)给予易消化和富含维生素的清淡饮食,必要时静脉补充营养和水分。

(12)病儿安置在有氧气、吸痰器的病室内。

(13)平卧、头偏向一侧,注意防止舌咬伤。防止呕吐物误吸,防止舌后倒引起窒息,应托起病儿下颌同时解开衣物及松开腰带,以减轻呼吸道阻力。

(14)密切观察病情变化,防止发生意外,如坠床或摔伤等。

(15)抽搐时上、下牙之间放牙垫,防止舌及口唇咬伤,病儿持续发作时,可按照医嘱给予对症处理。

(16)按医嘱用止惊药物,如地西泮、苯巴比妥等,观察患儿用药后的反应,并记录。

(17)治疗、护理等集中进行,保持安静,减少刺激。

(18)保持呼吸道通畅,及时吸痰,发绀者给予吸氧,窒息者给人工呼吸,注射呼吸兴奋剂。

(19)高热者给予物理降温或退热剂降温,在严重感染并伴有循环衰竭、抽搐、高热者,可行冬眠疗法,冬眠期间不能搬动病儿或突然竖起,防止直立性休克。

(20)详细记录发作时间,抽动的姿势、次数及特点,因有的病儿抽搐时间相当短暂,虽有几秒钟,抽搐姿势也不同,有的像眨眼一样,有的口角微动,有的肢体像无意乱动一样等,因此需仔细注视才能发现。

(21)密切观察血压、呼吸、脉搏、瞳孔的变化,并做好记录。

十四、健康教育

(1)指导家庭护理。因上呼吸道感染患儿多不住院,要帮助患儿家长掌握上呼吸道感染的护理要点:让患儿多饮水,促进代谢及体内毒素的排泄;饮食要清淡,少食多餐,给高蛋白、高热量、高维生素的流质或半流质饮食;要注意休息,避免剧烈活动,防止咳嗽加重。患儿鼻塞时呼吸不畅可在哺乳及临睡前用0.5%麻黄碱溶液滴鼻,每次1~2滴,可使鼻腔通畅。但不能用药过频,以免引起心悸等表现。

（2）指导预防并发症的方法，以免引起中耳炎、鼻窦炎，介绍如何观察并发症的早期表现，如高热持续不退而复升，淋巴结肿大，耳痛或外耳道流脓，咳嗽加重、呼吸困难等，应及时与医护人员联系并及时处理。

（3）介绍上呼吸道感染的预防重点，增加营养和体格锻炼，避免受凉；在上呼吸道感染流行季节避免到人多的公共场所；有流行趋势时给易感儿服用板蓝根、金银花、连翘等中药汤剂预防，对反复发生上呼吸道感染的小儿应积极治疗原发病，改善机体健康状况。鼓励母乳喂养，积极防治各种慢性病，如维生素 D 缺乏性佝偻病、营养不良及贫血等，在集体儿童机构中，有如上感流行趋势，应早期隔离患儿，室内用食醋熏蒸法消毒。

（4）用药指导。指导患儿家长不要给患儿滥服感冒药，如成人速效伤风胶囊以及其他市场流行各种感冒药、消炎药、抗病毒药，必须在医生指导下服药，服药时不要与奶粉、糖水同服，两种药物必须间隔半小时以上再服用。

第四节　小儿肺炎的护理

肺炎系指不同病原体或其他因素所致的肺部炎症，以发热、咳嗽、气促、呼吸困难和肺部固定湿啰音为共同临床表现，该病是儿科常见疾病中能威胁生命的疾病之一。据联合国儿童基金会统计，全世界每年约有 350 万＜5 岁儿童死于肺炎，占＜5 岁儿童总死亡率的 28%；我国每年＜5 岁儿童因肺炎死亡者约 35 万，占全世界儿童肺炎死亡数的 10%。因此积极采取措施，降低小儿肺炎的死亡率，是 21 世纪世界儿童生存、保护和发展纲要规定的重要任务。

目前，小儿肺炎的分类尚未统一，常用方法有四种，各种肺炎可单独存在，也可两种同时存在。①病理分类：可分为支气管肺炎、大叶性肺炎、间质性肺炎等。②病因分类：感染性肺炎，如病毒性肺炎、细菌性肺炎、支原体肺炎、衣原体肺炎、真菌性肺炎、原虫性肺炎；非感染性肺炎，如吸入性肺炎、坠积性肺炎等。③病程分类：急性肺炎（病程＜1 个月），迁延性肺炎（病程 1~3 个月），慢性肺炎（病程＞3 个月）。④病情分类：轻症肺炎（主要为呼吸系统表现）、重症肺炎（除呼吸系统受累外，其他系统也受累，且全身中毒症状明显）。

临床上若病因明确，则按病因分类，否则按病理分类。

一、病因与发病机制

引起肺炎的主要病原体为病毒和细菌，病毒中最常见的为呼吸道合胞病毒，其次为腺病毒、流感病毒等；细菌中以肺炎链球菌多见，其他有葡萄球菌、链球菌、革兰阴性杆菌等。低出生体重、营养不良、维生素 D 缺乏性佝偻病、先天性心脏病等患儿易患本病，且病情严重，容易迁延不愈，病死率也较高。

病原体多由呼吸道入侵，也可经血行入肺，引起支气管、肺泡、肺间质炎症，支气管因黏膜水肿而管腔变窄，肺泡壁因充血水肿而增厚，肺泡腔内充满炎症渗出物，影响了通气和气体交换；同时由于小儿呼吸系统的特点，当炎症进一步加重时，可使支气管管腔更加狭窄、甚至阻塞，造成通气和换气功能障碍，导致低氧血症及高碳酸血症。为代偿缺氧，患儿呼吸与心率加快，出现鼻翼扇动和三凹征，严重时可产生呼吸衰竭。由于病原体作用，重症常伴有毒血症，引起不同程度的感染中毒症状。缺氧、CO_2 潴留及毒血症可导致循环系统、消化系统、神经系统的一系列症状以及水、电解质和酸碱平衡紊乱。

(一)循环系统

缺氧使肺小动脉反射性收缩,肺循环压力增高,形成肺动脉高压;同时病原体和毒素侵袭心肌,引起中毒性心肌炎。肺动脉高压和中毒性心肌炎均可诱发心力衰竭。重症患儿常出现微循环障碍、休克甚至弥散性血管内凝血。

(二)中枢神经系统

缺氧和高碳酸血症使脑血管扩张、血流减慢,血管通透性增加,致使颅内压增高。严重缺氧和脑供氧不足使脑细胞无氧代谢增加,造成乳酸堆积、ATP 生成减少和 Na-K 离子泵转运功能障碍,引起脑细胞内水、钠潴留,形成脑水肿。病原体毒素作用亦可引起脑水肿。

(三)消化系统

低氧血症和毒血症可引起胃黏膜糜烂、出血、上皮细胞坏死脱落等应激性反应,导致黏膜屏障功能破坏,使胃肠功能紊乱,严重者可引起中毒性肠麻痹和消化道出血。

(四)水、电解质和酸碱平衡紊乱

重症肺炎可出现混合性酸中毒,因为严重缺氧时体内需氧代谢障碍,酸性代谢产物增加,常可引起代谢性酸中毒;而 CO_2 潴留、H_2CO_3 增加又可导致呼吸性酸中毒。缺氧和 CO_2 潴留还可导致。肾小动脉痉挛而引起水钠潴留,重症者可造成稀释性低钠血症。

二、临床表现

(一)支气管肺炎

支气管肺炎为小儿最常见的肺炎。多见于 3 岁以下婴幼儿。

1.轻症

以呼吸系统症状为主,大多起病较急。主要表现为发热、咳嗽和气促。

(1)发热:热型不定,多为不规则热,新生儿或重度营养不良儿可不发热,甚至体温不升。

(2)咳嗽:较频,早期为刺激性干咳,以后有痰,新生儿则表现为口吐白沫。

(3)气促:多发生在发热、咳嗽之后,呼吸频率加快,每分钟可达 40~80 次,可有鼻翼扇动、点头呼吸、三凹征、唇周发绀。肺部可听到较固定的中、细湿啰音,病灶较大者可出现肺实变体征。

2.重症

重症肺炎常有全身中毒症状及循环、神经、消化系统受累的临床表现。

(1)循环系统:常见心肌炎、心力衰竭及微循环障碍。心肌炎表现为面色苍白、心动过速、心音低钝、心律不齐,心电图显示 ST 段下移和 T 波低平、倒置;心力衰竭表现为呼吸突然加快,>60 次/min;极度烦躁不安,明显发绀,面色发灰;心率增快,>180 次/min,心音低钝有奔马率;颈静脉怒张,肝脏迅速增大,尿少或无尿,颜面或下肢水肿等。

(2)神经系统:表现为烦躁或嗜睡,脑水肿时出现意识障碍、反复惊厥、前囟膨隆、脑膜刺激征等。

(3)消化系统:常有食欲缺乏、腹胀、呕吐、腹泻等;重症可引起中毒性肠麻痹和消化道出血,表现为严重腹胀、肠鸣音消失、便血等。

若延误诊断或病原体致病力强,可引起脓胸、脓气胸、肺大泡等并发症,多表现为体温持续不退,或退而复升,中毒症状或呼吸困难突然加重。

(二)几种不同病原体所致肺炎的特点

1.呼吸道合胞病毒性肺炎

其由呼吸道合胞病毒感染所致,多见于2岁以内婴幼儿,尤以2~6个月婴儿多见。常于上呼吸道感染后2~3 d出现干咳、低~中度发热,喘憋为突出表现,2~3 d后病情逐渐加重,出现呼吸困难和缺氧症状。肺部听诊可闻及多量哮鸣音、呼气性喘鸣,肺基底部可听到细湿啰音。喘憋严重时可合并心力衰竭、呼吸衰竭。

临床上有两种类型:

(1)毛细支气管炎:有上述临床表现,但中毒症状不严重,当毛细支气管接近完全阻塞时,呼吸音可明显减低,胸部X线常显示不同程度的梗阻性肺气肿和支气管周围炎,有时可见小点片状阴影或肺不张。

(2)间质性肺炎:全身中毒症状较重,呼吸困难明显,肺部体征出现较早,胸部X线呈线条状或单条状阴影增深,或互相交叉呈网状阴影,多伴有小点状致密阴影。

2.腺病毒性肺炎

此为腺病毒引起,在我国以3、7两型为主,11、12型次之。本病多见于6个月~2岁的婴幼儿。起病急骤,呈稽留高热,全身中毒症状明显,咳嗽较剧,可出现喘憋、呼吸困难、发绀等。肺部体征出现较晚,常在发热4~5 d后出现湿啰音,以后病变融合而呈现肺实变体征,少数患儿可并发渗出性胸膜炎。胸部X线改变的出现较肺部体征为早,可见大小不等的片状阴影或融合成大病灶,并多见肺气肿,病灶吸收较缓慢,需数周至数月。

3.葡萄球菌肺炎

这主要包括金黄色葡萄球菌及白色葡萄球菌所致的肺炎,多见于新生儿及婴幼儿。临床起病急,病情重,进展迅速;多呈弛张高热,婴儿可呈稽留热;中毒症状明显,面色苍白、咳嗽、呻吟、呼吸困难,皮肤常见一过性猩红热样或荨麻疹样皮疹,有时可找到化脓灶,如疖肿等。肺部体征出现较早,双肺可闻及中、细湿啰音,易并发脓胸、脓气胸等,可合并循环、神经及胃肠功能障碍。胸部X线常见浸润阴影,易变性是其特征。

4.流感嗜血杆菌肺炎

此类肺炎由流感嗜血杆菌引起。近年来,由于广泛使用广谱抗生素和免疫抑制剂,加上院内感染等因素,流感嗜血杆菌感染有上升趋势,多见于<4岁的小儿,常并发于流感病毒或葡萄球菌感染者。临床起病较缓,病情较重,全身中毒症状明显,有发热、痉挛性咳嗽、呼吸困难、鼻翼扇动、三凹征、发绀等。体检肺部有湿啰音或肺实变体征,易并发脓胸、脑膜炎、败血症、心包炎、中耳炎等。胸部X线表现多种多样。

5.肺炎支原体肺炎

本型肺炎由肺炎支原体引起,多见于年长儿,婴幼儿发病率也较高。以刺激性咳嗽为突出表现,有的酷似百日咳样咳嗽,咯出黏稠痰,甚至带血丝;常有发热,热程1~3周。年长儿可伴有咽痛、胸闷、胸痛等症状,肺部体征不明显,常仅有呼吸音粗糙,少数闻及干湿啰音。婴幼儿起病急,呼吸困难、喘憋和双肺哮鸣音较突出。部分患儿出现全身多系统的临床表现,如心肌炎、心包炎、溶血性贫血、脑膜炎等。胸部X线检查可分为4种改变:①肺门阴影增浓。②支气管肺炎改变。③间质性肺炎改变。④均一的实变影。

6.衣原体肺炎

沙眼衣原体肺炎多见于6个月以下的婴儿,可于产时或产后感染,起病缓,先有鼻塞、流涕,后出现气促、频繁咳嗽,有的酷似百日咳样阵咳,但无回声,偶有呼吸暂停或呼气喘鸣,一般无发热。可同时患有结合膜炎或有结合膜炎病史。胸部 X 线呈弥漫性间质性改变和过度充气。肺炎衣原体肺炎多见于 5 岁以上小儿,发病隐匿,体温不高,咳嗽逐渐加重,两肺可闻及干湿啰音。X 线显示单侧肺下叶浸润,少数呈广泛单侧或双侧浸润。

三、治疗要点

采取综合措施,积极控制感染,改善肺的通气功能,防止并发症。

(一)控制感染

根据不同病原体选用敏感抗生素积极控制感染,使用原则为:早期、联合、足量、足疗程,重症宜静脉给药。

WHO 推荐的 4 种第 1 线抗生素为:复方磺胺甲基异恶唑、青霉素、氨苄西林、阿莫西林,其中青霉素为首选药,复方磺胺甲基异恶唑不能用于新生儿。怀疑有金葡菌肺炎者,推荐用氨苄西林、氯霉素、苯唑西林或氯唑西林和庆大霉素。我国卫计委对轻症肺炎推荐使用头孢氨苄(先锋霉素Ⅳ)。大环内酯类抗生素如红霉素、交沙霉素、罗红霉、阿奇霉素素等对支原体肺炎、衣原体肺炎等均有效;除阿奇霉素外,用药时间应持续至体温正常后 5～7 d,临床症状基本消失后 3 d。支原体肺炎至少用药 2～3 周。应用阿奇霉素3～5 d1 个疗程,根据病情可再重复一疗程,以免复发。葡萄球菌肺炎比较顽固,疗程宜长,一般于体温正常后继续用药 2 周,总疗程 6 周。

病毒感染尚无特效药物,可用利巴韦林、干扰素、聚肌胞、乳清液等,中药治疗有一定疗效。

(二)对症治疗

止咳、止喘、保持呼吸道通畅;纠正低氧血症、水电解质与酸碱平衡紊乱;对于中毒性肠麻痹者,应禁食、胃肠减压,皮下注射新斯的明。对有心力衰竭、感染性休克、脑水肿、呼吸衰竭者,采取相应的治疗措施。

(三)肾上腺皮质激素的应用

若中毒症状明显,或严重喘憋,或伴有脑水肿、中毒性脑病、感染性休克、呼吸衰竭等以及胸膜有渗出者,可应用肾上腺皮质激素,常用地塞米松,每日 2～3 次,每次 2～5 mg,疗程 3～5 d。

(四)防治并发症

对并发脓胸、脓气胸者及时抽脓、抽气;对年龄小、中毒症状明显、脓液黏稠经反复穿刺抽脓不畅者,以及有张力气胸者进行胸腔闭式引流。

四、护理措施

(一)改善呼吸功能

(1)保持病室环境舒适,空气流通,温湿度适宜,尽量使患儿安静,以减少氧的消耗。不同病原体肺炎患儿应分室居住,以防交叉感染。

(2)置患儿于有利于肺扩张的体位并经常更换,或抱起患儿,以减少肺部淤血和防止肺不张。

(3)给氧。凡有低氧血症,有呼吸困难、喘憋、口唇发绀、面色灰白等情况立即给氧;婴幼儿可用面罩法给氧,年长儿可用鼻导管法;若出现呼吸衰竭,则使用人工呼吸器。

(4)正确留取标本,以指导临床用药;遵医嘱使用抗生素治疗,以消除肺部炎症,促进气体交换;注意观察治疗效果。

(二)保持呼吸道通畅

(1)及时清除患儿口鼻分泌物,经常协助患儿转换体位,同时轻拍背部,边拍边鼓励患儿咳嗽,以促使肺泡及呼吸道的分泌物借助重力和震动易于排出;病情许可的情况下可进行体位引流。

(2)给予超声雾化吸入,以稀释痰液,利于咳出,必要时予以吸痰。

(3)遵医嘱给予祛痰剂,如复方甘草合剂等;对严重喘憋者,遵医嘱给予支气管解痉剂。

(4)给予易消化、营养丰富的流质、半流质饮食,少食多餐,避免过饱影响呼吸;哺喂时应耐心,防止呛咳引起窒息;重症不能进食者,给予静脉营养。保证液体的摄入量,以湿润呼吸道黏膜,防止分泌物干结,利于痰液排出;同时可以防止发热导致的脱水。

(三)加强体温监测

观察体温变化并警惕高热惊厥的发生,对高热者给予降温措施,保持口腔及皮肤清洁。

(四)密切观察病情

(1)如患儿出现烦躁不安、面色苍白、气喘加剧、心率加速(>160~180 次/min)、肝脏在短时间内急剧增大等心力衰竭的表现,及时报告医生,给予氧气吸入并减慢输液速度,遵医嘱给予强心、利尿药物,以增强心肌收缩力,减慢心率,增加心搏出量,减轻体内水钠潴留,从而减轻心脏负荷。

(2)若患儿出现烦躁或嗜睡、惊厥、昏迷、呼吸不规则等,提示颅内压增高,立即报告医生并共同抢救。

(3)患儿腹胀明显伴低钾血症时,及时补钾;若有中毒性肠麻痹,应禁食、予以胃肠减压,遵医嘱皮下注射新斯的明,以促进肠蠕动,消除腹胀,缓解呼吸困难。

(4)如患儿病情突然加重,出现剧烈咳嗽、烦躁不安、呼吸困难、胸痛、面色发绀、患侧呼吸运动受限等,提示并发脓胸或脓气胸,应及时配合进行胸穿或胸腔闭式引流。

(五)健康教育

向患儿家长讲解疾病的有关知识和护理要点,指导家长合理喂养,加强体格锻炼,以改善小儿呼吸功能;对易患呼吸道感染的患儿,在寒冷季节或气候骤变外出时,应注意保暖,避免着凉;定期健康检查,按时预防接种;对年长儿说明住院和注射等对疾病痊愈的重要性,鼓励患儿克服暂时的痛苦,与医护人员合作;教育患儿咳嗽时用手帕或纸捂嘴,不随地吐痰,防止病原菌污染空气而传染给他人。

第五节　支气管哮喘的护理

一、定义

支气管哮喘简称哮喘,是一种以嗜酸性粒细胞、肥大细胞和 T 淋巴细胞等多种细胞参与的气道变应原性慢性炎症性疾病,具有气道高反应性特征。

二、疾病相关知识

(一)流行病学

以 1~6 岁患病较多,大多数在 3 岁以内起病。在青春期前,男孩哮喘的患病率是女孩的

1.5～3 倍,青春期时此种差别消失。

(二)临床表现

反复发作性喘息、呼吸困难、胸闷或咳嗽等症状。

(三)治疗

去除病因、控制发作、预防复发。坚持长期、持续、规范、个体化的治疗原则。

(四)康复

经对症治疗,症状消失,维持正常呼吸功能。

(五)预后

预后较好,病死率约为 2～4/10 万,70％～80％的患儿年长后症状不再复发,但可能存在不同程度气道炎症和高反应性,30％～60％的患儿可完全治愈。

三、专科评估与观察要点

(1)刺激性干咳、哮鸣音、吸气性呼吸困难。

(2)观察患儿精神状态,有无烦躁不安等症状发生。

(3)呼吸道黏膜、口腔黏膜干燥,评估是否有痰液黏稠不易咳出、皮肤弹性下降、尿量少于正常等情况发生。

四、护理问题

(一)低效性呼吸型态

与支气管痉挛、气道阻力增加有关。

(二)清理呼吸道无效

与呼吸道分泌物黏稠、体弱无力排痰有关。

(三)活动无耐力

与缺氧和辅助呼吸机过度使用有关。

(四)潜在并发症

呼吸衰竭。

(五)焦虑

与哮喘反复发作有关。

五、护理措施

(一)常规护理

(1)保持病室空气清新,温湿度适宜。做好呼吸道隔离,避免有害气体及强光的刺激。

(2)保持患儿安静,给予坐位或半卧位,以利于保持呼吸道通畅。

(3)保证患儿摄入足够的水分,以降低分泌物的黏稠度,防止形成痰栓。

(4)遵医嘱给予氧气吸入,注意吸氧浓度和时间,根据病情,定时进行血气分析,及时调整氧流量,保持 PaO_2 在 70～90 mmHg(9.3～11.9 kPa)。

(5)给予雾化吸入、胸部叩击或震荡,以利于分泌物的排出,鼓励患儿做有效的咳嗽,对痰液黏稠无力咳出者应及时吸痰。

(6)密切观察病情变化,及时监测生命体征,注意呼吸困难的表现。记录哮喘发作的时间,注意诱因及避免接触过敏原。

(二)专科护理

(1)哮喘发作时应密切观察病情变化,给患儿以坐位或半卧位,背后给予衬垫,使患儿舒适,正确使用定量气雾剂或静脉输入止喘药物,记录哮喘发作及持续时间。

(2)哮喘持续状态时应及时给予氧气吸入,监测生命体征,及时准确给药,并备好气管插管及呼吸机,随时准备抢救。

六、健康指导

(1)指导呼吸运动,以加强呼吸肌的功能。

(2)指导患儿及家长认识哮喘发作的诱因,室内禁止放置花草或毛毯等,避免接触变应原。

(3)给予营养丰富、易消化、低盐、高维生素、清淡无刺激性食物。避免食用易过敏、刺激性食物,以免诱发哮喘发作。

(4)哮喘发作时应绝对卧床休息,保持患儿安静和舒适,指导家长给予合适的体位。缓解期逐渐增加活动量。

(5)教会家长正确认识哮喘发作的先兆,确认患儿对治疗的依从性,指导患儿及家长正确使用药物和设备,如喷雾剂、峰流速仪、吸入器,及早用药控制、减轻哮喘症状。指导家长帮助患儿进行缓解期的功能锻炼,多进行户外活动及晒太阳,增强御寒能力,预防呼吸道感染。

(6)建立随访计划,坚持门诊随访。

七、护理结局评价

(1)患儿气道通畅,通气量有改善。

(2)患儿舒适感增强,能得到适宜的休息。

(3)患儿能保持平静状态,焦虑得到改善,无并发症的发生。

八、急危重症观察与处理

哮喘持续状态:①表现,哮喘发作严重,有明显的呼吸困难及吸气三凹征,伴有心功能不全和低氧血症。②处理,应注意严密监测呼吸、心率变化,并注意观察神志状态,遵医嘱立即建立静脉通路,及时准确给药,随时准备行气管插管和机械通气。

第六节　小儿腹泻的护理

一、定义

小儿腹泻是由多病原(病毒、细菌、真菌、寄生虫等)、多因素(感染因素、饮食因素、气候因素)引起的以大便次数增加和性状改变为主的一组消化道综合征。

二、疾病相关知识

(一)流行病学

6个月~2岁婴幼儿发病率高,1岁以内者约占50%,夏秋季发病率最高。

(二)临床表现

以肠道症状为主,食欲缺乏、恶心、呕吐,排便次数增多,严重者出现明显的脱水、电解质紊乱等症状。

(三)治疗

调整饮食,纠正水、电解质紊乱和酸碱失衡,合理用药,加强护理,控制感染,预防并发症。

（四）预后

不同时期的腹泻病治疗各有侧重点，急性腹泻多注意维持水、电解质平衡及抗感染；迁延性腹泻则应注意肠道菌群失调及饮食疗法。治疗不当可引起脱水和电解质紊乱，并可造成小儿营养不良、生长发育障碍和死亡。

三、专科评估与观察要点

（一）轻型腹泻

多为饮食因素或肠道外感染所致，主要是胃肠道症状，其每日大便次数多在 10 次以下（少数病例可达十几次），每次大便量不多，稀薄或带水，呈黄色，有酸味，常见白色或黄白色奶瓣（皂块）和泡沫，可混有少量黏液。一般无发热或发热不高，伴食欲缺乏，偶有溢乳或呕吐，无明显的全身症状，精神尚好，无脱水症状，多在数日内痊愈。

（二）重型腹泻

多因肠道感染引起，胃肠道症状腹泻频繁，10～30 次/d 以上，水分多而粪质少，或混有黏液的稀水便多，同时可伴有腹胀和呕吐。严重患儿可出现烦躁、精神萎靡、嗜睡、发热，甚至昏迷、休克等全身中毒症状。

四、护理问题

（一）腹泻

与饮食不当、感染导致肠功能紊乱有关。

（二）体液不足

与呕吐、腹泻体液丢失过多及摄入不足有关。

（三）有皮肤完整性受损的危险

与大便对臀部皮肤刺激有关。

（四）体温过高

与肠道感染有关。

（五）营养失调

低于机体需要量与呕吐、腹泻进食少有关。

（六）潜在并发症

电解质紊乱。

五、护理措施

（一）一般护理

去除病因，观察并记录排便次数、性状及量，收集标本送检，做好消毒隔离防止交叉感染。

（二）饮食护理

母乳喂养者应继续哺乳，并暂停辅食；人工喂养者暂停牛奶和其他辅食，4～6 h 后再进食。6 个月以下婴儿以牛奶或稀释奶为首选；6 个月以上可用平常习惯的饮食，调整原则为由少到多、由稀到稠，腹泻停止后给予高热卡富含营养的饮食，一般两周内每日加餐一次。

（三）补液护理

1.口服 ORS 液

适用于轻中度脱水无严重呕吐者。轻度脱水 50 mL/kg，中度脱水 50～100 mL/kg，于 4～6 h 喂完，继续损失量据排便次数和量而定。一般每 1～2 min 为 5 mL。若呕吐，可停 10

min 再喂,每 2～3 min 喂 5 mL。另外应注意照常饮水,防止高钠血症;如出现水肿,即停服 ORS 液,改用白开水,新生儿不宜应用。

2.静脉补液

适用于中度以上脱水患儿,补液期间应注意密切观察患儿前囟、皮肤弹性、眼窝凹陷情况及尿量。补液合理,3～4 h 应排尿,表明血容量恢复,如 24 h 患儿皮肤弹性恢复,说明脱水已纠正。

及时观察静脉输液是否通畅,有无渗液、红肿。准确记录第一次排尿时间、24 h 出入量,根据患儿基本情况,调整输液速度、入量。

六、健康指导

(一)增强体质

平时应加强户外活动,提高对自然环境的适应能力,注意小儿体格锻炼,增强体质,提高机体抵抗力,避免感染各种疾病。

(二)卫生及护理

婴幼儿的衣着,应随气温的升降而增减,避免过热,夜晚睡觉要避免腹部受凉。夏季应多喂水,避免饮食过量或食用脂肪多的食物。经常进行温水浴。

(三)体弱婴幼儿加强护理

营养不良、佝偻病及病后体弱小儿应加强护理,注意饮食卫生,避免各种感染。对轻型腹泻应及时治疗,以免拖延成为重型腹泻。

(四)避免交叉感染

感染性腹泻易引起流行,对新生儿,托幼机构及医院应注意消毒隔离。发现腹泻患儿和带菌者要隔离治疗,粪便应做消毒处理。

(五)合理应用抗生素

避免长期滥用广谱抗生素,以免肠道菌群失调,导致耐药菌繁殖引起肠炎。

七、护理结局评价

(1)腹泻、呕吐次数逐渐减少至停止,大便性状正常。

(2)水电解质紊乱得以纠正,体重恢复正常,尿量正常。

(3)患儿体温逐渐恢复正常。

(4)皮肤保持完整,无红臀发生。

(5)患儿无酸中毒、低血钾等并发症。

(6)家长能说出婴儿腹泻的病因、易感因素、预防措施、喂养知识。

参考文献

[1] 赵金垣.临床职业病学[M].北京:北京大学医学出版社,2010.

[2] 李智民,刘璐,张健杰.尘肺病的护理与康复[M].北京:人民卫生出版社,2017.

[3] 陈明瑶,于兰.基础护理技术[M].西安:第四军医大学出版社,2014.

[4] 丁淑贞.妇产科临床护理[M].北京:中国协和医科大学出版社,2016.

[5] 付学娟.临床妇产科护理学[M].西安:陕西科学技术出版社,2015.

[6] 刚海菊,刘宽浩.外科护理 临床案例版[M].武汉:华中科技大学出版社,2015.

[7] 关梅菊.新编临床实用护理学指南[M].西安:西安交通大学出版社,2015.

[8] 何俐,赵远芳.妇科护理学[M].北京:人民卫生出版社,2016.

[9] 胡月琴,章正福.内科护理[M].南京:东南大学出版社,2015.

[10] 贾爱芹,郭淑明.常见疾病护理流程[M].北京:人民军医出版社,2015.

[11] 姜广荣,黄运清.护理应急预案与工作流程[M].武汉:华中科技大学出版社,2013.

[12] 黎梅,黄爱松.妇产科护理[M].北京:科学出版社,2016.

[13] 李俊华,程忠义,郝金霞.外科护理[M].武汉:华中科技大学出版社,2013.

[14] 刘江华.现代临床护理学[M].北京:科学技术文献出版社,2015.

[15] 柳韦华,刘晓英,王爱华.妇产科护理学[M].武汉:华中科技大学出版社,2017.

[16] 母传贤,刘晓敏.外科护理[M].郑州:河南科学技术出版社,2012.

[17] 饶和平.卫生法规及护理管理[M].杭州:浙江大学出版社,2015.

[18] 桑末心,杨娟.妇产科护理[M].武汉:华中科技大学出版社,2016.

[19] 施雁,张佩雯.内科护理[M].上海:复旦大学出版社,2015.

[20] 谭文绮,于蕾,姚月荣.妇产科护理技术[M].武汉:华中科技大学出版社,2015.

[21] 宛淑辉,汪爱琴,周更苏.基础护理技术[M].武汉:华中科技大学出版社,2013.

[22] 王惠琴.专科护理临床实践指南[M].杭州:浙江大学出版社,2013.

[23] 王霞.常用临床护理技术[M].郑州:郑州大学出版社,2015.

[24] 王晓丽.实用临床妇产科护理学[M].昆明:云南科技出版社,2016.

[25] 王雪鹰,徐玉兰.妇产科护理[M].西安:第四军医大学出版社,2016.

[26] 徐筱萍,赵慧华.基础护理[M].上海:复旦大学出版社,2015.

[27] 徐鑫芬,熊永芳.妇产科护理手册[M].北京:人民卫生出版社,2016.

[28] 杨惠花,眭文洁,单耀娟.临床护理技术操作流程与规范[M].北京:清华大学出版社,2016.

[29] 姚美英,姜红丽.常见病护理指要[M].北京:人民军医出版社,2015.

[30] 叶志霞,皮红英,周兰姝.外科护理[M].上海:复旦大学出版社,2016.

[31] 阴俊,杨昀泽,李金娣,等.外科护理[M].案例版.北京:科学出版社,2013.

[32] 于红.临床护理[M].武汉:华中科技大学出版社,2016.